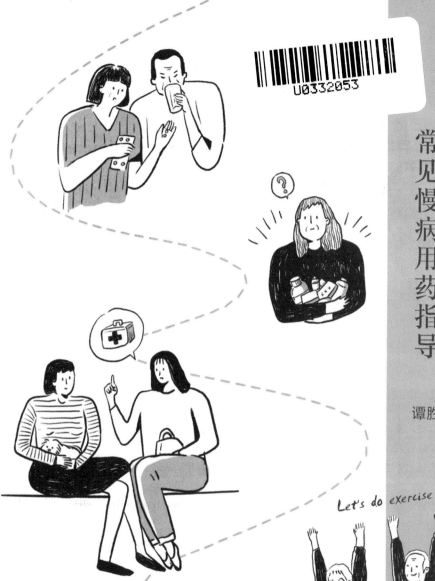

药之道

常见慢病用药指导

谭胜蓝 张毕奎 | 主编

Let's do exercise

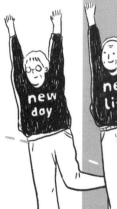

中南大学出版社
www.csupress.com.cn ·长沙·

图书在版编目(CIP)数据

药之道／谭胜蓝，张毕奎主编. —长沙：中南大
学出版社，2021.9(2022.5 重印)

ISBN 978-7-5487-4604-1

Ⅰ. ①药… Ⅱ. ①谭… ②张… Ⅲ. ①慢性病—用药
法 Ⅳ. ①R452

中国版本图书馆 CIP 数据核字(2021)第 150448 号

药之道
YAO ZHI DAO

主编 谭胜蓝 张毕奎

□责任编辑 陈 娜
□策划编辑 汪采知
□封面设计 李芳丽
□插 画 谢欢喜 黎仁盈
□责任印制 唐 曦
□出版发行 中南大学出版社

社址：长沙市麓山南路 邮编：410083
发行科电话：0731-88876770 传真：0731-88710482

□印 装 长沙印通印刷有限公司

□开 本 710 mm×1000 mm 1/16 □印张 25.75 □字数 487 千字
□互联网+图书 二维码内容 视频 19 分 10 秒
□版 次 2021 年 9 月第 1 版 □印次 2022 年 5 月第 2 次印刷
□书 号 ISBN 978-7-5487-4604-1
□定 价 88.00 元

图书出现印装问题，请与经销商调换

编　委　会

◇ **主　审**

李焕德　中南大学湘雅二医院

◇ **主　编**

谭胜蓝　中南大学湘雅二医院

张毕奎　中南大学湘雅二医院

◇ **副主编**

原海燕　中南大学湘雅二医院

刘丽华　长沙市第三医院

龚　倩　湖南省肿瘤医院

刘晓慧　长沙市第一医院

李文群　中南大学湘雅二医院

杨　晨　解放军南部战区总医院

张　超　湖南省药学会

陈　磊　中南大学湘雅二医院

◇ **编　委**（以姓氏笔画为序）

邓紫薇　怀化市第一人民医院

叶　溪　广西壮族自治区人民医院

刘　黎　湖南省脑科医院(湖南省第二人民医院)

刘雅文　湘阴县人民医院

李　博　中国人民解放军联勤保障部队第九二五医院

汪　乐　岳阳市湘阴县人民医院

陈　锋　湘雅常德医院

陈禾凤　上海交通大学医学院附属瑞金医院

金远香　怀化市第一人民医院

黄琳琅　解放军南部战区总医院

梁　群　江西省肿瘤医院

谢　倩　怀化市中医院

谢瑞杰　广西柳州市人民医院

雷海波　湘潭市中心医院

廖乙媚　贵港市人民医院

谭汝芳　广州医科大学附属中医医院

魏　云　湖南航天医院

序言

随着人口老龄化的到来，老年慢性病已经成为我国医保及医疗健康管理的重大课题。《"健康中国2030"规划纲要》(以下简称《纲要》)提出，没有全民健康，就没有全民小康。而全民健康的重点关注人群包括妇女、儿童、老年人、贫困人口和残疾人群，应从疾病的预防和治疗两个层面采取措施，强化覆盖全民的公共卫生服务，加大慢性病和重大传染病的防控力度。《纲要》为广大医务工作者提出了适应国家重大战略发展的任务和目标，也为药学工作者重心转移和专业服务的延伸提供了更广阔的空间。

保障老百姓用药安全，降低医疗风险，构建一个安全用药的优质环境一直是国家卫生健康管理部门所追求的目标，也是广大药学工作者努力的方向和目标。医疗护理过程中，药物治疗始终是最重要的一环。科普教育可促使广大民众参与自己的健康管理与维护。当广大民众对用药有了正确认识后，不仅能够确保自身用药安全与疗效，减少医疗过程中可能出现的错误，亦可以因此而全面降低医疗成本，节省医保费用，是利国利民的大事。

为了提高民众药物治疗的常识，湖南省药学会和中南大学湘雅二医院多年来一直致力于药学科普与安全、合理用药知识的普及与推广，组织了大批热心于科普的青年药师进社区、进网络、上媒体进行药学科普活动，为广大民众的用药安全保驾护航。为使这项利国利民的事业做得更好，最近湖南省药学会正在筹备组建药学科学传播专业委员会，本书将作为该专业委员会成立的重要成果同时发布。

本书主编谭胜蓝博士是众多青年药师的优秀代表。她不仅是一位优秀的临床药师，更是一位热心于公益事业的优秀药学科普工作者，发表过众多的药学科普文章，走入央媒"新华大健康"频道栏目推广安全用药知识，撰写的科普文曾获得中国科普作家协会优秀科普作品银奖和湖南省科普作家协会优秀科普作品一等奖；现担任湖南省科普作家协会青年科普作家专业委员会副主任委员。

本书另一位主编张毕奎教授是中南大学湘雅二医院药学部主任，中国药学会医院药学专业委员会副主任委员，湖南省药学会副理事长兼秘书长。毕奎教授多年从事药事管理和药学服务工作，热心药学知识普及和患者用药教育。

本书将心血管疾病、内分泌代谢疾病、呼吸系统疾病、消化系统疾病及肿瘤五大类常见慢病的用药指导，用大众能读、易懂的语言，图文并茂的形式，以问与答的写作模式提供给读者。几位副主编是我国的药学科普专家与骨干，相信通过他们的努力与付出，该书一定会成为广大慢病病友适用的健康顾问。

李焕德

2021 年 8 月

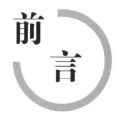

前言

　　药物是把双刃剑，在帮助人类战胜疾病的同时，也可能会导致不良反应。我国是一个慢病大国，约有 4 亿慢病病友，他们需要终身或长期服用药物治疗。我们在长期的临床工作中，遇到不少病友因为害怕用药、过度用药、滥用偏方等，导致病情加重。本书取名《药之道》，旨在用通俗易懂的语言和图文并茂的形式，把科学用药的道理告诉老百姓，提高大众对正确用药的认识，减少错误用药带来的风险和伤害。

　　我们邀请了国内近三十位优秀的专科药师编写了本书，全面介绍了常见的心脑血管疾病、内分泌代谢疾病、呼吸系统疾病、消化系统疾病和癌症的科学预防与药物治疗。为了增强可读性，每节内容均由一个生动的小故事引入，正文用问答的方式解析，最后以温馨提示总结本节的重点内容。为了方便读者操作，本书还插入正确使用胰岛素和多种吸入剂的操作视频。

　　本书涉及知识简单易懂，语言生动流畅，既可作为慢病病友的用药指导书，也适合刚进入临床的医生、药师、医学生阅读。

谭胜蓝

2021 年 8 月

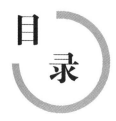

目 录

第一章　心脑血管疾病

第二章 内分泌代谢疾病

第三章 呼吸系统疾病

第四章　消化系统疾病

第五章 癌症

第一章　心脑血管疾病

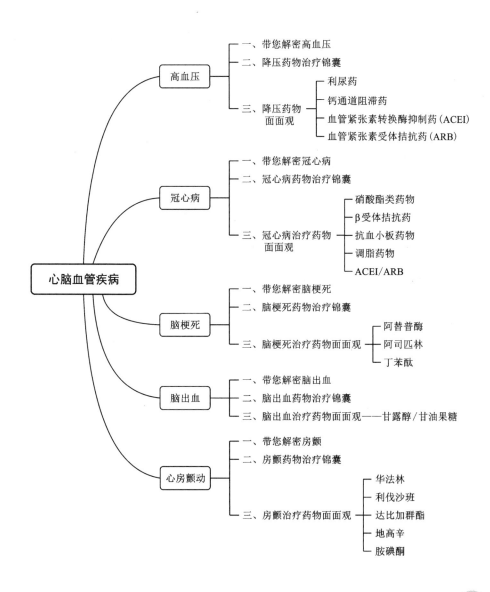

心脑血管疾病

- 高血压
  - 一、带您解密高血压
  - 二、降压药物治疗锦囊
  - 三、降压药物面面观
    - 利尿药
    - 钙通道阻滞药
    - 血管紧张素转换酶抑制药（ACEI）
    - 血管紧张素受体拮抗药（ARB）
- 冠心病
  - 一、带您解密冠心病
  - 二、冠心病药物治疗锦囊
  - 三、冠心病治疗药物面面观
    - 硝酸酯类药物
    - β受体拮抗药
    - 抗血小板药物
    - 调脂药物
    - ACEI/ARB
- 脑梗死
  - 一、带您解密脑梗死
  - 二、脑梗死药物治疗锦囊
  - 三、脑梗死治疗药物面面观
    - 阿替普酶
    - 阿司匹林
    - 丁苯酞
- 脑出血
  - 一、带您解密脑出血
  - 二、脑出血药物治疗锦囊
  - 三、脑出血治疗药物面面观——甘露醇/甘油果糖
- 心房颤动
  - 一、带您解密房颤
  - 二、房颤药物治疗锦囊
  - 三、房颤治疗药物面面观
    - 华法林
    - 利伐沙班
    - 达比加群酯
    - 地高辛
    - 胺碘酮

第一节 无声的潜伏者——高血压

一、带您解密高血压

王先生是一名程序员，平时工作非常忙，经常加班至深夜。3 年前的一次体检中王先生发现自己血压高，但当时他才 30 出头，加上没有任何的不适，所以并没有重视，也没有接受任何药物治疗。前天早晨 6 点多，王先生起床时，感到左臂和左脸发麻，不久后左腿也开始发麻，走路就如同踩棉花一样毫无力气，这时他知道情况不妙，赶紧打车到医院就诊。医生检查发现王先生的血压高达 180/100 mmHg，而且头部 CT 检查还发现有脑梗死，也就是我们俗称的"中风"。医生告诉王先生，他这次中风就是高血压导致的，幸亏就医及时才没有留下后遗症。

王先生庆幸之余也满是疑惑，自己年纪轻轻怎么就得了高血压呢？为什么有高血压自己却没有感觉呢？高血压又怎么会导致中风呢？高血压还会导致其他危害吗？高血压能彻底治愈吗？下面我们就为您揭开高血压的神秘面纱。

1. 什么是高血压？

根据《中国高血压防治指南》(2018 年修订版)，血压分为正常、正常高值及高血压。高血压是指在未使用降压药物的情况下，不在同一天时间内，在诊室里测量 3 次血压，收缩压（血压高值）≥140 mmHg 和（或）舒张压（血压低值）≥90 mmHg，即可诊断为高血压。根据血压水平，将高血压分为 1、2、3 级（表 1-1）。

需要注意的是由于在诊室测量血压的次数较少，不少人的血压波动较大，最好在几周内多次测量血压来判断血压升高情况。如有条件，最好进行 24 小时动态血压监测或家庭血压监测。

表 1-1　血压水平分类和定义

分类	收缩压/mmHg		舒张压/mmHg
正常血压	<120	和	<80
正常高值	120~139	和(或)	80~89
高血压	≥140	和(或)	≥90
1 级高血压(轻度)	140~159	和(或)	90~99
2 级高血压(中度)	160~179	和(或)	100~109
3 级高血压(重度)	≥180	和(或)	≥110
单纯收缩期高血压	≥140	和	<90

注：当收缩压和舒张压分属于不同级别时，以较高的分级为准。

2. 是不是很多人都有高血压？

根据我国高血压调查的数据，2012—2015 年我国 18 岁以上居民高血压患病率为 27.9%，也就是说每四个成年人里就有一个人患有高血压。随着年龄增长，高血压患病率也明显增加。随着国家加强对高血压病的健康宣教，以及百姓对自身健康的关注，目前我国百姓清楚自己患有高血压病的知晓率从 2002 年的 30.2% 上升到 51.6%，服用降压药治疗高血压的治疗率也从 24.7% 增加到 45.8%。然而，服药人群中，只有 16.8% 的病友能把血压维持在目标范围，80% 服用了降压药的病友其血压控制实际上是不达标的，这些病友发生脑卒中、心力衰竭、肾功能衰竭的风险较大。

3. 哪些人容易得高血压？

有高血压家族史(祖父母、父母或兄弟姐妹等有血缘关系的亲属有高血压病史)、口味重(吃得较咸)、肥胖、过量饮酒、长期精神紧张(包括焦虑、担忧、心理压力大、愤怒、害怕等情绪)、缺乏体力活动、同时患有糖尿病或者高脂血症等人群容易得高血压。

4. 高血压有什么危害？

血压持续升高会造成心、脑、肾、全身血管损害，严重时可能发生脑卒中(中风)、心肌梗死、心力衰竭、肾功能衰竭、主动脉夹层等危及生命的疾病。

高血压是中风最重要的危险因素，我国 70% 的中风病友有高血压。高血

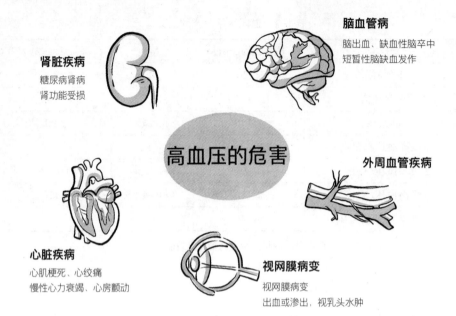

肾脏疾病
糖尿病肾病
肾功能受损

脑血管病
脑出血、缺血性脑卒中
短暂性脑缺血发作

高血压的危害

外周血管疾病

心脏疾病
心肌梗死、心绞痛
慢性心力衰竭、心房颤动

视网膜病变
视网膜病变
出血或渗出，视乳头水肿

压一旦发生严重并发症，后果严重。轻者致残，如中风偏瘫，长期卧床，丧失劳动力，需要家庭成员长期陪护，给个人和家庭造成巨大负担；重者甚至导致死亡。

5. 怎样知道自己得了高血压?

高血压大多数起病缓慢，缺乏特殊临床表现，一般在测量血压时或发生心、脑、肾等并发症时才被发现。常见的症状包括头晕、头痛、疲劳、心悸等，有些人还可能会出现看东西模糊、鼻出血等症状，出现这些非特异性症状时，建议监测血压，以帮助明确是不是确实存在高血压的情况。

确诊高血压病需要多次测量血压。目前，血压测量主要有诊室血压监测、动态血压监测以及家庭血压监测三种方法。

（1）诊室血压监测：由医护人员在诊室按统一规范进行测量，是评估血压水平和诊断高血压的常用方法。由于诊室血压测量的次数较少，血压波动大，需要数周内多次测量来判断血压升高情况。推荐使用经过验证的上臂式医用电子血压计，水银柱血压计将逐步被淘汰。其高血压的诊断标准为收缩压/舒张压≥140/90 mmHg。

（2）动态血压监测：是病友自身携带测压装置，在没有医务人员在场的情况下由自动血压测量仪器测量完成。目前通常是连续测定24小时血压的动态变化，可测量夜间睡眠期间的血压，能实际反映血压在一天当中的变化规律。动态血压的结果最后由医生进行判断，高血压的诊断标准为：24 小时平均收缩压/舒张压≥130/80 mmHg；白天收缩压/舒张压≥135/85 mmHg；夜间收缩压/舒张压≥120/70 mmHg。

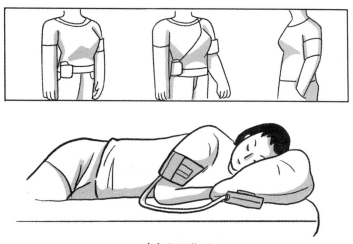

动态血压监测

（3）家庭血压监测：通常由被测量者使用经过验证的电子血压计自己完成，又称自测血压或家庭自测血压，也可由家庭成员等协助完成。家庭血压监测可评估数日、数周甚至数月、数年的血压情况或降压治疗效果。家庭血压监测的高血压诊断标准为收缩压/舒张压≥135/85 mmHg。

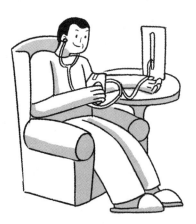

家庭血压监测

6. 应该把血压控制到多少才达标?

一般来说,在耐受的情况下,逐步把血压控制到 140/90 mmHg 以内,即降压达标。对于老年病友,降压目标为收缩压/舒张压<150/90 mmHg,如耐受可进一步降低。严重冠心病或高龄老年病友更应根据个人的耐受性谨慎地逐步降压,舒张压一般不宜低于 60~70 mmHg。

7. 在家需要多久监测一次血压?

家庭血压监测时,应每日早上、晚上测量血压,每次测量应保持坐位休息5 分钟后,测 2~3 次,每次间隔 1 分钟。

初诊病友、治疗早期或虽经治疗但血压尚未达标的病友,应在就诊前连续监测 5~7 天;血压控制良好时,每周至少监测 1 天。

通常早上血压测量应在起床后 1 小时内进行,而且应在服用降压药物之前、早餐前、剧烈活动前进行。考虑到我国居民晚饭时间较早,建议晚间血压测量在晚饭后、上床睡觉前进行。

为了确保家庭血压监测的质量,建议在血压监测期间记录起床时间、上床睡觉时间、三餐时间以及服药时间。

8. 得了高血压需要吃什么药?

得了高血压如果改善生活方式后仍不能使血压达标,则应该在医生指导下服药,把血压控制在目标范围内。目前常用的降压药物主要有利尿药,例如氢氯噻嗪、吲达帕胺;钙通道阻滞药,例如硝苯地平、氨氯地平;血管紧张素转换酶抑制药,例如依那普利、贝那普利;血管紧张素受体拮抗药,例如厄贝沙坦、缬沙坦;β受体拮抗药,例如美托洛尔。

9. 没有症状可以不服用降压药吗?

有的高血压病友根据自身症状来估计血压高低,认为只要没有不适症状,高血压就不用治疗,这其实是一个非常大的误区。血压的高低与症状的轻重不一定有关系,大部分高血压病友症状不明显,有些病友血压明显升高,但没有明显症状,直到发生了脑出血才知道自己原来患有高血压。高血压是用血压计量出来的,不是靠感觉估计出来的。在出现症状时才服用降压药,没有症状就自行停药,这种做法是很危险的。因为服用降压药后血压会降低,而停用药物后血压则会再次升高,服药又停用药物会导致血压波动,而血压波动大对心、脑、肾等重要脏器的损害是非常严重的。所以确诊为高血压的病友不管有没有症状，都应该坚持服药。如果在服用降压药之后出现了低血压，则应在医生的指导下及时调整降压药的用量，或更换其他降压药物，以控制血压在正常范围内。

10. 除了吃药，高血压病友在饮食和运动等方面需要注意什么？

所有的高血压病友都要坚持健康的生活方式，其中就包括合理膳食和适量运动。

（1）饮食方面最重要的是限制钠盐摄入、限制总热量和营养均衡。推荐健康成人每日食盐摄入量不超过 6 g（普通啤酒瓶盖去胶垫后一平盖的量约相当于 6 g）。尽量避免进食高盐食物和调味品，如榨菜、咸菜、腌菜、腌肉、腐乳等。限制总热量摄入，减少动物内脏、蟹黄、鱼子这类高胆固醇食物的摄入。每天烹调油用量小于 25 g，也就是半两。

（2）对高血压病友来说，适量运动有助于降低血压。一般来讲，推荐高血压病友进行有氧运动，通常是体力负担不大、动作较简单易学、体位变化不复杂、不过分低头弯腰，但又能活动全身、动作较缓慢和有节奏的运动，如快走、慢跑、打太极拳、跳秧歌舞、做广播体操和有氧健身操等。建议每周进行 3~5 次、每次 30 分钟以上中等强度的有氧运动，最好坚持每天运动。不宜追求大运动量、高强度的运动，避免紧张激烈的、竞争性的、力量性的运动。在运动过程中应加强自我监测，如出现头晕、头痛、恶心呕吐、呼吸困难和心绞痛等现象时，均应暂停运动。

11. 老年高血压病友在治疗过程中应注意什么问题？

（1）要注意降压的速度。对大多数高血压病友而言，通常根据病情，在 4 周内或 12 周内将血压逐渐降至目标水平；而对于老年人，降压速度则可稍慢。

（2）老年高血压的特点是收缩压增高、脉压（收缩压与舒张压之间的差值）增大；血压波动大，血压昼夜节律异常较为常见，白大衣高血压（指在诊室出现高血压，离开诊室后血压恢复正常，并排除了其他病引起高血压可能。其原因很可能是在诊室测血压时看到穿白大衣的医护人员使病友感到紧张，从而导致血压升高）和假性高血压增多；常与多种疾病如冠心病、心力衰竭、脑血管疾病、肾功能不全、糖尿病等并存，治疗难度增加。医生会根据老年高血压的特点制订个体化用药方案，老年高血压病友应遵照医嘱，坚持正规服药治疗，不要自行随意减量或停药。

（3）老年人不要轻信各种保健品的降压效果，保健品不能代替药品，大多数保健品并不能达到降压的效果。不要听信伪科学宣传，不要相信有根治高血压的"灵丹妙药"。

12. 孕妇高血压病友在治疗过程中应注意什么问题？

（1）轻度高血压的孕妇，强调非药物治疗，也就是适当活动、控制体重、放松情绪、保证充足睡眠等，并积极监测血压、定期复查尿常规等相关检查。对同时使用多种降压药物的慢性高血压病友，应根据怀孕期间的血压水平进行药物治疗，原则上采用尽可能少的用药种类和剂量。

（2）孕妇高血压病友启动药物治疗的时机：推荐血压 ≥150/100 mmHg时启动药物治疗；如果没有蛋白尿及其他靶器官损伤，也可考虑在血压 ≥160/110 mmHg 时启动药物治疗。治疗目标是将血压降至 150/100 mmHg以下。

（3）孕妇高血压病友禁用血管紧张素转换酶抑制药（即普利类药物）和血管紧张素受体拮抗药（即沙坦类药物）。

13. 儿童与青少年高血压病友在治疗过程中应注意什么问题？

（1）改善生活方式：肥胖儿童与青少年应控制体重，在保证身高发育同时，延缓体重上升趋势，降低体脂率；增加有氧和抗阻力运动；调整膳食结构，控制总能量及脂肪摄入，控制盐和含糖饮料摄入，养成健康的饮食习惯；避免持续性精神紧张状态；保证足够的睡眠时间。

（2）儿童与青少年高血压的药物治疗原则：从小剂量、单一用药开始，根据疗效和血压水平变化调整治疗方案和治疗时限，必要时联合用药。

（3）儿童用药目前主要参考药品说明书，有儿童用药说明的可以使用，没有儿童用药说明的则不推荐使用。

14. 什么是继发性高血压？

高血压可分为原发性高血压和继发性高血压两大类。原发性高血压指发生高血压的病因不清楚，占所有高血压病友的90%以上。继发性高血压也称为症状性高血压，是由某些疾病在发生发展过程和治疗中产生的症状之一，当原发病治愈后血压也会随之下降或恢复正常。目前肾脏疾病和肾动脉狭窄是导致继发性高血压最常见的病因。药物性高血压也被称为医源性高血压，属于继发性高血压，激素类药物（如泼尼松、地塞米松等）、中草药类（如麻黄、甘草等）都可以导致高血压。原则上，一旦确诊高血压与用药有关，应该尽量停用这类药物。

温馨提示

1. 高血压可导致中风、心力衰竭等不良事件，高血压病友如果改善生活方式后血压控制无效，则应该在医生指导下服药，把血压控制在目标范围内。
2. 高血压病友需要定期监测血压，尤其在季节交替时节或者出现头晕、头痛等情况时。
3. 保持少盐、少油清淡饮食，适量运动，心情舒畅等健康生活方式有助于降低血压。

 # 二、降压药物治疗锦囊

　　王先生因为高血压导致中风，幸亏及时就医，在医院治疗一段时间后血压平稳了，手脚也不麻了，活动自如，终于可以出院了。出院前医生给王先生开具了两种降压药物，分别是硝苯地平控释片和培哚普利片，并嘱咐他一定要按时服用，还要坚持在家里自测血压，定期来医院复诊。

　　王先生看着医生给自己开具的降压药，心中还有不少疑问。现在有多种降压药，到底有什么区别？是不是吃一种降压药就可以了，为什么要给我开两种？服用降压药物的时间有没有讲究？这个控释片和普通片剂有什么区别吗？的确，降压药的选择大有学问，暗藏不少玄机，各类药物都有自己的独门绝招，下面就为大家一一解答。

1. 常见的降压药物有哪几类？应该怎么选才好？

常用降压药物有五大类（表1-2），包括：

（1）钙通道阻滞药（calcium channel blocker，CCB）：通常叫××地平。

（2）血管紧张素转换酶抑制药（angiotensin converting enzyme inhibitor，ACEI）：通常叫××普利。

（3）血管紧张素受体拮抗药（angiotensin receptor blocker，ARB）：通常叫××沙坦。

（4）利尿药：代表药物是氢氯噻嗪、吲达帕胺以及醛固酮受体拮抗药螺内酯。

(5)β受体拮抗药：通常叫××洛尔。这类药物的详细介绍参见冠心病章节。

(6)其他：α受体拮抗药，如哌唑嗪。目前我国上市的新型固定配比复方制剂主要包括：ACEI+噻嗪类利尿药、ARB+噻嗪类利尿药、二氢吡啶类 CCB + ARB 等。我国传统的单片复方制剂，如复方利血平氨苯蝶啶片（降压 0 号），因价格低并能有效降压，也是降压治疗的一种选择。

表1-2　常用降压药物的特点

类别	优点	常见不良反应
CCB	地平类 CCB 无绝对禁忌证，降压作用不受高盐饮食影响，可与其他常用的四类降压药物联合使用	心跳加快，面部潮红，脚踝水肿，牙龈增生
ACEI	能保护心、脑、肾等器官，预防心血管终点事件如心肌梗死，且对糖脂代谢无不良影响	干咳，低血压，皮疹，血管神经性水肿，血钾升高
ARB	能保护心、脑、肾等器官，不良反应干咳的发生率低于 ACEI	血钾升高，腹泻
利尿药	尤其适用于老年高血压、单纯收缩期高血压或伴心力衰竭者	电解质紊乱，高尿酸血症血糖、血脂代谢紊乱
β受体拮抗药	尤其适用于伴快速性心律失常、冠心病、慢性心力衰竭、交感神经活性增高者	疲乏，肢体冷感，影响糖、脂代谢

2. 降压药物治疗有什么基本原则？

(1)起始剂量：一般病友采用常规剂量；老年人尤其是高龄老年人通常采用较小的有效治疗剂量，再根据需要，逐渐增加至足剂量。

(2)优先使用长效降压药物，以有效控制 24 小时血压。

(3)联合治疗：对血压≥160/100 mmHg、高于目标血压 20/10 mmHg 的高危病友，或单药治疗未达标者应进行联合降压治疗。对血压≥140/90 mmHg 的病友，也可起始小剂量联合治疗。

(4)个体化治疗：根据合并症、药物疗效及耐受性、病友个人意愿等综合考虑，选择适合的药物。

3. 为什么提倡小剂量联合应用几种降压药,而不是单纯增加某一种降压药的剂量?

不同类别的降压药物联合应用与单用一种药物相比,能更好地控制血压,并且可能减少不良反应的发生。此外,对于很多高血压病友来说,单一药物治疗并不能使血压降至理想水平,而且单一药物剂量的增加常伴随不良反应的增加,往往使病友难于耐受,此时最佳的选择便是小剂量联合用药。

4. 为什么都是高血压病友,大家用的药却不一样呢?

每个高血压病友基础情况不同,药物疗效及不良反应也不同,同时病友个人意愿和经济承受能力也存在很大的差别,这些因素都会影响药物治疗方案的制订。因此,不能机械地照搬他人有效的药物治疗方案,应由医生根据病友的具体情况(如年龄、血压升高的类型与幅度、有无并发症或并存的疾病等)量身定制适宜的降压方案。

5. 降压药一般什么时候服用最佳? 剂量可以自己随意调整吗?

大部分高血压病友在一天中的血压都会有波动,存在"白天高,夜间低,两峰一谷"的特点。通常在早上 8:00~9:00 和下午 4:00~6:00,这两个时间段,血压最高;到了凌晨 2:00~3:00,血压达到最低。现在大部分高血压病友服用的是长效降压药物,也就是每天吃一次,就能控制一天 24 小时的血压。如果是每天服用一次,建议在早上起床就服用。如果是每天服用两次,第一次用药在早上起床后,第二次可以在下午 4:00~6:00 之间服用。每个人需要服用的剂量必须根据血压情况决定,请严格按照医生的要求服用相应剂量,切忌私自增减剂量,以免造成不良反应。

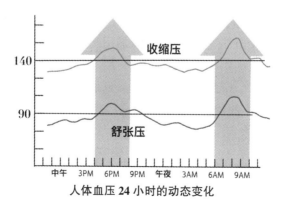

人体血压 24 小时的动态变化

6.高血压复方制剂有什么优点？服药时要注意什么？

高血压复方制剂通常由不同作用机制的两种或两种以上的降压药组成。与随机组合的降压联合治疗相比，其优点是使用方便，可改善治疗的依从性及疗效，是联合治疗的新趋势。服用高血压复方制剂时要注意其相应组成成分的禁忌证或可能的不良反应。

7.降压药物缓释片与控释片有什么优点？服药时要注意什么？

缓释片在用药后能在机体内缓慢释放药物，使药物在较长时间内维持有效血药浓度。控释片在用药后能按预先设定好的程序缓慢恒速或接近恒速释放药物。缓释片和控释片的优点是服药后血药浓度平稳，可减少服药次数，提高用药依从性。需要注意的是，缓释片和控释片由于制剂工艺的特殊，除非有特殊说明，一般不宜随意掰开、咀嚼或捣碎服用。

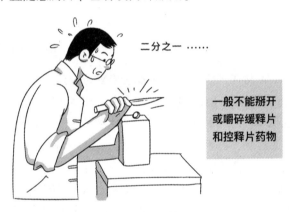

二分之一……

一般不能掰开或嚼碎缓释片和控释片药物

8.有糖尿病的高血压病友一般选择什么降压药？

有糖尿病的高血压病友首先考虑使用 ACEI(普利类)或 ARB(沙坦类)；如需联合用药，应以 ACEI 或 ARB 为基础，加用利尿药或二氢吡啶类 CCB(地平类)；合并心绞痛者可加用 β 受体拮抗药。反复低血糖发作的病友，使用 β 受体拮抗药要慎重，因为 β 受体拮抗药可掩盖低血糖症状；如需使用利尿药和 β 受体拮抗药时，应该小剂量使用。有糖尿病的高血压病友通常需要 2 种或 2 种以上药物的联合治疗来控制血压。

9.有冠心病的高血压病友一般选择什么降压药？

有稳定型心绞痛的高血压病友首选 β 受体拮抗药(如美托洛尔)或 CCB(如

硝苯地平）；如果血压控制不理想，可以联合使用 ACEI/ARB 以及利尿药。对于急性心肌梗死的高血压病友，应在心肌梗死后的早期使用 β 受体拮抗药和 ACEI/ARB。

10. 有慢性肾脏病的高血压病友一般选择什么降压药？

对于有慢性肾脏病的高血压病友，ACEI/ARB、CCB、β 受体拮抗药、利尿药都可以作为初始选择药物。ACEI/ARB 不但具有降压作用，还能降低蛋白尿，延缓肾功能的减退。因此，初始降压治疗应包括一种 ACEI/ARB 类药物，单独或联合其他降压药，但不建议 ACEI 和 ARB 联合应用。慢性肾脏病病友使用 ACEI/ARB 期间需要定期监测肾功能，如果用药后肾功能指标之一血肌酐较基础值显著升高，医生会考虑将药物减量或停药。

11. 中风的高血压病友一般选择什么降压药？

对于有中风病史的高血压病友，降压是硬道理，合理使用降压药物，有效降低血压，就能够达到预防中风再发的目的。目前 5 类一线降压药物——CCB、ACEI、ARB、利尿药及 β 受体拮抗药都可作为预防中风发生以及再发的降压治疗药物。对于已经发生过中风，要预防中风再发的高血压病友，优先推荐利尿药、ACEI，尤其是二者联用；一般不建议中风病友首选 β 受体拮抗药。

12. 心力衰竭的高血压病友一般选择什么降压药？

心力衰竭的高血压病友一般推荐应用 ACEI、β 受体拮抗药和醛固酮受体拮抗药。如果不能耐受 ACEI 类药物，可改用 ARB。

13. 老年高血压病友一般选择什么降压药？

CCB、ACEI、ARB 及利尿药均可作为老年高血压降压治疗的初始或长期维持用药。不建议老年高血压病友首选 β 受体拮抗药，除非合并有心律失常、冠心病等 β 受体拮抗药使用的强适应证。对于年龄≥80 岁的高龄病友和衰弱的老年病友，建议初始降压采用小剂量单药治疗。

14. 孕妇高血压病友一般选择什么降压药？

孕妇高血压病友优先推荐使用甲基多巴、拉贝洛尔或硝苯地平控制血压。怀孕时一般不使用利尿药降压，以防发生血液浓缩和高凝倾向。仅当孕妇出现全身水肿、肺水肿、脑水肿、肾功能不全、急性心功能衰竭时，可酌情使用利尿

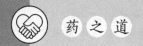

药。需要注意的是,孕妇高血压病友禁用 ACEI/ARB。妊娠高血压病友发生子痫前期和先兆子痫时应及时到医院就诊。

15. 儿童与青少年高血压病友一般选择什么降压药?

儿童和青少年高血压病友,需考虑降压药对儿童生长发育的影响,要从小剂量开始,常用药有 ACEI 类(如卡托普利)、CCB(如氨氯地平)、β 受体拮抗药(如阿替洛尔)。

 温馨提示

1. 常用降压药包括钙通道阻滞药、血管紧张素转换酶抑制药、血管紧张素受体拮抗药、利尿药、β 受体拮抗药。
2. 优先选用长效降压药,如果一种降压药效果不佳,应该联用几种药物。
3. 降压治疗应由医生根据病友的具体情况量身定制个体化的方案。

 三、降压药物面面观

(一)利尿药

赵爷爷今年 75 岁,10 年前体检时就发现血压高,当时赵爷爷没有什么症状,他觉得随着年龄的增长血压也会增高,这是一种再正常不过的自然现象,再加上又没有不适症状,所以一直没有治疗。最近这几个月,赵爷爷感觉自己头晕得很厉害,到医院一测血压,血压有 180/90 mmHg。医生赶紧让赵爷爷住院,经过一段时间的治疗,赵爷爷的血压降到了正常水平。出院后医生让他每天继续服用氢氯噻嗪片和厄贝沙坦片控制血压,赵爷爷在家监测血压,血压也控制得不错。前几天,赵爷爷的儿子给他送来了一些海鲜,吃完这顿大餐的当晚,赵爷爷就感觉自己大脚趾疼痛肿胀,赶紧到医院看病。医生详细询问了赵爷爷的情况,然后抽血检查了尿酸,发现赵爷爷的血尿酸明显升高,考虑是痛风发作,推测这次痛风的发作可能与赵爷爷服用了利尿药氢氯噻嗪以及进食了大量海鲜有关。

那么氢氯噻嗪到底是什么药？什么样的高血压病友最适合服用该药？为什么它会导致痛风发作？服药期间需要注意哪些问题？接下来我们将为您一一道来。

1. 为什么利尿药可以降低血压？

钠的摄入量与血压密切相关，服用利尿药后能引起排尿量的增加，从而促进盐(钠)和水的排出，减少血容量和心输出量，来降低血压。

2. 哪些高血压病友最适合服用利尿药？

噻嗪类利尿药，其代表药物氢氯噻嗪，尤其适用于老年高血压、单纯收缩期高血压或伴心力衰竭的病友，也是难治性高血压的基础药物之一。保钾利尿药，其代表药物螺内酯，尤其适用于高血压伴心力衰竭、心肌梗死后的病友。

3. 应什么时候服用利尿药？

如果每天只需服药一次，则可在早晨服用，以免因夜尿过多影响睡眠；如果需要服药两次，则建议尽量在下午6：00前服药。螺内酯应在进食时或餐后服药，以减少胃肠道反应。

4. 利尿药的不良反应有哪些？

(1)低钾血症：氢氯噻嗪使尿液中钾离子排出增多，使血液中钾离子浓度下降，因此低钾血症是其最常见的不良反应，表现为全身乏力、肌肉无力、食欲下降、心律失常。

(2)高尿酸血症和痛风：痛风是嘌呤代谢异常导致尿酸合成增加或尿酸排出减少而导致血尿酸升高，尿酸盐结晶沉积在关节滑膜、滑囊、软骨及其他组织中引起的反复发作性炎性疾病。氢氯噻嗪可以干扰肾小管排泄尿酸，使尿酸排出减少，从而导致高尿酸血症，少数情况下可能诱发痛风发作。赵爷爷由于长期服用氢氯噻嗪，导致血尿酸升高，加上又大量进食了富含嘌呤的海鲜类食物，因此导致痛风急性发作。

(3)高钾血症：保钾利尿药螺内酯使尿液中钾离子排出减少，使血液中钾离子浓度升高，可导致高钾血症，表现为极度疲乏、肌肉酸疼、恶心、呕吐、胃痉挛、腹泻以及心律失常。

(4)其他少见的不良反应：氢氯噻嗪可导致皮疹等过敏反应等；长期服用

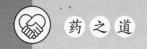
螺内酯可致男性乳房发育、女性月经失调。

5. 为什么要定期监测血电解质?

利尿药可导致电解质紊乱,例如氢氯噻嗪可引起低钾血症、低钠血症;螺内酯可导致高钾血症。因此所有服用利尿药的病友都需定期监测血电解质。

监测血电解质的频率:从最初的每周监测一次,到每月监测一次,但建议最长不超过 3 个月复查一次。

6. 日常饮食需要注意哪些?

使用氢氯噻嗪期间,钾的流失增加,应摄入富含钾的食物,如香蕉、蔬菜和橙子。使用螺内酯期间如大量进食高钾饮食,可导致高钾血症,因此需注意避免高钾饮食。

 温馨提示

1.服用利尿剂期间需定期监测血电解质,使血电解质维持在正常范围内。
2.服药期间注意自我观察有无乏力、食欲下降、心悸等不适症状。

(二) 钙通道阻滞药

李女士今年36岁,最近幸福地成为二胎妈妈,她定期产检,一直以来自己和宝宝的各项检查结果都正常。但是到孕30周时,李女士自觉头晕、心慌,去医院检查发现血压高,收缩压 170 mmHg,舒张压 100 mmHg,而且尿检时还检出了尿蛋白阳性。医生告诉李女士,她这是妊娠合并高血压,需要服用药物治疗,这下可把李女士急坏了。一想到自己在怀孕期间要服用药物,李女士就十分担忧,药物会不会对肚子里的宝宝造成不好的影响呢?是不是可以不使用药物呢?医生告诉李女士,她目前的血压水平如果不治疗,有可能会发展为先兆子痫,对孕妇和胎儿均会造成不良的影响。医生给李女士开具了硝苯地平片,李女士遵照医生的医嘱,按时服药,随后血压一直控制不错,最后顺利生了一个大胖小子。

那么医生给李女士开具的硝苯地平到底是什么药?什么样的高血压病友最适合服用?服药期间需要注意哪些问题?接下来我们将为您一一解密。

1. 为什么钙通道阻滞药可以降低血压？常用的钙通道阻滞药有哪些？

钙通道阻滞药也就是名字以"地平"结尾的药物，可以扩张外周血管，从而降低血压。常用的长效钙通道阻滞药有硝苯地平控释片、氨氯地平、左氨氯地平、非洛地平、拉西地平，每日仅需服用 1 次。常用的中效钙通道阻滞药有尼群地平、硝苯地平缓释片，一般每日口服 2 次。短效钙通道阻滞药有硝苯地平片，每天需口服 2~3 次。

2. 哪些高血压病友最适合服用钙通道阻滞药？

钙通道阻滞药不仅可以改善心脏供血，还具有抗动脉粥样硬化的作用，因此尤其适用于老年高血压、单纯收缩期高血压、稳定型心绞痛、冠状动脉或颈动脉粥样硬化及周围血管病的病友。对于妊娠合并高血压的病友，目前使用较多的钙通道阻滞药是硝苯地平。

3. 钙通道阻滞药的不良反应有哪些？

（1）面色潮红：由于钙通道阻滞药可以扩张血管，在开始治疗或增加剂量时可能会发生面部潮红，这一反应常常是短暂的、一过性的。

（2）踝部水肿：部分病友服药后出现轻微至中度的踝部水肿，这一反应是由外周血管扩张引起的，并且与服药剂量相关。对于伴有心力衰竭的病友，须及时就医，由医生判断踝部水肿是药物所致，还是由于心功能恶化所致。

（3）心动过速：部分病友服药后心率加快，感觉到心悸，尤其是在开始治疗或增加剂量时更容易发生。

（4）其他少见的不良反应：恶心、腹痛、皮疹、牙龈增生等。

4. 为什么要定期监测心率和血压？

地平类钙通道阻滞药由于扩张外周血管、降低血压的作用较强，可引起反射性的心动过速。此外，部分病友服用地平类钙通道阻滞药后会发生低血压反应，这种反应常发生在剂量调整期或增加剂量时，因此我们建议所有服用钙通道阻滞药的病友都需要定期监测心率和血压。

5. 影响钙通道阻滞药作用的因素有哪些？

多种因素能影响钙通道阻滞药的降压作用，包括年龄、饮酒、喝葡萄柚汁、合并用药等。

（1）年龄：通常随着年龄的增加，病友对钙通道阻滞药的代谢消除减慢，需要调整给药剂量。

（2）饮酒、喝葡萄柚汁：饮酒可引起血管扩张，造成血压过度下降，因此在服药期间应避免饮酒或含有酒精的饮料。此外，服用大多数地平类钙通道阻滞药期间如食用葡萄柚，可增强降压效果，因此在用药期间应避免食用葡萄柚及其制品（如葡萄柚汁）。

（3）合并用药：我们日常服用的很多药物都会影响钙通道阻滞药的作用（表1-3）。我们建议服用钙通道阻滞药的病友如果身体不适，请不要自行用药，应到正规医院就诊，并且告诉医生自己正在服用钙通道阻滞药。

表1-3　常见影响钙通道阻滞药疗效的药物

分类	药物
增加降压作用的药物	其他降压药物，如利尿药、β受体拮抗药、ACEI、ARB；三环类抗抑郁药、硝酸酯类药、西咪替丁等
减少降压作用的药物	苯妥英钠、利福平等

温馨提示

1. 服用钙通道阻滞药期间需定期监测心率和血压。
2. 服药期间注意自我观察有无面部潮红、心跳加快、踝部水肿等不良反应。
3. 很多药物会影响钙通道阻滞药的疗效，注意不要自行服用其他药物，需要咨询医生和药师。

（三）ACEI类降压药

何爷爷今年69岁，患有高血压已经有10多年了，之前一直没有正规治疗，服药断断续续，平时觉得头晕不适的时候就吃点降压药，一旦觉得没啥不舒服了，就立即停药。何爷爷心中始终有顾虑，是药三分毒，西药不良反应大，能不吃药就尽量不吃药。3个月前，儿子带他到医院进行体检，发现何爷爷不仅血压高，而且尿检显示还有尿蛋白。医生告诉他，这是由于高血压长期没有治疗，已经引起了肾脏的损害，现在必须开始药物治疗，如果再不治疗，肾脏功能会进一步损害，就可能导致肾功能衰竭，那时就不是简单地服药就可以解决问题了，甚至需要依靠透析或者进行肾移植手术。这下何爷爷后悔不已，早知如此，还不如在开始发现血压高的时候就进行治疗。医生给何爷爷开具了依那普利这种降压药，告诉何爷爷这种药物能减少蛋白尿，保护肾脏，并叮嘱他要定期来医院进行复查。

那么依那普利到底是什么药？什么样的高血压病友最适合吃呢？吃药过程中需要注意哪些问题？我们将为您一一道来。

1. 为什么ACEI可以降低血压？常用的ACEI有哪些？

人体内有一种物质叫做血管紧张素Ⅱ，它可以导致血管收缩、血压升高。血管紧张素Ⅱ的生成需要依靠一种酶，这种酶叫做血管紧张素转换酶。ACEI类药物直接抑制血管紧张素转换酶，减少血管紧张素Ⅱ的生成，使外周血管舒张、血管阻力降低，从而降低血压。依那普利就是目前常用的一种ACEI，其他ACEI还有卡托普利、贝那普利、咪达普利、培哚普利、福辛普利等。

2. 哪些高血压病友最适合服用ACEI？

ACEI类降压药物尤其适用于高血压伴慢性心力衰竭、心肌梗死后心功能不全、心房颤动预防、肾病、代谢综合征、蛋白尿或微量白蛋白尿的病友。

3. ACEI的服药时间有讲究吗？

如果每天只需服药1次，则在早晨服用。注意卡托普利片应在餐前1小时服用，培哚普利片应在每日早餐前服用。其他ACEI的疗效通常不受食物影响，但请固定在每天同一时间服药。

4. ACEI的不良反应有哪些？

(1)干咳：ACEI可引起咳嗽。典型的咳嗽为持续性的干咳，在停药后消失。

(2)血管神经性水肿：包括肢体、脸、唇、舌、咽喉部血管神经性水肿，如果累及舌、咽喉部，可能会发生气道阻塞，可危及生命。虽然这一不良反应较为少见，但一旦发生，须紧急就医。在使用ACEI类药物治疗期间发生过血管性水肿的病友，应禁止再次使用ACEI类药物。

(3)高钾血症：ACEI类药物使尿液中钾离子排出减少，血液中钾离子浓度升高，可导致高钾血症，表现为极度疲乏、肌肉酸疼、恶心、呕吐、胃痉挛、腹泻以及心律失常。高钾血症引发的严重的心律失常有时是致命的。容易发生高钾血症的高危病友包括：年龄大于 70 岁，肾功能不全，合并糖尿病，联合应用保钾利尿药(如螺内酯、氨苯蝶啶)、补钾制剂(如氯化钾)的病友。大量进食高钾食物如香蕉、橙子等，也可增加高钾血症的风险。

(4)造成胎儿损害：怀孕中晚期使用 ACEI 类药物，可能导致胎儿和新生儿损害，包括颅面畸形、发育迟缓、肾衰以及死亡等。孕妇禁用 ACEI 类药物。

(5)其他少见的不良反应：恶心、呕吐、腹泻、皮疹、味觉障碍、白细胞降低等。

5. 为什么要定期监测血肌酐和血钾？

服用 ACEI 类药物期间，可能发生血肌酐升高，也可发生高钾血症。肾功能不全、严重心力衰竭和肾血管性高血压的病友更易发生这些情况。因此所有服用 ACEI 类药物的病友都需要定期检测血肌酐和血钾，及时调整治疗方案。

监测血肌酐和血钾的频率：从最初的每周检查一次，逐步过渡到每月检查一次，但建议至少每 3 个月要复查一次。

 温馨提示

1. 服用 ACEI 类降压药期间需要定期监测血肌酐和血钾。
2. 服药期间注意自我观察有无干咳、血管神经性水肿等不良反应。

(四)ARB 类降压药

李阿姨患有 2 型糖尿病和高血压，在医院检查时还发现李阿姨的左心室肥厚；稍一爬坡就觉得胸闷、呼吸困难，表明李阿姨的心脏功能也不是很好。为了降压并且保护心脏，医生给她开具了雷米普利。但是李阿姨服药后不多久就出现了持续的干咳，严重影响她的生活。医生考虑到普利类药物最常见的不良反应就是干咳，李阿姨用药后确实无法耐受这一不良反应，于是停用了雷米普利，给李阿姨改用了缬沙坦。服用后李阿姨的干咳消失了，而且血压也控制在比较理想的水平。再一次复诊时，李阿姨觉得自己胸闷气喘的这些症状也好转了不少，一下子对于药物治疗的效果刮目相看。

那么缬沙坦到底是什么药，什么样的高血压病友最适合服用？服用缬沙坦这一类药物的过程中还需要注意哪些问题？接下来我们将为您一一揭晓。

1. 为什么 ARB 可以降低血压？常用的 ARB 有哪些？

人体内有一种物质叫做血管紧张素 Ⅱ，它可以导致血管收缩、血压升高。ARB 类药物可以直接阻断血管紧张素 Ⅱ 的作用，使外周血管舒张、血管阻力降低，从而降低血压。目前常用的 ARB 主要有氯沙坦、缬沙坦、厄贝沙坦、替米沙坦、奥美沙坦、阿利沙坦酯等。

2. 哪些高血压病友最适合服用 ARB 类降压药？

ARB 可降低心血管并发症的发生率，降低糖尿病或肾病病友的蛋白尿。因此 ARB 类尤其适用于有左室肥厚、心力衰竭、心房颤动、糖尿病肾病、微量白蛋白尿或蛋白尿、代谢综合征、不能耐受 ACEI（例如服用 ACEI 发生干咳无法耐受）的病友。

3. ARB 的不良反应有哪些？

ARB 类药物与 ACEI 类药物一样，可导致高钾血症，造成胎儿损害。其他的不良反应有恶心、呕吐、腹泻、皮疹、过敏反应、血管性神经水肿等。

4. 为什么要定期监测血肌酐和血钾？

服用 ARB 类药物期间，可能发生血肌酐升高及高钾血症，肾功能不全、严重的心力衰竭和肾血管性高血压的病友更易发生这些情况。因此所有服用 ARB 类药物的病友都需要定期检测血肌酐和血钾，及时调整治疗方案。

监测血肌酐和血钾的频率：从最初的每周检查一次，逐步过渡到每月检查一次，但建议最长不超过 3 个月要复查一次。

 温馨提示

1. 服用 ARB 类药物期间需要定期监测血肌酐和血钾。
2. 服药期间注意自我观察有无高钾血症、腹泻等不良反应。

第二节 人类健康"头号杀手"——冠心病

一、带您解密冠心病

> 小王，34 岁，大货车司机，大量吸烟，某天在家时突然觉得胸痛难忍，家人一看情况不对，立马叫来救护车把他送到医院检查。医生为小王做完冠脉造影检查后发现，是突发心肌梗死。幸好送医及时，医院立马给他做了支架手术，小王的情况才稳定了下来。
>
> 小王和家属在震惊之余充满疑惑，什么是冠心病？三十多岁怎么就得了冠心病？冠心病放了支架是不是就好了？以后还要吃药吗？吃多久？生活中要注意一些什么问题？接下来我们将为您一一解答。

1. 什么是冠心病？

冠心病的全称为"冠状动脉粥样硬化性心脏病"，是指冠状动脉（给心脏供血供氧的血管，因为走形很像一顶王冠，所以命名为"冠状动脉"）长了斑块，引起管腔狭窄或堵塞，导致心肌缺血、缺氧或坏死而引起的心脏病。如果把心脏比喻成为"房屋"，冠状动脉就是"水管"，正常情况下如果水管畅通能够输送营养，那么心脏就会充满能量，可是一旦水管堵塞了，那么心脏本身就会供血不足，造成冠心病。临床上常常分为稳定性冠心病（SCAD）和急性冠状动脉综合征（ACS），我们常说的"心肌梗死"属于急性冠状动脉综合征的范畴，也是冠心病最严重的一种类型。

2. 是不是很多人都有冠心病？

2015 年，WHO 统计的全球前十位死亡原因中，冠心病排首位。全球每100人中就约有 2 个人患冠心病，每 1 万人中因冠心病死亡者就约有 15 人，所致死亡人数占全球总死亡人数的 16%。我国冠心病发病也越来越年轻化，死亡率呈明显上升趋势，其中农村冠心病死亡率的上升趋势尤为明显。

3. 哪些人更容易得冠心病？

冠心病的病因及发病机制目前尚未完全明了，但公认的吸烟、高胆固醇、高血压、糖尿病、肥胖、不良饮食习惯等是冠心病主要的且可以改变的危险因素。例如烟草烟雾中的上百种有毒物质，会损伤血管；糖尿病病友的血管就好像浸泡在糖水里的水管子，久了就会损坏；血压长期升高就会导致血管硬化、损伤；血液中的脂肪(血脂)会沉积在损伤的血管壁上，造成血管堵塞，从而导致冠心病的发生。

冠心病的危险因素

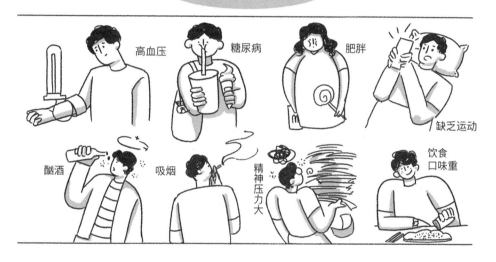

冠心病以劳累、情绪激动、饱食、气候突变、急性循环衰竭等为常见诱因，其中年龄、性别、遗传等则是冠心病的不可控危险因素。一般来说，随着年龄的增长，冠心病的发病率也会增加。研究表明，与女性相比，男性更易患冠心病，且病变程度更严重。但女性绝经期后，由于雌激素水平明显下降，冠心病发病率明显上升。冠心病具有家族遗传性，若家族中有人患冠心病，其他人就更容易得冠心病。

4. 得了冠心病有什么危害？

冠心病长期心肌缺血可导致心脏扩大和心力衰竭。即便冠心病心肌梗死患者抢救及时保住了性命，但仍有部分患者在远期可能出现明显的心肌缺血以后的心力衰竭症状，病人可能会因此长期反复住院，给家庭带来很大的负担。

药之道

此外，心肌缺血还可以导致各种恶性心律失常，最严重的心律失常是心室颤动，可致猝死。

5. 得了冠心病有哪些症状？

心绞痛、心肌梗死作为冠心病的主要类型，两者最典型的症状为胸痛，呈胸部的压迫感、发闷感、紧缩感、烧灼感或胸口沉重感、窒息感，疼痛可以放射至颈部、下颌、肩部、背部、左臂或双上臂等，每个人主观感觉会存在差异，但一般不会是针刺样疼痛，疼痛发作时，可伴有出汗、心慌、气短、乏力、恶心、头晕等多种症状。总的来说，心肌梗死较心绞痛疼痛程度更剧烈，常伴有大汗，持续时间更长（心绞痛多持续数分钟或 10 余分钟，一般不超过半小时，心肌梗死发作持续时间可长达数小时甚至更久），而且发病可能没有明显诱因，含服硝酸甘油往往不能完全缓解或者无效。此外，还有一些不典型的表现，比如上腹部不适、下颌痛、牙痛、肩痛、晕厥，以及不明原因的乏力也可能是冠心病。虽然这些症状不典型，但如果没有意识到这是冠心病的症状之一，不引起重视，就可能导致漏诊、误诊，延误治疗时机，甚至危及生命。

冠心病的常见症状

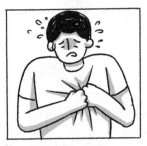
胸痛或压迫感

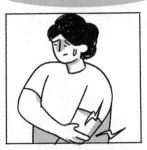
单或双上肢、肩背、颈部或下颌痛

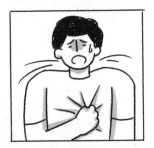
呼吸困难

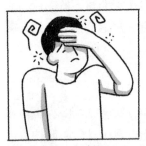
头晕、出冷汗

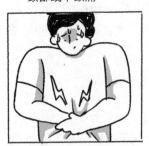
胃部不适或疼痛

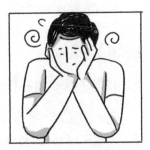
明显疲劳乏力

6. 如何确定自己是否得了冠心病?

冠心病的诊断是由医生综合评估来确定的。首先一般有相应的症状,如胸痛、胸闷、心慌、气短等;其次分析是否有冠心病的高危因素如"三高"(高血压、高血脂、高血糖)、吸烟、肥胖、早发冠心病家族史等。对于出现胸前区不适的症状,尤其是伴有相关危险因素的病友,建议及时到心血管专科或急诊就诊,医务人员可以通过辅助检查如心电图、抽血查心肌酶标志物,影像学检查(如心脏彩超、冠脉CT)、冠脉造影等来进一步明确或排除冠心病。

7. 出现了急性心肌梗死该怎么办?

如果持续30分钟以上的胸闷、胸痛,含服硝酸甘油都不能缓解,就要高度怀疑急性心肌梗死。发生急性心肌梗死时,如果慌乱搬动病友或勉强搀扶病友行走至医院,都会加重心脏的负担使心肌梗死的范围扩大,甚至导致病友的死亡。所以此时应保持镇静,立即拨打120急救电话,把握120分钟的黄金救治时间,信任并配合医生救治,尽快进行冠脉造影检查,必要时植入支架开通闭塞血管。

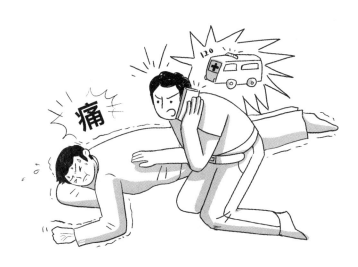

8. 如果得了冠心病,应该怎么治疗?

冠心病的治疗包括生活方式干预、药物治疗、介入治疗以及手术治疗。冠心病诊断明确的病友(包括冠状动支架术后和搭桥术后),都应该在医生的指导下，接受正规治疗，延缓或阻止疾病进展，改善生活质量。

生活方式干预措施包括戒烟、合理膳食，控制总热量和减少饱和脂肪酸、反式脂肪酸以及胆固醇摄入。超重和肥胖患者应减重，控制血压、血糖、血脂等危险因素。

药物治疗是最基本的治疗方式，冠心病的治疗药物包括缓解症状以及改善预后的用药，例如溶栓药物、抗血小板药物、β 受体拮抗药和 ACEI 类药物。冠心病的药物治疗将在"冠心病药物治疗锦囊"中进行详细介绍。

介入治疗是心肌缺血后使心肌恢复供血的一种重要治疗方法，通过在冠状动脉植入支架，使闭塞的血管得以疏通，从而达到治疗目的。

手术治疗主要是指冠脉旁路移植手术，通常也称为冠脉搭桥手术。手术的原理就是利用人体自身的血管，绕过已经闭塞或者狭窄的冠状动脉，使冠脉血流恢复，使症状减轻或者消失，提高生活质量，改善预后。

9. 如果得了冠心病，应该如何防止并发症的发生？

冠心病的二级预防用药应遵从"ABCDE"原则（A 指抗血小板治疗、ACEI（或 ARB）和心绞痛治疗，B 指 β 受体拮抗药和控制血压，C 指控制胆固醇和戒烟，D 指控制饮食和控制血糖，E 指健康教育和运动）。

（1）控制血压：无论是收缩压还是舒张压的升高均会增加冠心病的发生风险，因此冠心病病友应严格控制血压。冠心病合并高血压的病友，建议血压目标控制在 140/90 mmHg 以下，如果耐受，可降至 130/80 mmHg 以下，但应注意舒张压不宜降到 60 mmHg 以下。

（2）控制血糖：糖尿病是冠心病发病的高危因素，糖尿病合并冠心病者冠状动脉病变更为广泛、复杂，而且进展更加迅速、临床症状不典型。所有冠心病病友应常规进行血糖检查，对糖尿病病友应个体化治疗。一般成年病友，建议血糖控制目标为糖化血糖蛋白（HbA1c）<7.0%。

（3）控制血脂：血脂异常是引起冠心病的一个重要危险因素。在健康饮食的基础上，冠心病病友还应该服用降脂药物。

10. 冠脉造影就是冠脉支架手术吗？

当然不是，冠脉造影和冠脉支架手术都是最常见的微创手术，创伤小，恢复快。冠脉造影检查是诊断冠心病的"金标准"，绝大多人都是在手腕处的桡动脉打针、置管，然后通过导管将造影剂注入冠状动脉使其显影，从而明确冠脉有无狭窄，狭窄的部位、程度、范围等。当造影显示血管出现重度狭窄时，则需要进一步进行冠脉支架手术治疗。

11. 冠脉支架手术和冠脉搭桥手术一样吗?

不一样。简单来说,冠脉支架(PCI)和冠脉搭桥(CABG)是目前治疗冠心病的两个最主要手段。冠脉支架手术是由内科医生做的,创伤小,就像打针一样,局部麻醉就行了,手术时间短,恢复也快,更适合一些简单的病变。此手术通俗地理解就是供应心脏的血管狭窄了或者堵塞了,用支架把它撑开,从而改善病友的心脏供血。

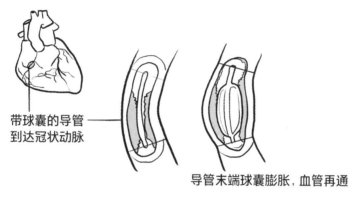

带球囊的导管
到达冠状动脉

导管末端球囊膨胀,血管再通

经皮冠状动脉介入治疗(支架)

冠脉搭桥手术(又称冠状动脉旁路移植手术),它是取病友本身的血管,人为地在冠状动脉狭窄的部分建立起"桥梁",为心脏重新开辟一条新的通路,这种方法被形象地称为"搭桥"。冠脉搭桥手术是由心脏外科医生做的,需要开胸、全身麻醉、体外循环支持,创伤大,更适合复杂的病变。

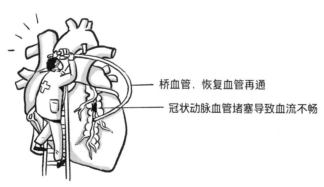

桥血管,恢复血管再通

冠状动脉血管堵塞导致血流不畅

冠状动脉旁路移植术(搭桥)

12. 得了冠心病，一定需要做冠脉支架或者冠脉搭桥手术吗？

不一定。一般来说如果血管管腔狭窄≥75%，会引起冠脉血流动力学改变，则可以考虑进行冠脉支架或者冠脉搭桥手术。究竟是选择"支架"好还是"搭桥"好，主要是依据冠状动脉病变程度来决定。通常单支及双支血管的简单病变，首选冠脉支架手术；复杂冠状动脉病变或者有需要同时处理的外科疾病（如合并心脏瓣膜病），首选冠脉搭桥手术。但无论是冠脉支架手术还是冠脉搭桥手术，对于冠心病病友而言都不是一劳永逸的，在生活方式的干预前提下积极配合医生的治疗，才是避免搭桥手术或者植入支架后血管再堵塞的正确方法。

13. 支架在体内会移动吗？不会掉下来吧？

不会。因为心脏支架放入时，是和血管紧密贴合在一起的，时间久了，就会和血管长在一起，并且支架采用的是合金材料，有很强的支撑力和塑形功能，一般不会出现断裂或脱落。

14. 放了冠脉支架到底能不能做磁共振成像（MRI）检查呢？

可以。冠脉支架绝大部分都是合金材料，都通过了核磁安全检测，放了冠脉支架的病友在术后任何时候做1.5T或3.0T MRI检查都没问题，不需要有任何顾虑。对于早期用的金属裸支架，有弱磁性，根据美国心脏病协会的建议，这些支架在术后6周做MRI也是安全的，因为这时支架已经很稳固了。

15. 冠脉支架植入后就可以不用再长期服药了吗？

不少病友误以为冠脉支架一放可以一劳永逸，就可以停用所有的口服药，其后果就是支架内血栓再次形成、冠脉血管再次狭窄甚至导致急性心肌梗死危及生命。药物治疗是一切冠心病治疗的基础，无论是否植入冠脉支架，药物治疗都是不可缺少的。

16. 怎样预防冠心病？

未病先防是关键，冠心病的一级预防是针对尚未发生冠心病的人群采取的干预措施。其中合理饮食、戒烟限酒、控制体重、规律运动、心理平衡等生活方式的干预为冠心病管理的基础。其次，监测并控制血压、血糖、血脂等危险因素也是冠心病防治的关键。

（1）合理饮食：合理膳食是防治冠心病的关键，日常饮食注意增加蔬菜、蛋类、奶类、坚果、全谷物等的摄入，并尽量减少反式脂肪、加工肉类、精制碳水化合物和含糖饮料的摄入。日常生活中应注意烹饪时少放盐，将钠盐的摄入逐渐降到中国营养学会(钠盐摄入量 6 g/天)甚至世界卫生组织(钠盐摄入量 5 g/天)的推荐量内。

(2)戒烟限酒：有不少的冠心病病友都有烟酒史(包括二手烟暴露)，吸烟酗酒与冠心病的关系是非常密切的。戒烟 1 年，冠心病病友死亡及再发心血管事件风险可下降 50%。《中国居民膳食指南》建议每日摄入酒精量，男性少于 25 g，女性少于 15 g。

(3)控制体重：目前体重指数(BMI)是最常用的肥胖判断标准，BMI (kg/m^2) = 体重(kg)/身高的平方(m^2)，BMI ≥ 24 即为超重，BMI ≥ 28 即为肥胖。在超重和肥胖的个体中，冠心病患病风险更高。大家不妨参照这个公式给自己算算，一胖百病生，管住嘴、迈开腿，才是王道。

(4)规律运动：合理的运动是冠心病防治的重要部分。建议每周至少进行 150 分钟的中等强度运动(每天 30 分钟，每周至少做 3~5 次的运动)，或者不少于 75 分钟的高强度运动，具体需要根据个体的健康状况量力而行。

(5)心理平衡：冠心病和性格也有关系。脾气比较急躁，工作压力比较大，争胜心比较强的人叫心血管疾病 A 型性格。A 型性格的人患冠心病的概率比较高，所以适当放松心情，保持心理平衡也很重要。

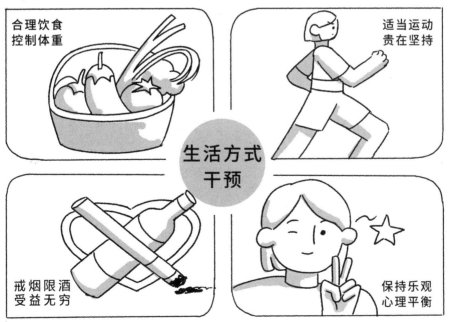

合理饮食
控制体重

适当运动
贵在坚持

生活方式
干预

戒烟限酒
受益无穷

保持乐观
心理平衡

温馨提示

1. 冠心病是一种心脏病,是人类健康的"头号杀手"。
2. 高血压、血脂异常、糖尿病、肥胖、吸烟、缺乏体力活动和不健康的饮食习惯可能导致冠心病,改善这些因素是防治冠心病的关键。
3. 对于出现胸前区不适的症状,尤其是伴有相关危险因素的病友,应该及时到心血管专科或急诊就诊。

 ## 二、冠心病药物治疗锦囊

前面说到小王确诊冠心病,放了冠脉支架,手术非常成功,但几个月后他又犯心绞痛了。究竟发生了什么?原来小王自从做完手术回家后,胸痛等症状明显缓解,他感觉自己的冠心病彻底好了,把医生开的阿司匹林、氯吡格雷、阿托伐他汀等出院带药吃完之后,就擅自停药了,也没有再去医院门诊复查。不曾料想,停药才几个月,小王的心绞痛就又犯了。

此时的小王一脸疑惑,出院后医生给我开了五六种药,这么多药都是治疗冠心病的吗?是不是放了冠脉支架就需要终身服药,不能停药了?带着这些疑问,我们将为您一一解答。

1. 冠心病放了"支架"后得一辈子吃药,所以最好不要放"支架",对吗?

这句话前半句的观点是对的,后半句的观点是错误的。冠心病病友放支架后确实需要长期吃药,但并不是因为放了支架,才一辈子吃药,而是因为冠心病本身会导致胸痛等症状,并会对心脏、血管等有危害,不治疗可能会导致心肌梗死、中风等,因此需要长期服药,与放不放冠脉支架没有关系。

2. 得了冠心病可能会感到胸痛、气短,哪些药物能改善症状呢?

得了冠心病,医生会根据病友的症状开一些改善冠脉缺血、减轻症状的药物,这类药能改善生活质量,让病友活得更好,包括 β 受体拮抗药、硝酸酯类药物、非二氢吡啶钙通道阻滞药、尼可地尔、曲美他嗪等。

3. 哪些药能延长冠心病病友的寿命?

有些药物通过针对冠心病的发病原因和机制,能延长冠心病病友的寿命,让病友活得更长,包括抗血小板药、β受体拮抗药、他汀类调脂药、血管紧张素转换酶抑制药(ACEI)/血管紧张素受体拮抗药(ARB)等。

4. 服用β受体拮抗药要注意什么?

这类药不仅可以减慢心率,缓解心绞痛症状,而且长期应用可延长寿命。若无禁忌证,所有冠心病病友均应早期、足量、长期使用β受体拮抗药。目前临床使用较多的包括美托洛尔、比索洛尔、卡维地洛等。

β受体拮抗药的给药剂量应个体化,逐渐增加剂量,以能缓解症状、心率不低于50次/分钟为宜。治疗效果不佳时,可加用钙通道阻滞药和长效硝酸盐类药物。对于冠状动脉痉挛而非狭窄造成的缺血,如变异型心绞痛,不宜使用β受体拮抗药。

5. 服用硝酸酯类药物要注意什么?

这类药能扩张血管、缓解心绞痛的症状,代表药物有硝酸甘油、硝酸异山梨酯、单硝酸异山梨酯。

硝酸酯类药物持续使用可发生耐药性,药物有效性下降。防止发生耐药的最有效方法是保持足够长(例如一天之中8~12小时)的无药期。

6. 服用非二氢吡啶类钙通道阻滞药要注意什么?

这类药物通过改善冠状动脉血流和减少心肌耗氧量发挥缓解心绞痛的作用。对变异性心绞痛或以冠状动脉痉挛为主的心绞痛,非二氢吡啶类钙通道阻滞药是一线治疗药物,代表药物:地尔硫卓、维拉帕米。

非二氢吡啶类钙通道阻滞药可以减慢心脏的电路传导,使心肌收缩力减弱,和β受体拮抗药联用后使传导阻滞和心肌收缩力的减弱更明显。老年人、已有心动过缓或左心室功能不良者须避免两药联用。

7. 服用尼可地尔要注意什么?

尼可地尔可有效扩张各级冠状动脉,尤其是冠状动脉微小血管,显著增加冠状动脉血流量。与硝酸酯类药物相比,尼可地尔给药后24小时持续有效,与硝酸酯类无交叉耐药,头痛发生率低,对血压无显著影响。

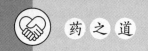

尼可地尔虽具有较少导致头痛及发生不耐药的优势，但需警惕其引起严重皮肤、黏膜溃疡的不良反应，尤其多数冠心病病友需要合并使用阿司匹林，可增加胃肠道溃疡、穿孔和出血的风险。对青光眼及严重的肝肾功能障碍病友慎用。

8. 服用曲美他嗪要注意什么？

曲美他嗪可以优化心肌能量代谢，改善心肌缺血，缓解心绞痛。可与β受体拮抗药等抗心肌缺血药物联用，作为辅助治疗或作为传统治疗药物不能耐受时的替代治疗。

曲美他嗪可引起运动障碍，因此帕金森病、帕金森综合征以及其他相关的运动障碍患者禁用；严重肾功能损害（肌酐清除率<30 mL/min）者也禁止使用曲美他嗪。曲美他嗪应该在餐时口服。

9. 服用抗血小板药物要注意什么？

冠状动脉内形成了血栓，导致动脉血管堵塞，从而形成了急性心肌梗死。抗血小板药物可以有效对抗血小板聚集，预防血栓形成。冠心病病友长期服用此类药物可以预防血栓再次形成。代表药有阿司匹林、替格瑞洛、氯吡格雷。若无禁忌证（如近期活动性消化道大出血、脑出血等），冠心病病友均应长期每日服用阿司匹林75~150 mg，常用剂量为100 mg/天。因存在禁忌证或不能服用阿司匹林者，可用氯吡格雷（75 mg/天）替代。发生急性冠脉综合征或接受冠状支架手术治疗的病友，通常需要同时使用两种抗血小板药一年，无特殊情况者，一年后可选用阿司匹林单药长期服用。双联抗血小板药通常为阿司匹林+替格瑞洛，或阿司匹林+氯吡格雷。

冠心病病友绝不可以随意停用抗血小板药物，否则可能导致非常严重的后果。用药期间应注意观察是否有出血，如鼻出血、眼部出血、牙龈出血、皮下瘀斑，以及小便是否发红、大便是否发黑的情况。如有呕血，消化道大出血等，请及时就诊。

10. 服用他汀类药物要注意什么？

他汀类药物有调脂、稳定斑块等作用，能减少心血管事件。所有无禁忌证的冠心病病友，一旦确诊，应尽早并长期服用他汀类药物治疗，即使血脂正常也应该服用，因为他汀类药物不仅可以降低血脂，还能稳定血管内已经形成的斑块，减少其脱落导致心肌梗死的风险。对大部分冠心病病友，建议将自己的低密度脂蛋白值降至<1.8 mmol/L(70 mg/dL)。该类药物为"××他汀",主要包括阿托伐他汀、瑞舒伐他汀、普伐他汀、匹伐他汀、辛伐他汀等。

他汀类药物的种类繁多,阿托伐他汀对肾脏的影响相对较小,普伐他汀和瑞舒伐他汀具有水溶性,可通过肾脏排泄,故对肝脏的损害较小。长期服用他汀类药物可能会使转氨酶升高,引起肌病等,所以用药过程中应关注有无肌痛、肌肉压痛、肌无力、乏力等症状,及时复查血脂、肝功能、肌酶等。

11. 服用 ACEI/ARB 类药物要注意什么?

前面高血压章节已经介绍,ACEI/ARB 是常见的降压药,除有效降压外,ACEI 和 ARB 还可以保护心脏、肾脏等器官,改善心肌梗死预后,尤其适合于冠心病伴有高血压、糖尿病、心肌梗死、心力衰竭等的病友。冠心病,尤其急性心肌梗死病友首选 ACEI 长期治疗,如果不能耐受 ACEI,可考虑换用 ARB。

ACEI 最常见的不良反应为持续性干咳,多见于用药初期,症状较轻者可坚持服药,不能耐受者可改用 ARB。其他不良反应包括低血压、皮疹,偶见血管神经性水肿及味觉障碍等。ACEI/ARB 长期服用可能导致血钾水平升高,应定期监测血钾和血肌酐水平。双侧肾动脉狭窄、高钾血症、妊娠及哺乳期女性不应使用该类药物。

12. 冠心病反复发作该怎么治疗?

(1)要坚持非药物干预。冠心病患者一定要保持健康的生活方式,包括戒烟限酒、合理饮食、控制体重、适当锻炼。

(2)要坚持药物治疗。不能因为服药一段时间症状好转或因为放了冠脉支架、做了手术就停用药物。药物治疗是最基本的治疗,对于改善预后的用药如抗血小板药物、他汀类药物、β 受体拮抗药、普利或沙坦类药物,应在医生和药师的指导下正确服用。

(3)综合防控心血管危险因素。高血压、血脂异常、糖尿病、吸烟、超重与肥胖这些危险因素者,冠心病更易复发,因此需要对这些危险因素进行很好的管理。

总的来说,冠心病容易复发,显著影响患者的生活质量甚至危及生命。做好生活方式的改善、药物治疗以及心血管危险因素的综合防控这三个方面是预防冠心病复发的有效措施。

温馨提示

1. 治疗冠心病的药物主要可以分为两大类：改善缺血、减轻症状的药物及预防心肌梗死、改善预后的药物。
2. 药物治疗是冠心病的基石，所有冠心病病友均应按照医生要求长期服药，定期复查相关指标。

三、冠心病治疗药物面面观

（一）硝酸酯类药物

小王出院两年后，偶尔会有胸口疼痛的症状。以前发病的时候，含服硝酸甘油后胸痛就很快能缓解，但是后来小王胸痛发作更频繁了，而且慢慢出现了胸闷、气短的症状，不得不住院再次复查冠脉造影，发现支架、血管均没有明显堵塞，医生考虑到小王的胸痛还是心绞痛或冠脉痉挛所致，于是仔细询问小王是如何保存硝酸甘油的。原来小王每天都把硝酸甘油的小药瓶放在贴近胸口的口袋里，导致药片失效。医生又给他开了另一种长效的硝酸类药物单硝酸异山梨酯和其他药物。治疗一段时间后，小王活动后也没有胸痛症状了。

硝酸甘油到底要怎样保存？医生给小王开的单硝酸异山梨酯要怎么服用？接下来我们将为您一一解惑。

1. 硝酸酯类药物为什么可以缓解心绞痛？

硝酸酯类药物的鼻祖是硝酸甘油，硝酸盐是制造炸药的主要原料。从"致命炸药"到"护心良药"，硝酸酯类药物在心血管疾病治疗上发挥了的重大作用。这类药物是一种血管扩张剂，通过促进血管内皮细胞释放一氧化氮，最终起到扩张血管、降低心肌氧耗量、缓解心绞痛、抗血栓等作用。

2. 临床上常用的硝酸酯类药物有哪些？

目前临床上应用的硝酸酯类药物主要有硝酸甘油、硝酸异山梨酯和单硝酸异山梨酯。硝酸甘油为短效制剂,舌下含服,起效快,常用于急救。硝酸异山梨酯和单硝酸异山梨酯半衰期较长,主要用于冠心病的长期治疗,预防心绞痛的发作,并且可增加运动耐量。

3. 如何使用硝酸酯类药物?

硝酸异山梨酯和单硝酸异山梨酯一般根据说明书上的推荐剂量使用。

如果发生胸痛并且疑似心绞痛,应该立即舌下含服 1 片(0.5 mg)硝酸甘油,1~3 分钟后就能起效;若疼痛不缓解,每隔 5 分钟还可重复含服 1 片。若15 分钟内含服了 3 片仍不缓解,且伴有大汗、面色苍白、四肢发冷等症状时,极有可能是发生了急性心肌梗死,则须即刻呼唤身边的人拨打 120 送医院救治。

由于硝酸酯类药物在常用剂量范围内可反射性地使心率加快,常联合可减慢心率的药物一起使用,包括 β 受体拮抗药(如美托洛尔)或非二氢吡啶类钙通道阻滞药(如地尔硫卓)。

4. 硝酸酯类药物有哪些常见不良反应?

(1)头痛:是这类药物最常见的不良反应,发生率为 20%~30%。剂量较大及初始服用时较易出现,与血管扩张作用相关。减少剂量或随着服用时间延长,大多数病友的症状可缓解。

(2)低血压:尤其是血容量不足时易出现,可伴随有头晕、恶心等。

(3)心动过快:可引起反射性心率增快,当心率>110 次/分时,应慎用。

(4)高铁血红蛋白水平升高:长期大剂量使用可致高铁血红蛋白水平升高,重度贫血病友慎用。

5. 使用硝酸酯类药物有哪些注意事项?

(1)注意服药姿势。建议口服硝酸酯类药物时选择坐位为好,坐着含药比躺着、站着含药都好,直立时含服硝酸甘油可出现头晕、低血压、甚至晕厥;而躺着用药时,因回心脏血量增加加重心脏负担,从而影响药物疗效。

(2)注意储藏方法。硝酸酯类药物性质不稳定,不喜欢高温或暴晒,遇空气或光线会慢慢发生分解而失效,应用棕色药瓶放于避光阴凉处保存。心绞痛病友如需随身携带硝酸甘油,最好不要把药装在贴身的衣服口袋内,因为体温也会导致硝酸甘油分解。

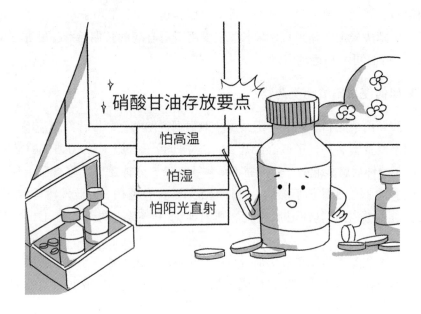

（3）注意有效期。硝酸甘油通常在生产日期1~2年后即失效。有的硝酸甘油因反复打开瓶盖，3~6月就可能会失效。失效的硝酸甘油，在舌下含服时，不会出现辣涩的感觉，也不会出现头胀、面红等表现。

（4）硝酸甘油因其高脂溶性，制备注射液时加入了辅料无水乙醇，使用过程中应注意避免与某些药物（如头孢类、磺脲类降糖药等）合用，以免出现双硫仑反应（乙醛蓄积），该反应严重时可危及生命。

6. 为什么使用硝酸酯类药物时间久了效果就不好了？

硝酸酯类药物连续使用可产生耐受性，表现为疗效减弱或消失。长期使用可采用"偏心给药"的方法，即给药的时间间隔有所偏重、有所集中，在每天最后一次给药到次日第一次给药的时间间期要相对比较长，留出8~12小时的空白时间，目的是使病人的身体再度恢复对硝酸酯类药物的敏感性。

7. 硝酸甘油如果使用没效了，有其他药替代吗？

有。含有丹参、三七、川芎、银杏叶、冰片等成分的中成药，具有活血、化瘀、开窍、理气、止痛功效，如速效救心丸、麝香保心丸、复方丹参滴丸等，在急救时舌下含服即可速效缓解心绞痛症状，可以作为不耐受硝酸甘油的替代药品。

8. 速效救心丸等中成药是不是比硝酸甘油要好？

不一定。总的来说，无禁忌证时，硝酸甘油是公认的心绞痛急性发作的首选药物，起效快，作用明确；然而硝酸甘油连续使用时易产生快速耐药所以限制了其临床使用。速效救心丸等作为纯中药制剂，虽然没有硝酸甘油起效快，但是其不良反应较硝酸甘油相对较少，长期使用也不会产生耐药现象，当硝酸甘油无效、存在硝酸甘油禁忌证或者不能耐受硝酸甘油时，也可选其替代。

但中成药的选择，一定要建立在辨清体质寒热的基础上。一般而言，寒性体质，宜选用速效救心丸、麝香保心丸一类的温性药物；热性体质，宜选用凉性的复方丹参滴丸。由于大部分病友不能准确识别自己的体质，因此，一定要在中医医生的指导下辨证选用。同时要改变中药没有任何不良反应的片面认识，例如上述三种中成药都含冰片，冰片味苦性寒、辛香走窜，久服有损脾胃，有些病友使用后容易出现胃肠不适。

 温馨提示

1. 硝酸酯类药物主要用于改善缺血、心力衰竭症状。
2. 硝酸酯类药物连续用 24 小时后可发生耐受，长期、持续使用硝酸酯类药物时应注意预留足够的无药间期，以减少耐受性的发生。
3. 用棕色药瓶于避光阴凉处保存硝酸甘油。
4. 如果舌下含服硝酸甘油没有辣涩的感觉，则提示该药可能已经失效。

(二) β 受体拮抗药

上次说到，小王因为心绞痛再次住院，出院后一直坚持服用美托洛尔缓释片。医生告诉他服用期间要监测自己安静状态下的心率，他也定期进行监测并认真进行了记录。但在服药期间还是偶有胸闷、气短的症状，他与另一位病友老张聊起这件事，老张告诉他，可以试试比索洛尔，他吃效果就特别好，而且好像听医生说比索洛尔和美托洛尔也是同一类药物，建议小王换药。

小王有点担心，去药师门诊咨询：比索洛尔是什么药？比索洛尔比美托洛尔更好吗？可以突然停掉美托洛尔吗？接下来我们将为您一一解惑。

1. β受体拮抗药是什么药?

我们人体的β受体有三兄弟,分别叫β_1、β_2、β_3。β受体拮抗药,简单地说,就是对β受体进行阻断的一类药物。β_1受体主要分布在心脏,阻断β_1受体,使心脏跳得更慢,心肌收缩力减弱,对冠心病病友是有益的;β_2受体主要分布在支气管,阻断β_2受体,支气管就会收缩,因此会诱发或加重哮喘和慢性阻塞性肺疾病(COPD)的病情;β_3受体主要分布于脂肪组织,调节能量代谢。

这类药的药名大多以"洛尔"结尾,例如普萘洛尔、美托洛尔、比索洛尔、阿替洛尔(也有例外,如卡维地洛)。有的药物,如普萘洛尔,可以同时阻滞β_1受体和β_2受体,有的则只对β_1受体有效,如美托洛尔、比索洛尔等。

2. 冠心病为什么需要使用β受体拮抗药?

β受体拮抗药不仅可以减慢心率,缓解心绞痛症状,而且长期应用可改善冠心病病友的预后,延长寿命。国内外权威指南一致推荐,β受体拮抗药可作为无禁忌证的急性冠状动脉综合征、稳定型心绞痛以及合并心力衰竭、高血压、心律失常和糖尿病等冠心病病友的一线或首选药物。

3. 冠心病如何使用β受体拮抗药?

冠心病病友服用β受体拮抗药时须从小剂量(即目标剂量的1/4)开始,应每天监测血压和心率,并根据心率调整药物剂量,以使静息心率降至55~60次/分钟时的剂量为病友的最大耐受剂量。

冠心病病友常用的β受体拮抗药主要有美托洛尔、比索洛尔。其中,美托洛尔有普通片和缓释片两种,我们在药盒子上看到的名字分别叫酒石酸美托洛尔片和琥珀酸美托洛尔缓释片;比索洛尔有富马酸比索洛尔片和富马酸比索洛尔胶囊。

酒石酸美托洛尔片是短效的,维持时间短,每天至少服药两次才能维持药效;琥珀酸美托洛尔缓释片、富马酸比索洛尔片/胶囊是长效的,维持时间长,一天吃一次,早晨口服,病友依从性更高。酒石酸美托洛尔片应空腹(餐前)服用,因为食物可使它的效果增强,易引发心动过缓,而空腹服用能维持较稳定的血药浓度;琥珀酸美托洛尔缓释片不受食物的影响,餐前餐后服用均可。比索洛尔可以与食物同服,但服用时不要咀嚼药物。

4. 比索洛尔比美托洛尔更好吗?

比索洛尔和美托洛尔都是选择性阻断 β_1 受体的药,是同一类药物。

比索洛尔是目前国内上市的 β 受体拮抗药中 β_1 受体选择性最高的药物,控制心率的作用比美托洛尔更强,对支气管收缩的影响也更小,但美托洛尔比比索洛尔起效更快。冠心病合并了慢性阻塞性肺病的病友,优先选择比索洛尔。美托洛尔主要在肝脏代谢,有肾功能损害的病友,优先选择美托洛尔。因此,要根据病友的综合情况,选择更适合的 β 受体拮抗药。像小王这种情况就可以考虑换用比索洛尔,以更好地改善胸闷、气短的症状。

5. 使用 β 受体拮抗药,需要注意哪些问题?

(1)β 受体拮抗药的不良反应主要包括低血压、心动过缓、房室传导阻滞、心力衰竭症状加重、影响糖脂代谢,还有头痛、头晕、多梦、幻觉、失眠、直立性低血压、疲乏、肢端发冷、支气管痉挛、胃肠道反应和性欲降低等。

(2)β 受体拮抗药会掩盖一些疾病导致的心动过速,比如低血糖、甲亢等。

(3)β 受体拮抗药会引起眩晕和疲劳,因此驾驶和操作机械时应慎用。

(4)β 受体拮抗药可以减慢心率、降血压,用药期间应监测心率、血压。病友血压不应低于 90/60 mmHg,静息心率在每分钟 55~60 次。如果在血压和心率下降过程中,出现头晕、四肢湿冷等不适应,应及时就诊。

(5)β 受体拮抗药可能会引起支气管痉挛,加重哮喘,慢性阻塞性肺疾病与支气管哮喘病友应慎用,用药时以小剂量为宜或同时给予足够的扩支气管药物治疗。

(6)长期使用 β 受体拮抗药者突然停药可致病情恶化,出现心绞痛、心肌梗死、室性心动过速等停药反应。如需停用 β 受体拮抗药,须逐渐撤药,通常整个撤药过程应至少持续 2 周,每 2~3 天剂量减半,停药前按最后的剂量至少给药 4 天,若出现停药反应,建议更缓慢地撤药。

 温馨提示

1. β 受体拮抗药不仅可以减慢心率,缓解心绞痛症状,长期应用还可延长冠心病病友的寿命。
2. 若无禁忌证,所有冠心病病友均应长期使用 β 受体拮抗药。

(三) 抗血小板药物

小王一直按照医生的建议坚持服用药物，病情也得到了平稳控制。小王的邻居李大爷最近也患上了冠心病，医生建议他服用抗血小板药物阿司匹林。李大爷听说阿司匹林这个药物挺伤胃的，一直对吃药心存疑惑。而且更让他感到奇怪的是，医生给他开具的阿司匹林肠溶片，可能引起胃部不适不是应该饭后服用吗？医生却建议他空腹吃，这不是更加伤胃吗？

李大爷对服用抗血小板药物的这些困惑和疑虑在冠心病病友中并不少见。那么应该如何正确服用抗血小板药物呢？接下来我们将为您一一解惑。

1. 抗血小板药物为什么能预防心肌梗死？

我们不小心磕破一点皮时为什么不会流血不止呢？这正是我们体内的血小板在发挥作用。血小板是人体血液中的重要成分之一，具备凝血和止血功能。在生理状态下，血小板就像一个个小战士，血管内皮哪里受损它们就会及时到达，以自己小小的身躯堵住决堤的破口。同时它们还会发出信号，召集来更多的同伴和其他能止血的成分帮忙，最终形成凝血块止血。但在病理状态下，如冠心病病友动脉粥样硬化斑块破裂时，就会有过量的血小板会跑到破裂处，最终形成血栓，堵塞血管，发生急性心肌梗死，危及生命。抗血小板药物从不同的环节干扰血小板的作用，从而显著减少血栓事件的形成。

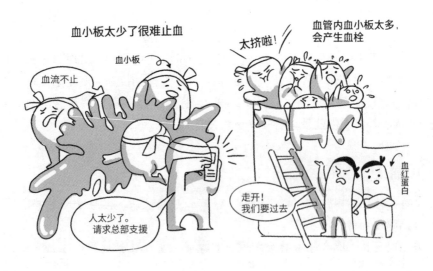

2. 常用的抗血小板药物有哪些?

目前临床最常用口服抗血小板药物有两大类:血栓素 A2(TXA2)抑制药(代表药物:阿司匹林)和二磷酸腺苷(ADP)P2Y12 受体拮抗药(代表药物:氯吡格雷、替格瑞洛)。其中,阿司匹林是冠心病治疗的基石用药,如无禁忌证,冠心病病友都应长期服用。氯吡格雷、替格瑞洛是另一种不同类型的抗血小板药物,接受支架、搭桥治疗的冠心病病友,如无禁忌证,术后应接受阿司匹林联合氯吡格雷或替格瑞洛的双联抗血小板治疗一年,一年后改阿司匹林单药治疗。

3. 阿司匹林是种什么药? 哪些人需要服用阿司匹林呢?

阿司匹林作为百年老药,主要通过减少血栓素 A2(TXA2)的合成,从而阻止血小板聚集,最终阻止血栓形成,是目前临床应用最为广泛的抗血小板药物,临床上用于冠心病的一级预防(指还没有得冠心病的高风险人群)和二级预防(指已经得了冠心病的人群)、急性冠状动脉综合征(ACS)的治疗、经皮冠脉介入术(PCI)的治疗及冠脉成形术后血管再狭窄等症状的预防。

阿司匹林在冠心病等心血管疾病一级预防中的应用仍有待商议,目前主张用于危险因素经积极干预后,缺血风险仍然增高(10 年预期风险 ≥10%)且出血风险不高,以及本人愿意长期预防性服用小剂量阿司匹林的 40~70 岁成人的一级预防。

4. 氯吡格雷与替格瑞洛有什么不同? 冠心病病友服用哪种更好?

氯吡格雷、替格瑞洛是同一类的抗血小板药物。氯吡格雷上市更早,使用时间更长,临床数据更多。氯吡格雷不可逆地抑制血小板聚集,是无活性前体药物,需经肝脏中的一种药物代谢酶,也就是细胞色素 P450 酶(尤其是 CYP2C19)代谢活化后才能发挥抑制血小板的作用。在中国人群中,携带 CYP2C19 功能缺失等位基因频率较高,大概有 38%,也就是说这些人缺少了能将氯吡格雷变成活性药物的酶,因此服用氯吡格雷后药物抑制血小板的作用可能大打折扣。这种基因多态性,会导致氯吡格雷在不同人中有不同的效果。但氯吡格雷半衰期相对较长,每天只需服用一次。替格瑞洛与氯吡格雷相比,其特点为起效快、抗血小板作用更强且可逆,不受 CYP2C19 基因的影响,停药后血小板功能恢复较快,药物相互作用较少,但其出血的风险更高,而且呼吸困难、心动过缓、痛风等不良反应也高于氯吡格雷,每天需服药两次。

因为氯吡格雷的出血风险较替格瑞洛低，而且氯吡格雷临床研究数据更充分，故对于稳定型心绞痛、冠心病一级预防等病友，如果存在阿司匹林禁忌证或不耐受，可以用氯吡格雷进行替代治疗，但目前暂不推荐替格瑞洛替代阿司匹林。

5. 抗血小板药物会导致消化道出血吗？

可能会。冠心病病友如果没有禁忌证，需要终身服用阿司匹林，尤其在冠脉支架植入的一年内往往会同时服用氯吡格雷或替格瑞洛。这些抗血小板药物都有导致消化道出血的风险。其中，阿司匹林可直接导致或加重消化道损伤，氯吡格雷虽然不会直接损伤消化道，但是其可延缓溃疡的愈合，而服用替格瑞洛的出血风险比服用氯吡格雷更高。如果两种抗血小板药物合用，那么引起消化道出血的风险也就大大增加。

6. 长期服用抗血小板药物，如何预防消化道出血？

（1）识别容易发生出血的高风险人群。年龄≥65岁，尤其是70岁以上的高龄病友，既往有消化道溃疡和（或）出血病史的病友；合用抗凝药物（如华法林、利伐沙班、达比加群酯等）的病友；合用非甾体抗炎药（如塞来昔布、吲哚美辛等）的病友；合用糖皮质激素（如地塞米松、甲泼尼龙等）的病友。

（2）对于上述高风险人群，可以选择同时服用抑酸药物，保护胃肠黏膜，降低消化道溃疡和（或）出血发生的风险。常用的抑酸药物有质子泵抑制药（如××拉唑）或 H_2 受体拮抗药（如××替丁）。值得注意的是，氯吡格雷进入体内在肝脏中经 CYP2C19 代谢后才能发挥抗血小板作用，质子泵抑制药（PPI）同样也经 CYP2C19 在肝内代谢，二者同时使用可能产生竞争性抢夺药物代谢酶，使病友缺血性中风和心肌梗死风险增加。故氯吡格雷与 PPI 联用时，应首选对肝酶 CYP2C19 抑制强度小的药物，如雷贝拉唑、泮托拉唑。

（3）根除幽门螺杆菌或治疗其他引起出血的原发病。幽门螺杆菌是消化道出血的独立危险因素，对于高风险人群，且需要长期服用抗血小板药物者，建议进行幽门螺杆菌检测，若为阳性，应在医生或药师指导下进行用药根除，以降低消化道出血风险。

（4）养成良好的饮食习惯。戒烟、限酒，每天规律进食，少食多餐，细嚼慢咽；饮食注意清淡，尽量避免食用高脂、高糖、高盐、油炸、腌熏、辛辣、生冷等对胃肠道刺激较大的食物；尽量少喝咖啡、浓茶、碳酸汽水等促进胃酸分泌的饮料。

(5)用药期间进行出血监测。用药过程中应注意观察自己是否有出血，如牙龈出血、鼻黏膜出血、皮肤出血点、瘀斑，有无呕血、柏油样黑便、血尿，如有严重出血情况，请立即就医。

7. 抗血小板药物要怎么服用，什么时候服用最好？

例如急性心肌梗死病友拟行支架植入术，抗血小板药物在术前需服用一个大的负荷剂量，通常要在医生的指导下用药，待病情稳定后服用常规剂量。

阿司匹林长期使用的最佳剂量范围是每天 75~150 mg（常用剂量为每次 100 mg，一天一次）；氯吡格雷常用剂量为每次 75 mg，每天一次；替格瑞洛常用剂量为每次 90 mg，每天两次。

阿司匹林抗血小板作用可以持续 7~10 天，所以只要每天在固定时间服药即可。氯吡格雷可以餐前服，也可餐后服，早晨或晚上服用均可，但不应随意更换服药时间。替格瑞洛可在饭前或饭后服用，漏服一剂时，不需要补服。应在预定的下次服药时间服用一片，不得擅自将服药剂量加倍。

8. 为什么阿司匹林肠溶片应该空腹服用？

阿司匹林对胃黏膜有刺激作用，对于普通片剂建议饭后服用，可以减少其对胃的刺激，但目前临床常用的是阿司匹林肠溶片，肠溶片主要在肠道碱性的环境才开始溶解。因此阿司匹林肠溶片最好空腹服用，以使药物迅速通过胃部，在小肠内分解，可以避免药物对胃黏膜的直接刺激。另外，阿司匹林肠溶片不可以掰开或咬碎服用，否则肠衣被破坏就达不到保护胃黏膜的效果了。

9. 冠心病病友服用抗血小板药需要多长时间？

如无禁忌证，所有冠心病的病友，都应长期服用阿司匹林。不能耐受阿司匹林的病友，氯吡格雷可作为替代治疗。

接受经皮冠脉介入术或冠脉搭桥手术治疗的病友，如无禁忌证，通常术后应接受阿司匹林联合一种 P2Y12 受体拮抗药（氯吡格雷或替格瑞洛）的双联抗血小板治疗（DAPT）一年，然后再终身服用阿司匹林。对于高出血风险者，双联抗血小板疗程可缩短。对于高缺血/栓塞风险的病友，如双联抗血小板耐受良好，也可考虑延长双联抗血小板方案。具体吃什么药以及吃多久，一定要按照专科医生的意见。

温馨提示

1. 冠心病病友面临着很高的心血管事件复发风险，血栓形成导致的缺血事件是死亡的主要原因。抗血小板药物从不同的环节干扰了血小板的活化或聚集，从而显著减少血栓事件的形成，是冠心病药物治疗的基石。
2. 冠心病病友需严格按照医嘱服用抗血小板药物，不要擅自停药。
3. 服用抗血小板药物过程中注意观察是否有出血倾向，如鼻出血、眼部出血、牙龈出血、皮下瘀斑，以及小便是否发红、大便是否发黑的情况。如有呕血、消化道大出血等，请及时就诊。

(四)调脂药物

自从有了前面的经验教训，确诊为冠心病的小王不仅严格按照医嘱服药，而且注意自己的饮食，适当增加了运动，体重减轻了不少，心绞痛也没有再发了。近日他又来医院复查，经检查发现，小王的血脂水平基本恢复到了化验单标注的正常范围内。

和很多冠心病的病友一样，小王也提出了他的疑问：他血脂基本正常了还要服用降脂药吗？如果还要服用，需要服用多久？服药期间还应注意些什么？接下来我们将为大家介绍冠心病病友的血脂管理问题。

1. 血脂高就是甘油三酯高吗？

这种说法不准确，血脂是血液中脂肪类物质的统称，其主要由总胆固醇(TC)、甘油三酯(TG)组成。其中，总胆固醇又包括低密度脂蛋白胆固醇(LDL-C)、高密度脂蛋白胆固醇(HDL-C)、极低密度脂蛋白胆固醇(VLDL-C)等。

胆固醇有"好""坏"之分。低密度脂蛋白胆固醇(LDL-C)是一种"坏胆固醇"，它可以把血液中的胆固醇搬运至血管内壁，堆积形成"动脉粥样硬化"。大量研究也证实 LDL-C 是影响心脑血管疾病最主要危险的因素，所以目前各大指南及临床工作中，都把 LDL-C 作为血脂治疗的首要干预靶点及主要评估指标。高密度脂蛋白胆固醇(HDL-C)，就是我们所说的"好胆固醇"，它可以把血管壁上沉积下来的胆固醇清除后运送走,帮助血管恢复弹性。

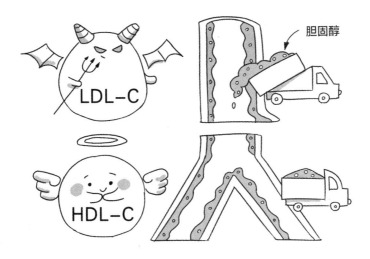

胆固醇

血脂异常是指血浆中脂质的异常,通常是指血浆中总胆固醇(TC)和(或)甘油三酯(TG)升高,也包括高密度脂蛋白胆固醇(HDL-C)降低。甘油三酯高只是高血脂的一种类型,高胆固醇血症是高血脂的另一种类型。由于胆固醇是形成动脉粥样斑块的主要原料,与心肌梗死和脑梗死的关系更为密切,因此胆固醇增高比甘油三酯增高的危害更大,尤其是 LDL-C 增高。

2.冠心病病友为什么需要调脂治疗?

冠心病是因为给心脏供血的冠状动脉内壁长出了"斑块",从而引起管腔狭窄或堵塞,进而导致心肌缺血、缺氧或坏死。这些斑块的生成和长大都和血液中的脂肪(即血脂)密切相关,可以说血液中的脂肪就是建造粥样斑块的原材料,因此调脂治疗可以抑制斑块的生长。

事实上,绝大多数心肌梗死是因为斑块破裂,诱发急性血栓形成,堵塞了冠脉,而并非斑块慢慢长大堵住血管造成的。那斑块为什么会破裂?这里面的原因多种多样,但其中有两点很重要:第一,粥样斑块中脂肪太多,斑块仿佛变成了"馅大皮薄的饺子",就很容易破裂;第二,粥样斑块有炎症反应,包裹斑块的血管内层变得不稳定。

而他汀类调脂药物就是稳定斑块、防止斑块破裂,甚至可以逆转斑块、抗炎的药物,所以只要是冠心病,不管血脂高不高,如无特殊情况,都需要长期服用他汀类调脂药物。

3. 常用的调脂药物有哪些？应该怎么用？

首先无论是哪种类型的高血脂，都要在改善生活方式的基础上进行药物治疗。如果上述都做到了，则需要明确血脂检查的具体为哪几项指标高，有针对性地进行治疗。

如果胆固醇指标达标，但甘油三酯比较高($\geqslant 5.7$ mmol/L)，可立即启动主要降甘油三酯的药物治疗，如贝特类药物。贝特类如果与他汀合用，不良反应风险会增加，建议首选非诺贝特。为避免两种药物的血药浓度高峰重叠，需错开服药，一般我们的建议是"晨服贝特、晚服他汀"。

如果胆固醇指标不达标，尤其低密度脂蛋白胆固醇(LDL-C)增高，则不应该一味地增加他汀类药物的剂量，因为他汀类药物有"6%效应"，即他汀类药物剂量增加1倍，LDL-C降幅仅增加6%，增加剂量作用有限，但不良反应风险大大升高。此时可考虑联用其他降胆固醇药物，如依折麦布或依洛尤单抗。

依折麦布为新一代的选择性胆固醇吸收抑制药，能有效抑制肠道内胆固醇的吸收。依折麦布的推荐剂量为10 mg，可降低LDL-C水平15%~22%。他汀类药物与依折麦布联合使用可产生良好协同作用，联合治疗可使血清LDL-C在他汀类药物治疗的基础上再下降18%左右，且不增加他汀类药物的不良反应。

新研发的PCSK9抑制药依洛尤单抗可明显降低LDL-C水平(40%~70%)，从而降低心肌梗死和脑卒中风险。PCSK9抑制药无论是单独使用还是与他汀类药物联合使用均可明显降低血清LDL-C水平，同时可改善其他血脂指标，包括HDL-C等。依洛尤单抗推荐剂量为420 mg，每月1次，或者140 mg，每两周1次，皮下注射。

5. 为什么说他汀类药物是最重要的降胆固醇药物？

目前调脂药物按其作用特点，可分为主要降低胆固醇的药物和主要降低甘油三酯的药物。降胆固醇的药物包括他汀类药物、依折麦布、PCSK9抑制药、胆酸螯合剂、普罗布考等。降甘油三酯的药物包括贝特类药物、烟酸类药物、高纯度鱼油制剂等。目前临床用得最多的调脂药物包括他汀类药物、依折麦布、贝特类等。其中他汀类药物研究数据最充分，可以显著改善病友预后，所以说他汀类药物是最重要的降胆固醇药物。

6. 他汀类药物那么多，要怎么选？

不同他汀类药物对 LDL-C 降低的程度不同，能使 LDL-C 水平下降超过 50% 的有阿托伐他汀与瑞舒伐他汀，它们被称为"强效他汀"。但并不是高强度的他汀类药物就比中等强度的好，强度高发生不良反应的风险也高。

医生要根据病友低密度脂蛋白胆固醇水平、年龄、合并疾病、肝肾功能、对他汀类药物治疗的反应等来综合选择最合适的他汀类药物及其剂量。例如，阿托伐他汀可通过促进肾脏尿酸排泄而降低血尿酸水平，合并高尿酸血症的冠心病二级预防可优先使用；普伐他汀和瑞舒伐他汀因具有水溶性，可通过肾脏排泄，肝功能不全者可以优先选用；肾功能不全者，通常建议选择阿托伐他汀。

7. 化验单上的血脂指标正常，还要服用他汀类药物吗？

服用他汀类药物几周后即可达到降胆固醇的效果，但稳定斑块、延缓斑块进展则需长期服药，否则会明显增加发生心肌梗死或脑卒中的风险。冠心病病友无论血脂水平如何，均应服用他汀类药物，并将 LDL-C 降至 1.4 mmol/L 以下，这要远远低于化验单上 LDL-C 正常的参考范围。

8. 他汀类药物何时服用最好？漏服药物怎么办？

大部分他汀类药物宜在晚上临睡前服用，因为胆固醇合成的酶在午夜活性最强，睡前用药能让药物作用在夜间达到峰值，从而达到更好地降胆固醇效果。阿托伐他汀、瑞舒伐他汀和匹伐他汀因为半衰期较长，可以在一天的任何时间服用，但要固定在一个时段服用。

如果错过了服药时间，应在记起时立即补用；若已接近下一次用药时间，则无须补用，切勿一次服用双倍剂量。

9. 听说他汀类药物不良反应大，能放心服用吗？

他汀类药物常见不良反应主要包括以下几个方面：

(1) 肝功能异常：主要表现为肝酶升高，呈剂量依赖性。

(2) 肌肉损害：包括肌痛、肌炎和横纹肌溶解。病友有肌肉不适和(或)无力，伴有或不伴有肌酸激酶升高。

(3) 新发糖尿病：长期服用他汀类药物有增加新发糖尿病的危险，发生率为 9%~12%。

(4) 其他：还可引起认知功能异常、头痛、失眠、抑郁，以及消化不良、腹泻、腹痛、恶心等消化道症状。

虽然他汀类药物不良反应比较多，但总体来说，长期服用他汀类药物进行治疗非常安全，临床上相关不良反应的发生风险很低。对于冠心病病友来说，其心血管获益远远大于不良反应的发生风险，因此如无禁忌证或者能耐受，建议长期使用他汀类药物。

10. 服用调脂药物要注意些什么?

（1）服药期间注意生活方式，应适当运动、控制体重。

（2）长期服用他汀类药物可能会导致肝功能异常、肌痛、肌炎、横纹肌溶解等，建议接受他汀类药物治疗的病友应在开始治疗前检测转氨酶、血脂和肌酸激酶水平，并在服药6周内复查。如血脂未达标且无药物不良反应者，每3个月监测1次。

（3）大量饮酒与饮用大量西柚汁可能增加他汀类药物不良反应的发生风险，需尽量避免。

（4）对他汀类药物过敏者、活动性肝脏疾病患者禁用。

（5）妊娠、哺乳期女性禁用。

 温馨提示

1. 他汀类药物不仅可以抗炎、稳定斑块、防止斑块破裂，甚至可以逆转斑块。所有无禁忌证的冠心病病友，无论基线血脂水平如何，入院后应尽早开始他汀类药物治疗。如无禁忌证，均推荐长期使用他汀类药物。
2. 服用他汀类药物需要定期监测血脂和肝功能，还要自我观察有没有肌肉疼痛等表现。

（五）ACEI/ARB 类药物

确诊冠心病的小王在服药期间曾出现了干咳，且夜间会加重，常常影响睡眠。到医院看病后，医生考虑咳嗽可能与他正在吃的普利类药物的不良反应相关，于是就将"××普利"换成了"××沙坦"，从此小王的咳嗽就慢慢好了。

小王听说这两种药物都是降压药，他的血压又不高，也需要长期服用这些药吗？服用这些药还会有其他不良反应吗？服药期间要注意些什么？接下来我们将为大家介绍冠心病病友必备良药之血管紧张素转换酶抑制药（ACEI）和血管紧张素受体拮抗药（ARB）。

1.冠心病病友为什么需要服用 ACEI/ARB 类药物？

研究表明，ACEI/ARB 类药物不仅可以降压，还可以改善冠心病病友的预后。而且，无论是冠心病、糖尿病，还是肾功能不全的病友，ACEI 降低全因死亡率和心肌梗死的风险均较 ARB 有优势，因此，冠心病，尤其是急性心肌梗死（ACS）病友首选 ACEI 长期治疗，如果病友不能耐受 ACEI，可考虑换用 ARB。

2.冠心病病友血压正常后可以停用 ACEI/ARB 类药物吗？

不能停药。冠心病病友血压有个体差异，使用 ACEI/ARB 类药物治疗不仅是为了控制血压，主要是为了预防或治疗心肌重构。若无禁忌证，所有冠心病病友均应使用 ACEI/ARB 类药物，尤其是冠心病合并心力衰竭、高血压、糖尿病、慢性肾病者，更应长期使用 ACEI/ARB 类药物以保护靶器官，改善冠心病预后。用药过程中要注意防止血压偏低；高血钾、肾衰竭、双侧肾动脉狭窄、妊娠哺乳期女性禁用。

 温馨提示

1. ACEI/ARB 类药物不仅可以降压，还可以抑制心肌重构，延长冠心病病友生命。
2. 很多冠心病病友均应长期使用 ACEI，如果不能耐受，可改用 ARB。
3. 用药期间注意监测血压和血电解质。

第三节 时间就是脑细胞的生命——脑梗死

一、带您解密脑梗死

> 李大伯今年65岁，是个"老烟民"，吸烟40多年，每天1包，5年前儿子带他去县医院体检发现有高血压、冠心病，3年前又发现得了糖尿病。但他平时在家种田，没有任何不适，对自己的病一点都不在意，也没有用药治疗，血压、血糖也未测定过。去年二月份的一天上午7点，李大伯起床时突发左侧肢体麻木、无力，伴恶心呕吐、言语不清，当天上午9点，他被家人送到医院急诊科，经检查后被确诊脑梗死。
>
> 对此李大伯的家人有很多困惑：什么是脑梗死？李大伯为什么会突然得脑梗死？得了脑梗死有什么危害？怎样知道自己得了脑梗死？得了脑梗死，应该怎么治疗？让我们一起来了解脑梗死。

1. 什么是脑梗死？

脑梗死(西医称为缺血性脑卒中，中医称为缺血性中风)包括脑血栓形成、腔隙性脑梗死和脑栓塞等，约占全部脑卒中的70%。脑梗死是指供养脑组织的血管堵塞，脑供血出现了问题。堵塞的方式有很多种，好比自来水管，水管使用多年后，可能因水不干净而被水里的泥沙堵塞了，也可能因水管老化生锈物质堆积堵塞，也可能因水压低、水不够而堵塞。同样血管也是如此，血栓如同水管里的泥沙，动脉壁硬化和炎症如同水管老化生锈，血液流变学改变、血压低就如同水压太低，当然还有其他很多种原因。

2. 是不是很多人都有脑梗死？

据调查，我国现有脑梗死病友1100多万人，每年新发病友240万人，每年死于脑梗死的人数为150万。脑梗死病友年龄多在40岁以上，男性较女性多，严重者可引起死亡。

3. 哪些人更容易得脑梗死？

脑梗死常见的危险因素分为可干预和不可干预两种。不可干预危险因素包括年龄、性别、种族、家族遗传等。可干预危险因素包括高血压、糖尿病、高血脂、心房颤动、无症状颅内外动脉狭窄、吸烟、饮酒、超重与肥胖、缺乏身体活动、饮食营养不合理等。有以上危险因素的人群要提防脑梗死的发生。

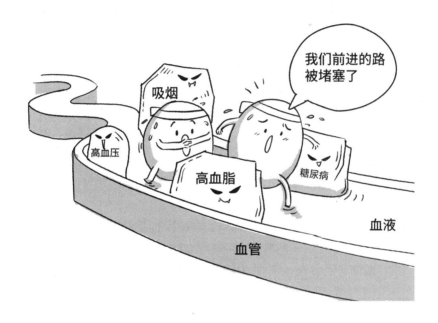

4. 得了脑梗死有什么危害？

（1）复发率高：第一次脑梗死发生后，得第二次脑梗死的概率比其他疾病的复发率更高。

（2）致残率高：发生脑梗死后的病友，大多会有偏瘫、失语、情绪难控、记忆力下降等问题。

（3）花费高：治疗脑梗死的费用会给普通家庭带来很大的压力。

5. 怎样知道自己得了脑梗死？

脑梗死最常见的症状为一侧脸部、手臂或腿部突然感到无力、猝然昏扑、不省人事。其他症状包括：突然出现一侧脸部、手臂或腿麻木或突然发生口眼歪斜、半身不遂；神志迷茫、说话或理解困难；单眼或双眼视物困难；行路困难、眩晕、失去平衡或协调能力；无原因的严重头痛；昏厥等。

"FAST"法则可以帮助大家快速识别脑梗死的发生。

F(face)：是否能够微笑？是否感觉一侧面部无力、歪斜或者麻木？

A(arm)：是否能顺利举起双手？是否突然感觉一侧肢体没有力气？

S(speech)：是否能流利对答？是否说话困难或言语含糊不清？

T(time)：如果上述三项有一项存在，请您立即拨打急救电话120。"时间就是大脑"，少一分延误，多一分康复。

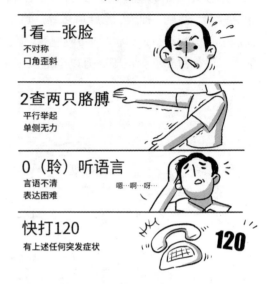

迅速识别脑梗死(六大表现，FAST)，立即拨打急救电话(120)，第一时间送病人到有治疗脑梗死资质的医院(能进行 CT 检查，有专业的医生)，迅速而正确地诊断(时间＝生命)，在医院内接受规范的治疗。

6. 得了脑梗死，应该怎么治疗？

"时间就是生命"，一旦怀疑病友发生脑梗死，应立即送入医院卒中单元诊治。根据不同的病因、临床类型、发病时间、并发症、危险因素等，脑梗死的治疗有所不同。主要包括以下几个方面：

(1)一般处理：呼吸与吸氧，营养支持，体温、血压、血糖控制等。

(2)药物治疗：包括改善脑血液循环、他汀类药物治疗和神经保护，符合溶栓条件者予溶栓治疗，不符合者予抗栓(抗血小板药物、抗凝药物)治疗。

(3)并发症及其他情况的预防与处理：如脑水肿、感染、消化道出血、压力性损伤、深静脉血栓形成等。

(4)二级预防：控制危险因素，包括抗栓治疗、他汀类药物治疗。

(5)康复治疗。

7. 应该把血压控制到多少才达标?

(1)对于住院病友:脑梗死后合并有高血压的患者应严格监测血压并适度缓慢降压,24~48 小时内将血压控制于 140~160 mmHg/80~99 mmHg 是合理的。

(2)对于居家病友:推荐血压<140/90 mmHg 作为标准降压目标,在可耐受的前提下,可进一步降至 130/80 mmHg 的理想血压水平。

8. 应该把血糖控制到多少才达标?

(1)对于住院病友:空腹血糖值可控制在 7.8~10.0 mmol/L。

(2)对于居家病友:一般建议将糖化血红蛋白控制在小于 7.0%。在保证不发生低血糖或其他严重不良反应的情况下,一些病友可选择更加严格的目标糖化血红蛋白水平(小于 6.5%),这些病友可能包括糖尿病病史短、预期寿命长及无严重心血管疾病的病友。对于有严重低血糖事件发生史、预期寿命短、存在严重的微血管或大血管并发症及其他严重并发症,以及糖尿病病史长且使用包括胰岛素在内的多种药物都难以控制血糖的病友,可考虑将目标糖化血红蛋白水平提高到 8.0% 以下。

9. 应该把血脂控制到多少才达标?

不管是住院病友还是居家病友,对有动脉粥样硬化证据的脑梗死病友,低密度脂蛋白胆固醇(LDL-C)应当降到 100 mg/dL(2.6 mmol/L)以下;而伴有多种危险因素的极高危病友,目标值 LDL-C 应降到 70 mg/dL(1.8 mmol/L)以下或基础值下降≥50%。

10. 得了脑梗死,生活上需要注意些什么?

(1)规律运动:超过三分之二的脑梗死发生在缺乏运动的人身上。每周 5 天、每天 30 分钟的中等强度运动能降低脑梗死的风险。中老年人和基础疾病病友应选择适合自己的运动种类。

(2)合理膳食:几乎四分之一的脑梗死病友饮食习惯不佳。每日饮食应多样化,保证新鲜蔬菜和水果的摄入量。

(3)保持健康的体重:肥胖和超重者应通过健康的生活方式、良好的饮食习惯和增加身体活动等措施来减轻体重。

(4)戒烟:吸烟者应戒烟,不吸烟者应避免接触二手烟。

(5)限制饮酒:饮酒应适量,不要酗酒。不饮酒者不提倡以少量饮酒的方式预防心脑血管疾病。

 温馨提示

1. 脑梗死发病率高、死亡率高、复发率高、致残率高、花费高。
2. 脑梗死来临，及时识别至关重要，简单概括起来就是"1看、2查、0（聆）听"。
3. 脑梗死病友要注意把自己的血压、血糖和血脂管理好，也要注意保持良好的生活方式。

 二、脑梗死药物治疗锦囊

入院当天，李大伯的家人将其发病时间以及发病中出现的临床症状如实地告诉了医生。医生立即安排李大伯做了脑部 CT 检查。检查结果出来后，医生告诉李大伯的家人，李大伯脑梗死发病在 3 个小时内，建议尽快给予阿替普酶进行静脉溶栓治疗。

李大伯的家人疑惑不解，什么是静脉溶栓治疗？是不是所有脑梗死的病友都要使用静脉溶栓治疗？使用溶栓治疗会有什么不良反应？接下来我们将为您一一解答。

1. 得了脑梗死需要使用哪些药物治疗？

（1）静脉溶栓药物：阿替普酶、尿激酶等。

（2）抗血小板药物：阿司匹林、氯吡格雷等（具体参见本章第二节冠心病相关内容）。

（3）调脂药物：主要适用于动脉粥样硬化引起的脑梗死，需要用他汀类药物，包括辛伐他汀、阿托伐他汀、瑞舒伐他汀等（具体参见本章第二节冠心病相关内容）。

（4）抗凝药物：主要适用于心房颤动（房颤）引起的脑梗死，需要用抗凝药物，包括华法林、新型口服抗凝药等（具体参见本章第五节房颤相关内容）。

（5）降压药物：主要适用于高血压引起的脑梗死，需要用降压药物，包括 ACEI/ARB 类药物等。（具体参见本章第一节高血压相关内容）。

2. 什么是静脉溶栓治疗？使用这类药有什么作用？

静脉溶栓治疗是脑梗死目前最有效的治疗方法之一。通过静脉输入溶栓药物，可以使血栓中的纤维蛋白溶解，从而使被堵塞的血管再通，这种治疗方法称为静脉溶栓治疗。

牢记把握静脉溶栓治疗时间窗（指从发病到静脉溶栓治疗的时间）！脑梗死发生后，在4.5小时内对病友进行静脉溶栓治疗，能够挽救部分尚未坏死的脑组织，静脉溶栓治疗每延迟一分钟，就会有190万个脑细胞死亡。"时间就是生命"，一旦延误超过了治疗最佳"时间窗"，即使接受专业治疗，效果也会大打折扣。所以一定要将患者快速转运到有卒中救治能力的医院，接受规范化、全流程的治疗。

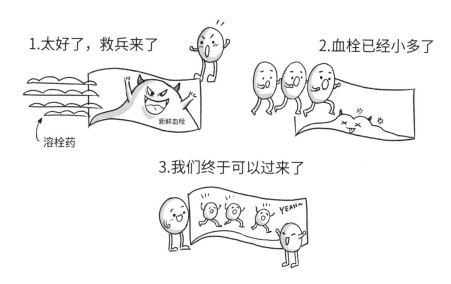

1. 太好了，救兵来了
溶栓药
新鲜血栓

2. 血栓已经小多了

3. 我们终于可以过来了
YEAH~

3. 是不是所有脑梗死的病友都要进行静脉溶栓治疗？

不是所有脑梗死的病友都要进行静脉溶栓治疗。在发病6小时内的病友可以进行静脉溶栓治疗；超过6小时的病友就不能再进行溶栓治疗了，不仅溶血栓效果不好，还容易引起出血。

4. 常见的静脉溶栓药物有哪几种，应该选哪种比较好？

常见的静脉溶栓药物有阿替普酶和尿激酶。在发病后4.5小时内优先选用阿替普酶，在发病后4.5~6小时内选用尿激酶。

5. 脑梗死药物治疗有什么基本原则?

动脉粥样硬化引起的脑梗死药物治疗原则,包括以下几类药物使用的注意要点。

(1)降压药物治疗:①脑梗死后24小时内血压升高的病友应谨慎处理。应先处理紧张、焦虑、疼痛、恶心、呕吐及颅内压增高等情况。②血压持续升高至收缩压≥200 mmHg或舒张压≥110 mmHg,或伴有严重心功能不全、主动脉夹层、高血压脑病的病友,可予降压治疗,并严密观察血压变化。可选用拉贝洛尔、尼卡地平等静脉药物,建议使用微量输液泵给予降血压药,避免使用引起血压急剧下降的药物。③卒中后病情稳定,若血压持续≥140/90 mmHg,无禁忌证,可于起病数天后恢复使用发病前服用的降压药物或开始降压治疗。

(2)抗血小板药物治疗:①静脉溶栓24小时后再使用抗血小板药物。②对于不符合静脉溶栓脑梗死病友,应在发病后尽早给予口服阿司匹林治疗。③对不能耐受阿司匹林者(如出现胃肠道出血),可考虑选用氯吡格雷抗血小板治疗。

(3)调脂药物治疗:脑梗死发病前服用他汀类药物的病友,可继续使用他汀类药物治疗。

6. 为什么都是脑梗死病友,大家用的药却不一样呢?

前面提到,脑梗死的发病原因有很多种,所以脑梗死治疗应该量体裁衣,个体化。医生会根据病友发病的病因、临床类型、发病时间、并发症、危险因素等给予不同的治疗方案,请一定要遵医嘱接受相关治疗。

 温馨提示

1. 常见的脑梗死治疗药物包括阿替普酶、尿激酶、阿司匹林、氯吡格雷、调脂药物、降压药物等。
2. 对发病在4.5小时内的脑梗死病友,推荐使用阿替普酶静脉溶栓治疗;发病后4.5~6小时内,给予尿激酶静脉溶栓治疗。
3. 对发生脑梗死的病友,治疗方案要个体化。

三、脑梗死治疗药物面面观

(一) 阿替普酶

> 李大伯的家属听完医生的分析后，同意给予阿替普酶进行静脉溶栓。半个小时后，李大伯说话清楚流利了，左侧肢体也可以开始活动了。李大伯的病情似乎瞬间好转，家属非常感激医生。
>
> 那么阿替普酶是什么"神药"？通常什么人适合用阿替普酶？使用过程中需要注意哪些问题？接下来我们将为您一一道来。

1. 阿替普酶是什么药？

阿替普酶作为目前常用的脑梗死治疗药物，能够有效地溶解血栓，从而恢复梗死部位脑组织的供血，改善脑组织代谢，抢救梗死周围仅有功能改变而无实质损伤的半暗带脑组织，避免形成坏死，可以最大限度改善神经功能缺损的症状和体征，防止出现并发症、后遗症，降低死亡率。

2. 通常什么人适合用阿替普酶进行治疗？

以下三种情形推荐使用阿替普酶进行治疗：
(1) 发病 4.5 小时内的脑梗死病友。
(2) 急性心肌梗死病友。
(3) 血流不稳定的急性大面积肺栓塞病友。

3. 为什么有的人用阿替普酶静脉溶栓后发生脑出血？

一方面缺血早期血管已受损，恢复血供后由于血管通透性增高而使血液渗出；另一方面梗死后期血脑屏障通透性增高，再灌注时出血风险增加。另外，溶栓后继发性纤溶亢进和凝血障碍也可能造成再通后出血。

4. 阿替普酶静脉溶栓再通率是多少？

阿替普酶静脉溶栓再通率为 30%~40%，症状可改善，大血管闭塞再通率要略低。

5. 使用阿替普酶, 还有其他什么注意事项?

(1)要注意可能会引起出血, 因此家属应密切观察。

(2)有出血性脑卒中史、短暂性脑缺血发作、近期内脏出血、颅内肿瘤、严重高血压、患出血性疾病、近期有手术或外伤史、孕妇、严重肝功能不全者等禁用或慎用阿替普酶, 因此, 家属应主动向医生汇报脑梗死病友的健康情况。

 温 馨 提 示

1.脑梗死病友发病4.5小时内可以使用阿替普酶静脉溶栓。

2.要注意阿替普酶可能引起脑出血。

(二) 阿司匹林

李大伯患有高血压、冠心病5年, 曾有长达40多年的吸烟史, 平时也未规律服用药物控制血压, 这次发病后予以阿替普酶进行了静脉溶栓治疗后, 病情逐渐好转, 他家里人询问医生, 还需要其他药物进行治疗吗? 医生说只要没有出现严重的不良反应, 李大伯要终身服用阿司匹林。大约14天后, 李大伯病情明显好转, 在家属陪同下出院。

那么阿司匹林到底是什么药? 为什么李大伯需要终身服用? 用药过程中需要注意哪些问题? 接下来我们将为您进行细致的讲解。

1. 阿司匹林是什么药?

阿司匹林可以作用于血小板, 阻断血小板激活, 从而防止血栓的形成, 并能保护血管内皮, 起到有效预防心血管并发症的功效。正是由于阿司匹林良好的预防血栓效果, 医学上常将其作为治疗脑梗死的基础药物。

2. 通常什么人适合用阿司匹林?

阿司匹林除了用于治疗冠心病、脑梗死外, 还可以用作心脑血管病一级预防(未发病的进行预防)。

(1)心血管病一级预防: 对于40~70岁的成人, 医生会根据其是否有高血压、糖尿病、血脂异常、吸烟、早发心血管病家族史(一级亲属发病年龄<50岁)、肥胖、冠状动脉钙化或狭窄等情况进行综合评估,如果评估后是高风险人群,会建议小剂量服用阿司匹林(每天75~100 mg)进行心肌梗死等血栓疾病的预防。

(2)脑血管病一级预防:脑卒中高风险(10年心脑血管事件风险为6%~10%)的个体,可以使用阿司匹林进行脑血管病预防。对更高风险的患者(10年心脑血管事件风险>10%),使用阿司匹林预防脑血管疾病是合理的,其获益远超过风险。

3. 使用阿司匹林,还有什么其他注意事项?

(1)要注意阿司匹林与抗凝药、溶栓药合用,会增加出血的风险。

(2)小剂量阿司匹林影响尿酸的排泄,导致尿酸升高,因此痛风的病友使用需慎重。

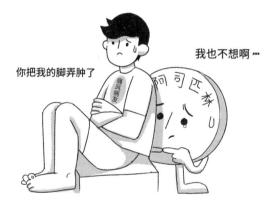

(3)需要注意监测和观察消化道不适和消化道出血等不良反应。尤其在用药最初12个月内,需要注意观察有无黑便或不明原因的贫血,以便在早期发现不良反应。建议长期使用阿司匹林治疗的病友定期到医院检查大便潜血。

(4)乙醇可加剧阿司匹林对胃黏膜的损伤,服药期间应避免饮酒。

 温馨提示

1. 阿司匹林除了用于治疗冠心病、脑梗死外,还可以用作心脑血管病一级预防。
2. 服用阿司匹林期间需要注意监测和观察是否有消化道不适和消化道出血等不良反应。

(三)丁苯酞

李大伯经过静脉溶栓等治疗后，恢复得挺好，但是左侧肢体活动能力还是不如发病前。出院时医生给他开了一种叫丁苯酞软胶囊的药，说是可以帮助他的神经恢复，而且提醒他要空腹服用。

那么丁苯酞到底是种什么药？什么样的人需要用丁苯酞？用药过程中还需要注意哪些问题？接下来我们将为大家一一解答。

1. 丁苯酞是种什么药？

丁苯酞为抗脑缺血药，能改善脑梗死后脑缺血区的微循环和血流量；改善脑能量代谢，减少神经细胞死亡；抑制脑血栓形成。因此，对于轻中度急性缺血性脑卒中病友，丁苯酞能帮助他们受损的神经恢复功能。

2. 通常什么人适合用丁苯酞？

(1)轻中度急性缺血性脑卒中病友可以使用丁苯酞改善脑血循环，促进受损的神经功能恢复，但具体哪些急性缺血性脑卒中适合使用，还需要专科医生根据病友的具体病情决定。

(2)有研究发现丁苯酞还能治疗非痴呆型血管性认知障碍，但是目前证据不多，仍需进一步临床试验证实。

3. 使用丁苯酞，还有什么其他注意事项？

(1)餐后服用影响药物吸收，故应餐前服用。
(2)肝肾功能受损者慎用。
(3)用药过程中需注意转氨酶的变化。
(4)有精神症状者慎用。

 温馨提示

1. 临床医生可以依据患者的具体病情再结合循证医学研究结果，个体化应用丁苯酞改善急性缺血性脑卒中患者的神经功能缺损。
2. 丁苯酞可以治疗非痴呆型血管性认知障碍，但仍需进一步临床试验证实。
3. 丁苯酞应餐前服用，服用丁苯酞期间需要注意监测和观察是否有恶心、腹部不适及精神症状等不良反应。

第四节 高血压"变形记"——脑出血

一、带您解密脑出血

年过七旬的孙大爷平时烟酒不沾，最近体检查出高血压，偶尔头晕，但他自己觉得能吃饭、能睡觉，问题不大，只当是上年纪了的小毛病，没跟家人说，也没吃药。后来孙大爷头晕加重，陆续出现剧烈头痛、恶心呕吐、口齿不清、反应迟钝等症状，家人意识到情况严重赶紧送他到医院就诊，最后确诊为脑出血，孙大爷后悔莫及。接下来我们将为大家解密脑出血。

1. 什么是脑出血？

脑出血是一种常见的中老年心脑血管疾病，是指头部没有受到外伤而出现的脑内部血管破裂引起的出血，病因有血管结构性损伤、药物导致、系统性疾病、高血压和未知原因，最常见的病因是高血压。随着我国人口老龄化进程的不断加快，其发病率逐年上升。

我们这里主要谈谈高血压引起的脑出血，它是由于脑部血管压力过大导致血管破裂，使大脑发生了出血状况。

2. 是不是很多人都可能会得脑出血？

脑出血的发病率为(12~15)/10万人。在西方国家中，脑出血病友约占所有脑卒中病友的15%，占所有住院卒中病友的10%~30%；在我国，脑出血病友的比例更高，占脑卒中病友的18.8%~47.6%。

3. 哪些人更容易得脑出血？

(1)高血压病友：人体长期在高血压状态时，可能导致脑动脉的血管壁发生病变，诱发微小动脉瘤，当这些微小动脉瘤由于阻力或者其他因素发生破裂的时候，就会诱发脑出血。

(2)中老年人：随着年龄的增长，血管出现了老化，血管壁的弹性也开始减弱。因此老年人患有高血压脑出血的概率远远高于中青年。

（3）情绪容易激动的人：当情绪激动时，人体的血压会持续升高，最后导致人体脑部血管承受不住压力发生破裂，导致脑出血。

（4）过度运动的人：活动强度过大时，体内血液循环加快，血管负荷较重，当超出人体脑部血管承压极限，就会发生脑出血。

4. 得了脑出血有什么危害?

脑出血具有发病急、病情变化快、致死率和致残率高等特点。发病 30 天的病死率高达 35%～52%，仅有约 20% 的病友在 6 个月后能够恢复生活自理能力，给社会和家庭都带来了沉重的负担。

5. 怎样知道自己得了脑出血?

一旦发生脑出血，可能会出现的临床症状有剧烈头痛、恶心呕吐、嗜睡昏迷、四肢偏瘫、失语等。临床上面对高血压脑出血疾病时，大多通过脑部 MRI、脑部 CT 等方式进行诊断检查，所以当中老年高血压病友突然发病的时候，临床上还需要进行脑部 MRI、脑部 CT 检查来进一步确定是否出现高血压脑出血，以免延误最佳治疗时期。

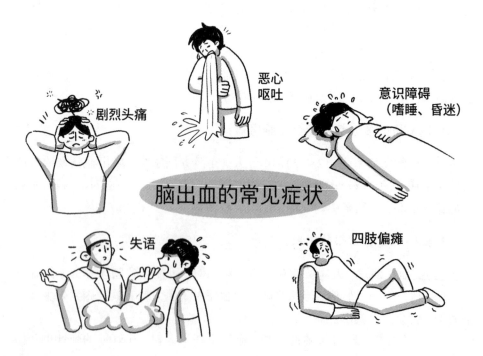

恶心呕吐

意识障碍（嗜睡、昏迷）

剧烈头痛

失语

四肢偏瘫

脑出血的常见症状

6. 得了脑出血，应该怎么治疗?

（1）一般治疗：如吸氧、心电监测、体温管理、血压及血糖的管理。

（2）内科治疗：当出血量较少时以保守治疗为主，一般给予药物治疗。

（3）外科治疗：如果病情危重或发现有继发原因，且有手术适应证者，则应该进行外科治疗。外科手术以其快速清除血肿、缓解颅高压、解除机械压迫的优势成为高血压脑出血治疗的重要方法，包括开颅血肿清除术、微创手术、去骨瓣减压术等。

（4）康复治疗：脑出血病友可能会遗留有肢体运动障碍、吞咽障碍、言语障碍、认知功能障碍等后遗症状。一般来说，病友生命体征平稳后即可开始康复治疗，发病后 3 个月内是"黄金"康复期，4~6 个月是"有效"康复期。

7. 脑出血病友应该把血压控制到多少才达标?

对于住院病友，应综合管理血压，分析血压升高的原因，再根据血压情况决定是否进行降压治疗。对于收缩压为 150~220 mmHg 的住院病友，在没有禁忌证的情况下，数小时内收缩压降压至 130~140 mmHg 是安全的；对于收缩压>220 mmHg 的脑出血病友，在密切监测血压的情况下，持续静脉输注药物控制血压可能是合理的，收缩压目标值为 160 mmHg。

对于居家病友，长期血压控制目标值为收缩压/舒张压<130/80 mmHg。

8. 得了脑出血，生活上需要注意些什么?

（1）控制好血压。患有高血压的病友平时要监测血压，尽可能将血压控制在稳定合适的范围内，不能忽高忽低，血压忽高忽低会增加脑出血的风险。

（2）调整好情绪。情绪激动容易诱发高血压脑出血的发生，尤其是老年人以及高血压病友。因此，调整好情绪，避免过度激动，有利于降低脑出血风险。

（3）养成良好的生活习惯。快节奏冲击着人们的生活和工作，生活方式和饮食方式越来越混乱，睡眠质量无法得到保障，越来越多的人缺乏锻炼，从而造成了疾病的突发。因此，养成良好的生活习惯，有利于降低脑出血的发生率。

（4）科学运动。运动不仅可以提高我们的身体素质，增强机体抵抗力，还可以让我们的身体变得健康灵活。无论是老年人还是年轻人，都要进行适当的锻炼，科学运动，避免运动量过大加重人体血液循环负担，并合理控制时间，当感到疲惫时应该及时休息。

(5)保持良好的排便习惯。老年人长时间大便干结，在排便的时候使劲用力，血压就会突然升高而诱发脑出血。因此平时要养成多喝水、多吃水果、定时排便的习惯。

 温馨提示

1. 脑出血具有发病急、病情变化快、致死率和致残率高等特点。
2. 脑出血的治疗有一般治疗、内科治疗、外科治疗、康复治疗。
3. 脑出血病友要注意养成良好的生活习惯、保持好心态、科学运动、保持大便通畅。

二、脑出血药物治疗锦囊

入院当天，医生查房时告诉孙大爷的家人，因为他的凝血功能有问题，需要就止血药的使用做一下选择。孙大爷的家人没有任何医学背景，对药物一点都不懂，于是向医生咨询了很多关于止血药的信息，最终结合家庭经济情况选择了氨甲环酸。

经过两天的治疗后，孙大爷病情未见好转，孙大爷的家人很疑惑，使用了止血药为什么疗效还是不明显？还可以加些什么药？带着这些疑问，接下来我们将为您一一解答。

1. 得了脑出血需要使用哪些药物治疗呢？

(1)控制血压、血糖：常用控制血压、血糖的药物请见高血压以及糖尿病章节。

(2)一般止血治疗：常用药物为氨基己酸、氨甲环酸等。

(3)脱水降颅压：常用药物有甘露醇、甘油果糖、七叶皂苷等。

2. 控制血压有什么作用？

常年高血压，如果不加以控制，就会使血管持续处于扩张状态而变硬、变脆、失去弹性(就好比一个气球被吹胀多日后，即使放掉气体也不能恢复原样)。

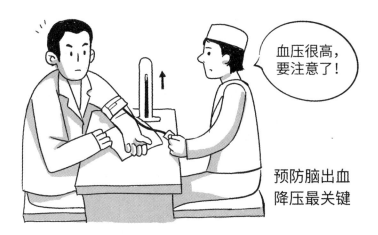

血压很高，要注意了！

预防脑出血
降压最关键

在这种情况下，如果血压明显升高，就会使血管破裂、血液外溢，挤压脑组织，形成脑出血。如果部分血管存在先天性薄弱之处，则更容易因为血压高导致血管破裂出血。因此血压控制是有效预防脑出血的关键，但注意不要过度降低血压，因为过度降低血压可能导致供血不足。

3.控制血糖有什么作用?

高血糖可使病友的不良预后和病死率增加，而低血糖可导致脑缺血损伤及脑水肿，严重时导致不可逆损害。所以，脑出血病友需密切监测血糖，尽早发现异常，及时纠正。

4.使用止血药有什么作用?

氨基己酸和氨甲环酸在治疗上消化道出血、凝血机制障碍或血小板减少导致的黏膜出血时有良好效果，有助于限制血肿体积扩大和降低早期病死率，但由于其增加了迟发脑缺血及其他血栓事件的危险，总体上并不能改善病友的预后。

5.使用脱水降颅压药有什么作用?

脑出血后脑水肿约在 48 小时达到高峰，维持 3~5 天后逐渐消退。脑水肿可使颅内压增高，形成脑疝，是影响脑出血死亡率及功能恢复的主要因素。积极控制脑水肿、降低颅内压是脑出血急性期治疗的重要环节。

6. 脑出血药物治疗有什么基本原则？

（1）管理好血压、血糖、体温。

（2）选择性使用止血药。氨甲环酸有助于限制血肿体积扩大和降低早期病死率，但长期获益不确定。

（3）积极治疗并发症。处理颅内压增高，防治深静脉血栓和肺栓塞，有临床癫痫发作者应进行抗癫痫药物治疗等。

 温馨提示

1. 治疗脑出血常用的药物包括降压药、止血药、脱水降颅压药。
2. 脑出血的治疗原则包括管理好血压、血糖、体温，选择性使用止血药，积极治疗并发症。

 ## 三、脑出血治疗药物面面观

孙大爷在住院期间，除了用降压药、止血药外，还使用了脱水降颅压药。一开始使用的是甘露醇，两天后查肾功能显示肌酐值升高，医生告诉孙大爷家人，这很可能是使用甘露醇后的不良反应，医生便换用了甘油果糖并加用了护肾药物。经过一段时间治疗后，孙大爷肾功能恢复正常，病情也逐渐好转。

那么脱水降颅压药到底是什么药？什么样的人需要使用这类药物？为什么使用甘露醇可能会导致肾功能损害？使用过程中需要注意哪些问题？接下来我们将为大家一一道来。

1. 甘露醇/甘油果糖是什么药？

甘露醇是脑出血后广泛应用的渗透性脱水剂。其作用机制是组织的脱水作用，在血管壁完整的情况下，通过提高血浆渗透压，使脑组织内细胞外液、脑脊液等水分进入血管内。打个简单的比方，甘露醇/甘油果糖就像海绵，它们可以把血管外多余的液体吸入血管内，从而将脑组织内多余的液体排出体外。

2. 通常什么人适合用甘露醇/甘油果糖?

颅内压增高的病友适合用甘露醇/甘油果糖。颅内压增高有三个明显的症状:头痛、呕吐、视盘水肿。还有一部分病友会伴随耳鸣、焦虑、嗜睡、癫痫、烦躁等症状。病情严重的病友可能出现意识障碍、高血压、呼吸困难等症状。

临床症状较轻的病友,表现为神志清楚,无剧烈头痛、呕吐,眼底检查未见视盘水肿,可暂不用甘露醇/甘油果糖。

3. 甘露醇与甘油果糖有什么区别?

甘露醇与甘油果糖的区别见表1-4。

表1-4　甘露醇与甘油果糖的区别

药品	作用特点	起效时间	持续时间
甘露醇	脱水作用强,对肾功能有损伤	快	短
甘油果糖	作用温和,适用于伴有肾功能不全者	慢	长

4. 使用甘露醇期间,还有什么其他注意事项?

甘露醇在使用过程中,应注意监测尿素氮、血肌酐、肌酐清除率、电解质,且甘露醇可能导致肾损害,易出现低钠血症、高钾血症,因此,一旦发现肾功能不好,立即停药,改用甘油果糖或其他药物。此外还应注意以下几个方面:

(1)甘露醇在低于20℃的环境下易发生结晶,护士在使用甘露醇前会检查有无结晶,如果家属发现输液袋里有结晶,也要提醒护士。

(2)甘露醇滴速较快,易刺激局部产生疼痛,严重者可引起静脉炎,所以家属不能私自调快输液的滴速。

(3)一旦发生渗漏,应立即采取0.01%酚妥拉明溶液浸湿纱布湿敷,可改善微循环,防止组织坏死;如外渗伴有局部淤血,可用普鲁卡因局部注射,降低局部血管的脆性,从而减轻或阻止液体的外渗及疼痛反应。因此,家属需密切关注病友使用该药时是否出现淤血、漏液等情况,如果有,赶紧报告给医生和护士。

温馨提示

1. 甘露醇与甘油果糖是脱水降颅压药，前者脱水作用强，可能对肾功能有损伤，后者作用温和，适用于伴有肾功能不全者。

2. 病友在注射甘露醇时，家属不能私自调快输液的滴速，并且要观察是否出现淤血、漏液等情况。

第五节 快速心动的感觉——心房颤动

一、带您解密房颤

一年前的某一天，王女士跳完广场舞回到家，突然出现了意识丧失、嘴角歪斜、一侧手臂不能动弹的情况。家人赶紧把她送到医院，进行了相关检查后，医生说她得了脑梗死，也就是我们常说的中风。王女士中风的原因是她患有非瓣膜性房颤，医生告诉她房颤会导致心脏跳动不规律，心脏内血流淤滞，形成血栓。由于之前没有检查，王女士自己也不知道有这个病，没有服用任何药物，后来血栓越长越大，加之跳广场舞的过程中活动剧烈，导致血栓脱落，血栓随着血流一起进入脑血管，把脑血管堵住了，导致脑组织缺血、缺氧，就发生了脑梗死。

对此，王女士的家人有很多疑惑，这些疑惑也是大家都关心的，接下来我们将为您一一解答。

1. 什么是房颤？

房颤的全称叫心房颤动，是临床上最常见的心律失常之一。如果把心脏比作是一个泵，那这个泵就由左、右两套心房和心室共同组成。心脏泵血的过程首先是心房舒张打开，使全身的血

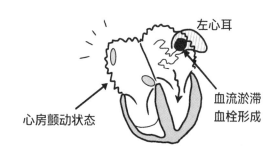

液回到心房，然后心房肌肉收缩，把血挤到心室，接着心室收缩，迅速地把血泵到全身。如果病友发生了房颤，心脏就会"乱跳"，心脏肌肉以快速而小幅度的抖动取代原来强有力的收缩和舒张，使心脏泵血功能大大减弱，同时部分心脏内的血流会出现淤滞，使血流速度变慢，最终形成血栓，尤其容易在左心耳部位形成血栓。

2. 是不是很多人都有房颤?

在我国小于 60 岁的成年人中,每 1 万人中就有约 40 多人患有房颤;60 岁以上人群中患病比例上升至每 1 万人中约有 180 人患有房颤,且随着年龄的增长,这一比例还在增加。

3. 哪些人更容易得房颤?

老年人、肥胖、长期吸烟、长期喝酒,有高血压、糖尿病、心脏瓣膜病、心力衰竭、心肌梗死、慢性肾病、甲状腺疾病、睡眠呼吸暂停、慢性阻塞性肺疾病等人群更容易得房颤。因此,要尽量积极控制和治疗其中的可逆因素,比如减重、戒烟、限酒、积极控制三高(高血压、高血脂、高血糖)等,就有可能减少房颤的发生、发展及其引起的其他危害。

4. 医生说的非瓣膜性房颤是什么意思?

目前常见的房颤分类方法有多种。一种分类方法是根据房颤发作的频率和持续时间分为阵发性房颤、持续性房颤、长程持续性房颤和永久性房颤。另一种分类方法就是医生对王女士家属讲的这种分类方法:需要病友先完成心脏彩超,然后结合病友的病史及彩超结果把房颤分为瓣膜性房颤和非瓣膜性房颤。其中瓣膜性房颤包括二尖瓣中重度狭窄或人工心脏机械瓣置换术后合并的房颤,其余的房颤就称为非瓣膜性房颤。之所以要进行区分,是因为这两种类型的病友产生血栓的风险和治疗方案不同。

5. 得了房颤有什么危害?

很多房颤病友会感到心悸(心慌),程度轻重不一,少数病友还会有胸闷、头晕、黑蒙等症状,但也有部分病友可能完全没有感觉。得了房颤后,最大的危害就是容易在左心耳形成血栓,血栓脱落后随着血液流至全身各处,导致多器官栓塞,其中脑梗死(中风)是最常见的表现。

6. 怎样知道自己得了房颤?

首先看看自己是否有心慌、胸闷、头晕、眼前突然一黑等症状,如果有这些不适应及时去医院检查。如果这时病友房颤正在发作,有经验的医生通过用听诊器听心脏就可以诊断;心电图检查可以明确诊断。

但有些病友平时并没有感到任何不舒服,而是在健康体检时发现的,因此，定期的体检十分重要。若发现有心脏疾病或一些心脏外疾病，如甲亢等，也应积极配合医生进行治疗，以免增加患房颤的风险。

7. 得了房颤，应该怎么治疗？

房颤的治疗和综合管理我们一般采用 ABC 策略。

（1）A（anticoagulation / avoid stroke，抗凝/避免卒中）：除中风风险很低的病友外，其余病友均应进行抗凝治疗，预防中风发生；常用的方法包括使用抗凝药物、进行左心耳封堵或缝扎手术。

（2）B（better symptom management，更好的症状管理）：更好地控制心律；常用的方法包括采用减慢心率或者恢复正常心律的药物（比如美托洛尔、地高辛、胺碘酮等）、采用电复律、导管消融手术等来改善症状。

（3）C（comorbidities/cardiovascular risk factor management，心血管合并症及危险因素管理）：提倡对心血管合并症如高血压、糖尿病等，以及生活方式进行科学管理；常用戒烟、减肥、限制饮酒、适当运动等方法来降低房颤发生率及导致的心脑血管风险。

8. 得了房颤，生活上需要注意些什么？

因为房颤病友存在较高的复发率和潜在的其他危害，所以需要做好家庭健康管理。

（1）定期监测心率，如有糖尿病或高血压等，需积极进行治疗。

（2）病友应遵照医嘱按时按量服用药物，如有烟酒嗜好应及时戒烟、戒酒。

（3）饮食上应尽量不吃刺激性食物，如辣椒、浓茶、咖啡等；避免食用会导致心跳加速的食物，如过热、过硬的食物；如果伴有高血压、高血脂症状，应养成低盐低脂的饮食习惯，多食新鲜水果、蔬菜、菌类等，少食垃圾食品，降低胆固醇。

9. 如果房颤没有症状，可以不管它吗？

不可以！有部分房颤病友确实没有症状，但他们的血栓栓塞风险和对心脏的损伤还是同样存在的，中风的风险并不一定就比有症状的病友低。如果没有及时发现房颤，或者发现了却置之不理，就很容易像王女士这样发生脑梗或其他血栓栓塞事件，频繁发作房颤最后还会引起心力衰竭。

温馨提示

1. 房颤是最常见的心律失常之一，其最大的危害就是易导致血栓栓塞性疾病。
2. 减重、戒烟、限酒，积极控制高血糖、高血脂、高血压等，可帮助降低房颤的发生、发展及其引起的其他危害。
3. 医生会根据房颤病友的房颤类型和心血管风险等制订个体化治疗方案。

 # 二、房颤药物治疗锦囊

在住院期间，检查发现王女士这次比较幸运，脑梗死面积不大，送医也很及时，经过积极救治，王女士逐渐恢复了意识，手脚也逐渐灵活了起来。一天，医生查房后告诉王女士，因为她有房颤，还出现了脑梗死，以后需要长期服用抗凝药物，长期口服的抗凝药有几种，需要她和家属商量，做一下选择。于是王女士向医生咨询了很多抗凝药相关的信息，最终结合自身的情况选择了华法林。

但抗凝治疗后，王女士的心慌症状并没有好转，王女士很疑惑，是不是华法林没有效果呢？还可以加些什么药？带着这些疑问，接下来我们将为您一一解答。

1. 得了房颤需要使用哪些药物治疗？

房颤病友有三个主要的治疗目标：缓解症状、预防心脏扩大致心力衰竭和降低血栓风险。前两个目标可以通过使用心室率或节律控制的药物实现，降低血栓的风险则主要通过使用抗凝药。

2. 什么是抗凝药？服用这类药有什么作用？

房颤时心脏丧失了正常的收缩功能，近似蠕动。就像水流慢，河道容易淤积堵塞一样，慢的血流容易在心房内瘀滞，使我们体内的凝血因子变得异常活跃，并最终导致血栓的发生。最后血栓脱落便可引起中风等血栓事件。抗凝药物的作用就是通过抑制凝血因子的活化抑制新的血栓形成，限制血栓的扩大和延展，抑制在已有血栓的基础上形成新的血栓及血栓脱落和栓塞的发生，最终为身体的纤溶系统争取时间，清除已经形成的血栓。

3. 是不是所有的房颤病友都要进行抗凝治疗？

并不是所有的房颤病友都需要抗凝治疗。抗凝治疗是预防房颤病友血栓栓塞事件的有效措施，但抗凝时出血的风险会增加。医生会充分权衡病友的栓塞和出血风险来决定是否进行抗凝治疗。

那么如何评估病友的血栓风险呢？目前 CHA_2DS_2-VASc 评分系统是临床应用最为广泛的评估非瓣膜性房颤病友危险因素的工具，其计分方法见表1-5。随着 CHA_2DS_2-VASc 评分的增高，房颤病友未来发生缺血性卒中的风险也逐渐增高。因为女性性别占1分，若无禁忌证，所有评分 CHA2DS2-VASc 积分≥2分的男性或评分≥3分的女性房颤病友均应进行长期口服抗凝药治疗。评分为1分的男性或评分为2分的女性，根据获益和风险评估后，可以口服抗凝药或者阿司匹林。评分为0分的男性或评分为1分的女性，一般无需抗凝治疗。读者朋友如果给自己评分后发现分数较高，请找心内科医生就诊，不要自己直接购买抗凝药服用。瓣膜性房颤为栓塞的主要危险因素，都需要抗凝治疗，不需要再进行评分。

表1-5　非瓣膜性房颤卒中危险 CHA_2DS_2-VASc 评分

危险因素	积分/分
充血性心力衰竭/左心室功能障碍(C)	1
高血压(H)	1
年龄≥75岁(A)	2
糖尿病(D)	1
卒中/短暂性脑缺血发作/血栓栓塞病史(S)	2
血管疾病(V)	1
年龄65~74(A)	1
性别(女性)(Sc)	1
总积分	10

4. 吃了抗凝药是不是特别容易出血？能不吃吗？

不可否认，是药三分毒，任何药物除了有治疗作用外都可能存在不良反应，而抗凝药的主要常见不良反应就是出血。服用抗凝药的病友确实比不使用抗凝药的病友出血风险增高。但我们也需要考虑，如果病友按照医嘱的要求使用抗凝药，那么发生出血，特别是严重出血的情况还是很少见的，我们不能因为过于担心出血就拒绝必要的抗凝治疗。

另外，出血风险高的病友，往往伴随着栓塞风险增高，若病友有抗凝适应证，且出血风险也高时，我们需要对其进行更谨慎的获益风险评估，纠正可逆的出血风险因素，并严密监测，为病友制订适宜的抗凝治疗方案。即使是出血风险高危的病友，在经过认真全面的评估后，接受抗凝治疗仍是获益大于风险。所以不管是病友还是医务人员，都不应该因为害怕出血而拒绝抗凝治疗。

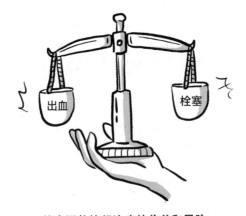

综合评估抗凝治疗的收益和风险

5. 抗凝药有哪几种？应该选哪种比较好？

目前我们常用的抗凝药有三大类。

（1）非口服抗凝药（就是需要注射的药物），包括普通肝素、低分子肝素等，一般是住院、准备手术前后或妊娠期用药。普通肝素抗凝效应个体差异比较大，通常每天需要静脉注射 3~4 次，或者持续用泵缓慢给药，同时，每天需要抽血检查凝血功能指标，以及时调整用药剂量是否合适。低分子肝素根据不同的病情，每天皮下注射 1 次或者 2 次，通常不需要监测凝血功能指标。

（2）口服的维生素 K 拮抗药，以华法林为代表，是最早一代的口服抗凝药，瓣膜性房颤病友、非瓣膜性房颤病友都能使用。华法林维持剂量的个体差异比较大，其疗效受很多食物和药物的影响，需要定期监测凝血功能指标。

（3）升级版的口服抗凝药，即新型口服抗凝药，包括以利伐沙班为代表的Xa因子拮抗药和以达比加群为代表的直接凝血酶抑制药。这类药在不同人群中疗效差异较小，而且疗效受食物和药物的影响小，通常不需要检测凝血功能指标，但价格比较贵。

对于非瓣膜性房颤病友，长期抗凝使用华法林和新型口服抗凝药都是不错的选择，没有哪个更好一说，我们更应该关注的是哪个药物更适合自己；而瓣膜性房颤使用新型口服抗凝药的疗效不太好，因此推荐使用华法林。

6. 华法林便宜但是太麻烦，新型口服抗凝药又太贵，可以就用阿司匹林吗？

如果没有房颤，但有中风的其他危险因素，是可以选择阿司匹林来预防中风的。但如果是 CHA_2DS_2-VASc 积分≥2 分的男性或≥3 分的女性非瓣膜性房颤病友或者是瓣膜性房颤的病友，那么单独使用阿司匹林预防房颤引起的中风，效果是不好的，很多人因为这个知识盲点导致了中风的发生，这是我们非常不愿意看到的，所以这类病友不建议单独使用阿司匹林。如果因为担心价格贵或者麻烦而拒绝使用最有效的药物，那么一旦效果不好发生了中风，岂不是后悔莫及？

7. 使用华法林以后还可以改服新型口服抗凝药吗？

使用华法林后想改服新型口服抗凝药，只要符合条件，都是可以的。但我们要再次提醒读者朋友，瓣膜性房颤病友是不适合选择新型口服抗凝药的。

8. 抗凝药常见的不良反应有哪些？

（1）出血：这是所有抗凝药最常见的不良反应，且身体任何器官都可能出血。较轻的出血包括牙龈出血、鼻出血、四肢出现瘀青斑、月经量较平时增多等。较严重的出血包括小便呈红色或深褐色、拉黑色柏油样大便、咳血、呕出咖啡色或鲜红色呕吐物、严重的头痛或胃痛等。

（2）栓塞：抗凝药物剂量不足，达不到治疗效果，就很可能会导致血栓，可能会出现胸痛、腹痛、头晕目眩、肢体发麻、呼吸困难、说话不清楚等。

抗凝药常见的不良反应

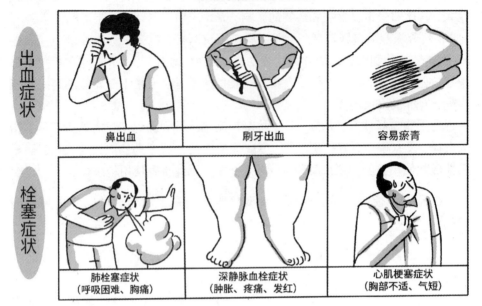

出血症状

鼻出血　　　　　刷牙出血　　　　　容易瘀青

栓塞症状

肺栓塞症状　　　深静脉血栓症状　　心肌梗塞症状
（呼吸困难、胸痛）（肿胀、疼痛、发红）（胸部不适、气短）

9. 吃了抗凝药怎么感觉没有效果，还是心慌？

抗凝药只能预防血栓或防止血凝块扩大，从而降低中风风险，但它不能改善心慌的症状。虽然我们看不到、感觉不到抗凝药发挥的作用，但是它们仍然在好好工作，默默地守护着我们的健康，我们不能因为感觉不到它的作用就私自停药。

10. 心慌的时候可以用哪些药物让我不那么难受？

房颤的时候不仅心房会出现没有规律的"乱跳"，跳动次数明显增加，而且心室的跳动频率也会明显增快，使我们产生心慌、头晕、胸闷等一系列不舒服的症状。

使用转复和维持窦性心律治疗的药物（心律控制，也称节律控制）或者控制心室率的药物（心室率控制）可以使我们的症状有所改善。

11. 什么是房颤的心室率控制和心律控制呢？

心率和心律，一字之差，但是意义完全不同。

（1）心室率控制：简单理解就是心房依旧跳得很快，但我们不管它，只是想办法别让它影响到心室的跳动，争取使心室跳动的次数减少，改善症状。它可以通过使用β受体拮抗药(美托洛尔、阿替洛尔、比索洛尔)、非二氢吡啶类钙通道阻滞药(地尔硫卓等)(有心脏收缩功能不良的病友禁用)实现；合并心力衰竭者可选用地高辛等药物实现。此外，虽然胺碘酮也可以控制心室率，但长期控制心室率的治疗慎用胺碘酮，因为它对甲状腺和肺有毒性。如果药物治疗无效，也可以考虑房室结消融联合心室起搏等手术方式来控制症状。

(2)心律控制：简单来讲，就是把心房"乱跳"这个问题短期解决掉，使原来"乱跳"的心房恢复成正常的跳动，我们称之为窦性心律，并保持这种正常心跳频率。通过降低房颤发作的频率和持续时间来减轻症状，这一过程主要是使用维持窦律的抗心律失常药物比如胺碘酮、普罗帕酮(它对新近发生的房颤转复有效，对持续房颤、心房扑动疗效较差)等，如果治疗失败，也可以选用导管消融或迷宫手术治疗。

12.哪些人更适合优先选择控制心室率呢?

有些病友没有症状，或者担心抗心律失常药物治疗可能出现的不良反应或者担心导管消融手术、迷宫手术等出现的并发症，可以优先选择控制心室率。

13.哪些人更适合优先选择控制心律呢?

对于新近诊断为房颤，并且心血管并发症风险很高的病友，尤其是有症状的病友，如果能在第一次发作房颤后的12个月内开始治疗，医生会更倾向于建议他们选择控制心律。另外，如果有心力衰竭病史、年轻或者接受心室率控制治疗后仍然有明显症状的病友，也可以选择控制心律。

需要注意不能因为不想抗凝而选择控制心律。只要有抗凝的指征，即使是房颤心律变回了正常的窦性心律并能够维持窦律，也需要接受抗凝治疗。

 温馨提示

1. 血栓风险高的房颤病友进行规范抗凝治疗可以显著改善病友的治疗效果。
2. 常用口服抗凝药包括以华法林为代表的维生素K拮抗药，以利伐沙班为代表的Xa因子拮抗药，以达比加群为代表的直接凝血酶抑制药。
3. 瓣膜性房颤病友应长期口服华法林，非瓣膜性房颤病友可以选择华法林或者新型口服抗凝药。
4. 根据病友基础疾病、药物特点、发病症状等可选择合适的转复和维持窦性心律治疗的药物或者控制心室率的药物。

三、房颤治疗药物面面观

(一)华法林

王女士出院后每日服用华法林预防血栓，出院一年也定期到医院监测凝血功能，一切都挺好。有一天，王女士的小便突然变成红色，身上也出现多个部位的淤青斑，她吓得不轻，赶紧到医院看病，一查 INR 高达 5.42。经过医生详细询问，原来王女士自从一年前中风后一直心有余悸，害怕自己再中风，听人说吃三七粉可以活血化瘀预防中风，就自己从药店买了三七粉，每天吃两勺，结果吃了一个星期，就出现了尿血和皮肤出血，幸亏没有导致更严重的脑出血，否则真是后悔莫及。

那么华法林到底是种什么药？什么样的人需要吃？为什么服用华法林期间吃了三七粉会导致出血？吃药过程中需要注意哪些问题？接下来我们将为您一一道来。

1. 通常哪些人需要服用华法林？

华法林是口服抗凝药里的"老大哥"，已经使用了七十多年，适用于得了房颤、深静脉血栓、肺栓塞等疾病，以及做了人工心脏机械瓣膜置换手术等的病友。需要注意的是，人工心脏机械瓣膜置换手术后和严重的二尖瓣狭窄病友不能用新型口服抗凝药代替华法林。

2. 跟其他抗凝药相比，华法林有哪些优缺点？

华法林具有多种优点，包括疗效明显、价格便宜、每天只需口服一次，通过检测凝血功能中的凝血酶原时间/国际标准化比值（PT/INR）能准确判断其抗凝效果。此外，它还有特异性解毒剂——维生素 K_1，一旦服用华法林过量，通过给予维生素 K_1 能快速对抗其疗效。

华法林也有不少缺点，包括安全系数较低，剂量过大时容易出血；剂量不足时，达不到抗凝效果容易发生栓塞。不同的人服药剂量可能相差十几倍，同一个人受饮食、药物、疾病等影响，也需要不断调整华法林的剂量。病友平时在饮食和服用其他药物时不能随意。服药期间需要定期到医院检测 PT/INR，可能会给病友生活带来不便。

3. 怎样服用华法林?

(1)用量:必须根据 PT/INR 的结果在专业人士指导下调整用量,切忌私自增减剂量,以免造成出血或栓塞。

(2)服药时间:建议固定在晚上某个特定时间服用,可通过设定闹钟、使用分药盒或者在日历本上做标记等方式提醒服药。

(3)用药疗程:不同疾病的疗程不同,有的需要终身用药,有的可能只需用 3~6 个月,具体请咨询医生。

(4)药品生产厂家:请固定购买同一厂家生产的华法林,因为更改厂家可能影响抗凝疗效。

4. 忘记服药了怎么办?

尽量不要忘记服药,可以设定闹钟、使用分药盒、标记日历本提醒服药。

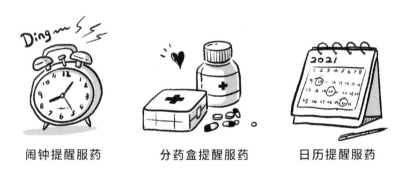

闹钟提醒服药　　　　分药盒提醒服药　　　　日历提醒服药

(1)如果漏服时间不长(如当晚发现),应该立即补服。

(2)如果漏服时间较长(到第 2 天才记起漏服),第 2 天继续正常服药,千万不要加倍剂量服药,以免增加出血风险。

(3)如果无法确定自己是否漏服,则当日不服用华法林,第 2 天正常用药,因为华法林的抗凝效果可持续几天,偶尔漏服一次,影响不大,但是如果经常忘记服药就会很危险。

5. 怎样监测凝血功能(PT/INR)?

(1)进行凝血功能检测前,可以吃饭、喝水。

(2)监测频率:从最初的隔天检查一次,逐步过渡到每周监测一次和每月监测一次,但最长不超过 3 个月要复查一次。如果医生调整了华法林剂量,原则上 1~2 周后要复查；某些紧急的情况下，第 2 天就要复查。

6. 为什么不同的人服用华法林的剂量差别这么大？

（1）遗传差异：这是最主要的原因，可以通过相关基因检测，提前预知对华法林的敏感度。

（2）年龄：通常随着年龄增长，人体对华法林的需求量逐渐减少。

（3）合并用药：日常服用的很多西药、中成药、补药、食品补充剂都会影响华法林的剂量，建议服用华法林的病友日常不要随意服用当归、三七、枸杞、人参等补品。如果身体不适，请不要自行用药，应到正规医院就诊，并告诉医生自己正在服用华法林（表 1-6）。

（4）合并疾病：如甲亢、甲减、心力衰竭、呕吐等都会影响华法林疗效。

表 1-6　常见影响华法林疗效的药物

使 INR 升高的西药	抗菌药物（如环丙沙星、左氧氟沙星、复方新诺明、红霉素、氟康唑等）、胺碘酮、地尔硫卓、奥美拉唑、某些感冒药和止痛药等
使 INR 降低的西药	维生素 K1、巴比妥、卡马西平、利福平、口服避孕药等
使 INR 上升的中药	当归、丹参、三七、枸杞、银杏、鱼油等
使 INR 降低的中药	槟榔、人参、阿胶等

7. 服用华法林期间为什么要保持饮食习惯稳定？

很多绿叶蔬菜富含维生素 K，如果大量服用会对抗华法林的疗效，不少其他食物也会增加或降低华法林的抗凝效果（表 1-7）。因此，服用华法林期间，一定要保持饮食的均衡和稳定。原则上常见的食物都可以吃（包括可影响华法林疗效的食物），注意不要吃太多即可。

表 1-7　常见影响华法林疗效的食物

使 INR 上升的食物	芒果、龟苓膏，大量的姜、蒜、葡萄柚等
使 INR 降低的食物	绿叶蔬菜（如菠菜）、猪肝、豆制品等

8.如果要做手术或者拔牙怎么办？

由于华法林的抗凝效果会持续几天，因此，如果是做非急诊手术，提前几天停用华法林，换成注射用的肝素或低分子肝素抗凝，手术后无明显出血后再恢复华法林治疗；如果是急诊手术，医生通常会给病友使用维生素 K_1，以快速对抗华法林的效果。

如果需要进行拔牙等可能导致出血的操作，最好按照手术的要求处理，需要注意的是，重新使用华法林后要及时监测 PT/INR。拔牙或洗牙前建议服用阿莫西林等抗菌药物，预防感染性心内膜炎。

 温馨提示

1. 服用华法林期间需定期监测 PT/INR，并及时调整剂量。
2. 建议利用闹铃、分药盒、标记日历本等方式提醒自己按时服药。
3. 服药期间注意自我观察是否出现出血或栓塞等情况。
4. 很多西药、中药、补品会影响华法林疗效，不要随意服用。
5. 不少食物会影响华法林疗效，注意保持饮食的均衡稳定。

（二）利伐沙班

王女士这次出血住院期间，有点犹豫是不是要将华法林改成利伐沙班，这样更方便、安全一些。隔壁床 68 岁的李女士一听说王女士想换成利伐沙班抗凝直摇头，说自己一直吃的就是利伐沙班，她还向王女士抱怨利伐沙班效果不好，自己这次就发现左心房长血栓了，幸好血栓还没有脱落引起脑梗死。他们的对话刚好被路过的临床药师听到了，笑着打趣李女士，"你这心脏里长血栓，可不能都怨人家利伐沙班效果不好，你是把服药剂量自己减了一半，效果自然就差了。利伐沙班和华法林各有优缺点，适合自己的才是最好的呢"。原来医生交代李女士的是每天服药 1 次，一次吃 2 片（10 mg/片），李女士按要求吃了一段时间之后，一方面担心出血，另一方面也觉得利伐沙班有些贵，想着自己最近没有不舒服，就把剂量减到了每天只吃 1 片，结果还没到 1 年，心脏就长了血栓。

针对王女士和李女士对利伐沙班的各种疑惑，临床药师又给他俩进行了一一解答，我们一起来看看吧。

1. 哪些人需要使用利伐沙班?

(1)髋关节置换等血栓风险高,需要预防血栓形成的病友。

(2)已经发现下肢静脉血栓、肺栓塞,需要治疗的病友。

(3)非瓣膜性房颤的成人病友,利伐沙班可用于降低脑梗死和全身性栓塞的风险。

2. 都是房颤病友,为什么使用利伐沙班的剂量不一样?

对于绝大多数房颤病友,推荐利伐沙班的剂量为每次 20 mg,每天吃 1 次,该剂量同时也是最大推荐剂量。

对于低体重(<50kg)、高龄(超过 75 岁)和中度肾功能不全(肌酐清除率为 30~49 mL/min)的病友,医生可根据病友的情况,酌情减少用药量,每天服药 1 次,每次 15 mg。预防房颤导致的血栓时,如果每天只服用 10 mg 的利伐沙班,其效果不佳,抗凝不足时容易像李女士一样出现血栓,因此,切记不能自行减量。

3. 之前长期服用华法林,要是想改用利伐沙班应该怎么办?

当 INR<2.0 时,应立即开始利伐沙班的治疗;当 INR 为 2.0~2.5 时,可第 2 天开始给予利伐沙班治疗;当 INR >2.5 时,待 INR 降到 2.5 以下再按照对应范围的处理方法决定开始的时间。

4. 吃利伐沙班需要经常抽血检查吗?

(1)服用利伐沙班(或其他新型口服抗凝药)时一般不需要进行常规凝血功能监测。

(2)在某些特定情况下,凝血的实验室指标有助于临床决策:①严重出血。②血栓栓塞事件。③急诊外科手术。④肝、肾功能不良。⑤怀疑药物过量。⑥怀疑药物间相互作用而影响抗凝治疗的疗效和安全性。

(3)此外,也可以使用抗 Xa 因子标准试剂盒分析测得利伐沙班的抗凝水平,来了解病友体内剩余利伐沙班的抗凝作用强弱,有助于临床医生后续治疗方案的制定。但目前,该种检查方式全国只有少数医院能够开展。

5. 利伐沙班常见的不良反应有哪些?

利伐沙班常见的不良反应包括出血及血栓。抗凝过度时更容易出血,抗凝不足时更容易长血栓。

6. 服用利伐沙班时还要注意什么?

(1)利伐沙班可以掰开或者研碎服用,特别适合进食困难或者插了鼻胃管的病友。

(2)如果每次服用 15 mg 或者 20 mg 的利伐沙班,都应该和食物一起服用,因为空腹服药会降低其吸收,不仅把这么贵的药浪费了,还可能因疗效不足而导致中风的发生。

(3)有些骨科手术病人预防血栓只需要每次服用 10 mg 的利伐沙班,吸收不受食物影响,饭前、饭后服用都可以。

(4)18 岁以下儿童、妊娠期和哺乳期妇女不能服用利伐沙班。

(5)少量药物(如伊曲康唑、伏立康唑等)会使利伐沙班血药浓度明显升高,引起出血风险,应禁止合用,具体请咨询医生或药师。

(6)服药期间每半年需要检测一次肾功能。

 温馨提示

1. 房颤病友使用利伐沙班的常规剂量为每天 20 mg,对于低体重、高龄和中度肾功能不全的病友,可酌情每日使用 15 mg。
2. 每次服用 15 mg 或 20 mg 的利伐沙班需要与食物一起服用,服用 10 mg 的利伐沙班无此要求。
3. 服用利伐沙班时一般不需要进行常规凝血功能监测。

(三) 达比加群酯

80 岁的张爷爷是位老年房颤病友,长期吃达比加群酯抗凝,每天服用两次,每次一片(110 mg)。前段时间外出旅游时达比加群酯吃完了,附近药店没有每片 110 mg 剂量的药,张先生就买了每片剂量为 150 mg 的达比加群酯,虽然吃了没有任何不舒服,但张先生还是不放心,结束旅游后马上回到当地找之前的医生看病,并向他询问 150 mg/片和 110 mg/片的药是否可以替换,自己是否适合吃每片剂量为 150 mg 的这种药?

1. 什么是达比加群酯?

达比加群酯是可逆性直接凝血酶抑制药,也是新型口服抗凝药中的一员,于 2013 年在我国批准上市,用于成人非瓣膜性房颤病友的脑卒中预防。

2. 达比加群酯有 150 mg 和 110 mg 两种剂量,该怎么选?

对于绝大多数房颤病友,推荐达比加群酯的剂量为每次 150 mg,每日 2 次;对于高龄(超过 75 岁)和中度肾功能不全(肌酐清除率为 30~50 mL/min)或者联合使用某些药物会增强达比加群酯作用的病友,医生可以根据病友的情况,酌情使用 110 mg 剂量的药物,每日服药 2 次。张爷爷 80 岁高龄,还是更适合每片剂量为 110 mg 的达比加群酯。

3. 服用达比加群酯期间需要经常抽血检查吗?

(1)和其他新型口服抗凝药相似,服用达比加群酯的病友一般不需要进行常规凝血功能监测。

(2)在某些特定情况下,凝血的实验室指标有助于临床决策,如活化部分凝血活酶时间(APTT)可以粗略判断是否存在达比加群酯用药过量,而比较精准的检测指标稀释凝血酶时间(dTT)或 ecarin 蛇毒凝固时间(ECT)目前仅用于科研。

4. 服用达比加群酯期间还有其他什么注意事项?

(1)达比加群酯饭前、饭后服用均可以,服用时不能打开胶囊。

(2)如果遗漏服药,距离下次用药时间大于 6 小时,可以赶紧把忘记吃的这一次药补上;如果距离下次用药不到 6 个小时,就忽略漏服的剂量,不再补服,不能一次性补服双倍剂量的药物。

(3)达比加群酯过量引起出血时,可以使用特异性逆转药依达赛珠单抗进行逆转和解救。

(4)少量药物(如伊曲康唑、他克莫司等)会使达比加群酯的血药浓度明显升高,引起出血风险,应禁止合用,具体请咨询医生或药师。

(5)服药期间每半年需要检测一次肾功能。

 温馨提示

1. 对于绝大多数房颤病友使用达比加群酯的剂量为 150 mg,每日 2 次;对于高龄和中度肾功能不全的病友,可酌情使用 110 mg 剂量的药物,每日 2 次。
2. 服用达比加群酯时一定不能打开胶囊。

(四) 地高辛

> 这一天，从县医院转来一名 67 岁的老年病友，说是心率太慢，心脏每分钟只跳动 30~40 次，需要安装心脏起搏器。但主管医生经询问发现病友最近视力下降明显，同时还伴有恶心，吃饭也没有食欲，经询问病友半年前加用了地高辛，每天 1 片，一直没有查过血药浓度，前段时间感觉胸闷、有些出气困难的时候，老人有时会自己多服用 1 次地高辛，希望能改善症状，但这之后胸闷、气促的症状反而越来越重，还出现了食欲差，这才到医院检查。听到这，主管医生马上说需要查一下地高辛浓度，手术的事也需要暂缓。最终病友确诊是地高辛中毒，停药对症处理后心率基本恢复了正常，也没有安装心脏起搏器，开心地回家了。

1. 地高辛是什么药?

地高辛能减慢心率、增强心脏的收缩能力，有效改善心力衰竭症状和心功能，经常用于治疗心力衰竭、心房颤动及其他心律失常等。

2. 服用地高辛需要注意什么?

(1)对大多数病友而言，首次口服地高辛治疗时可以选择每天 0.125~0.25 mg 的维持剂量；对于老年或肾功能受损者，剂量可以减半，不推荐地高辛给药剂量>0.125 mg/天。

(2)食物(特别是富含纤维的食物)可能干扰地高辛的吸收，因此推荐饭前 30~60 分钟吃；尽量每天固定在同一时间服药，以维持稳定的血药浓度。

(3)不同病友使用地高辛剂量不同，不能看到别人吃多大剂量自己也这么吃；长期使用地高辛的病友不要轻易停用，突然停药可能引起严重的心功能改变。

(4)地高辛起效的浓度和中毒的浓度很接近，所以刚开始使用、改变服药剂量或停用可与地高辛发生相互影响的药物时，应该去测一下地高辛在血液里的浓度，并观察有没有地高辛过量的表现。

3. 为什么要测地高辛在血液里的浓度?

不同的人服用相同剂量的地高辛后吸收进入血液的浓度及发挥作用的强度个体差异较大，浓度过低没有作用，稍不注意浓度过高又容易中毒。所以地高辛血药浓度监测是调整给药方案、维持有效血药浓度和预防药物中毒的重要方法。目前关于地高辛最适宜血药浓度仍存在争议。整体而言，地高辛血药浓度>2.0 ng/mL时，发生不良反应的可能性明显增加。因此，在确保临床治疗有效的同时，地高辛血药浓度应尽量控制在较低水平，以避免发生地高辛中毒。

4.地高辛过量有哪些表现?

地高辛过量的症状主要表现为胃肠道反应、神经系统反应和心脏毒性三个方面。

(1)胃肠道反应：恶心、呕吐、腹痛、厌食等胃肠道反应是早期症状。

(2)神经系统反应：头痛、乏力、眩晕、失眠、视力模糊、谵妄等，黄视症和绿视症、视物模糊等视色障碍为严重中毒的前期信号，此时建议停药。

(3)心脏毒性：是最主要也是最危险的毒性反应，通常表现为心律失常、心动过缓甚至停跳等。

5.地高辛中毒该如何处理?

(1)如果有疑似地高辛过量表现，须及时就医。

(2)轻度中毒者，应停药及利尿。

(3)因为地高辛排泄较快而蓄积性较小，通常停药1~2日中毒表现可消失。

(4)如伴有低钾血症而肾功能尚可，可给予钾盐。

 温馨提示

1.口服地高辛治疗时建议每天0.125~0.25 mg的维持剂量。对于老年或肾功能受损者剂量减半，不推荐地高辛给药剂量>0.125 mg/天。

2.推荐尽量每天固定在同一时间，饭前30~60分钟服用，不能自行调整地高辛剂量。

3.有疑似地高辛过量表现，须及时就医。

（五）胺碘酮

李先生是一名心脏二尖瓣机械瓣置换术后的病友，常年服用华法林抗凝，INR 一直控制得很不错，经常只需要 3 个月复查 1 次。但李先生最近很苦恼，说不知道为什么自己最近一次出院后，华法林的服药剂量一直不稳定，住院前大部分时间吃 1 片，现在一会半片一会 3/4 片的，还每周都要复查，这是为什么？原来李先生最近是出现了新发的房颤，医生给他加用了能明显增强华法林作用的胺碘酮，而且胺碘酮的服药剂量还一直在变，因此对华法林的影响也不稳定，需要频繁地抽血检查凝血功能并调整华法林剂量。

1. 胺碘酮是什么药？

胺碘酮不仅在心律失常的治疗中属于"全能型选手"，并且对于房颤病友，既能用于心律控制，使房颤转复为正常的窦性心律，也能用于心室率控制，对改善症状十分有效，尤其适用于本身就有心脏疾病又合并心力衰竭或急性冠状动脉综合征的病友。

2. 房颤病友胺碘酮怎么用？

（1）想通过使用胺碘酮把房颤转为正常心律的住院病友，剂量为 1.2 ~ 1.8 g/天，直至总量达 10 g，可以持续静滴或分次口服。

（2）口服预防阵发性房颤发作或进行电复律的药物准备时，可用较慢的负荷方法，如 600 ~ 800 mg/天，分次服用，共 7 天，或 400 mg 分次服用，共 7 天，必要时增加剂量或延长负荷时间。

3. 如何注意胺碘酮的药物相互作用？

胺碘酮与很多药物有相互作用，使用时要注意。

（1）可使地高辛浓度增高。

（2）延迟华法林代谢，使用华法林的病友，在加用或停用胺碘酮后需增加监测凝血功能的次数，必要时及时调整华法林的剂量。

（3）胺碘酮使利伐沙班、达比加群酯等新型口服抗凝药的抗凝作用增强，出血风险增加，肾功能不全的病友联合用药时需特别谨慎，权衡效益风险，确定抗凝药是否需减量。

(4)去任何医院就诊时都要告诉医生自己在服用胺碘酮。

4.使用胺碘酮还有什么注意事项?

(1)胺碘酮静脉用药常见的不良反应包括:肝损害、静脉炎、低血压、缓慢性心律失常。

(2)肝损害是静脉使用胺碘酮最常见的不良反应,常发生在静脉治疗后的3~6天。出现肝功能损害者,应减量或停药,给予保肝治疗后一般可在数天内恢复正常。

(3)口服胺碘酮的常见不良反应包括:甲状腺功能异常、肝损害、肺纤维化等。因此用药后如出现呼吸道症状需要进行X线胸片检查,治疗期间密切监测肝功能,定期检查甲状腺功能、心电图。

(4)此外长期口服胺碘酮的病友,必须注意抽血检查电解质,预防低血钾的发生,对于可能出现低血钾的病友更应该谨慎用药,发现低血钾要及时纠正。

(5)胺碘酮可能对胎儿的甲状腺造成影响,药物在母乳中的浓度高于在血液中的浓度,所以妊娠和哺乳期女性不建议使用,除非确定其利大于弊。

 温馨提示

1. 胺碘酮与很多药物有相互作用,使用时要注意。
2. 在加用或停用胺碘酮后需增加监测INR的频率,必要时调整华法林剂量。
3. 长期口服胺碘酮的病友,需要密切监测肝功能,定期检查甲状腺功能、心电图、电解质。

第二章 内分泌代谢疾病

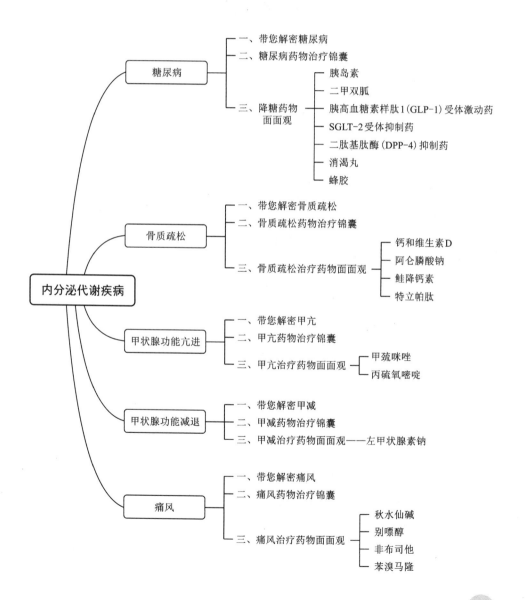

内分泌代谢疾病

糖尿病
— 一、带您解密糖尿病
— 二、糖尿病药物治疗锦囊
— 三、降糖药物面面观
  — 胰岛素
  — 二甲双胍
  — 胰高血糖素样肽1 (GLP-1) 受体激动药
  — SGLT-2受体抑制药
  — 二肽基肽酶 (DPP-4) 抑制药
  — 消渴丸
  — 蜂胶

骨质疏松
— 一、带您解密骨质疏松
— 二、骨质疏松药物治疗锦囊
— 三、骨质疏松治疗药物面面观
  — 钙和维生素D
  — 阿仑膦酸钠
  — 鲑降钙素
  — 特立帕肽

甲状腺功能亢进
— 一、带您解密甲亢
— 二、甲亢药物治疗锦囊
— 三、甲亢治疗药物面面观
  — 甲巯咪唑
  — 丙硫氧嘧啶

甲状腺功能减退
— 一、带您解密甲减
— 二、甲减药物治疗锦囊
— 三、甲减治疗药物面面观——左甲状腺素钠

痛风
— 一、带您解密痛风
— 二、痛风药物治疗锦囊
— 三、痛风治疗药物面面观
  — 秋水仙碱
  — 别嘌醇
  — 非布司他
  — 苯溴马隆

第一节　甜蜜的负担——糖尿病

 一、带您解密糖尿病

> 隔壁马阿姨的儿子在 5 岁的时候被确诊为 1 型糖尿病，这十多年来一直依赖注射胰岛素治疗。但他并没有放弃对梦想的追求，通过科学的降糖治疗和刻苦的学习，竟然在 2021 年高考后收到了北京大学的录取通知书。如果把糖尿病比作一场比赛，那么健康无疑是这场比赛的金牌，每一位糖尿病病友都有可能享有健康、稳定的生活，成就自己的人生梦想！

1. 糖尿病是近几十年才有的疾病吗？

不是的，糖尿病是一个非常古老的疾病，早在公元前 400 年，我国最早的医书《黄帝内经素问》及《黄帝内经灵枢》中就记载过"消渴症"这一疾病；在汉代，名医张仲景的著作《金匮要略》，对"三多"症状也有记载；在唐朝初年，著名医家甄立言的著作《古今录验方》记载"消渴小便至甜"；而世界上最早确认和治疗糖尿病的是中国唐代名医王焘，他的父亲患消渴病，饮水量多，小便有水果甜味。王焘根据甄立言的《古今录验方》书中对消渴病的记载，为自己的父亲制定了治疗方案，配合调整饮食，使父病情得到控制。王焘把这次治疗的经验记录在《外台秘要》之中，而《外台秘要》比 10 世纪阿拉伯医学家阿维森纳的著作《医典》中关于糖尿病的诊断和治疗早 200 多年。

2. 什么是糖尿病？

糖尿病是一种慢性的、全身性的、进展性的疾病，以血中葡萄糖升高为主要特征，此疾病跟遗传因素和环境因素有关。年龄增长、营养过剩、体力活动不足、病毒感染等可能会诱发糖尿病。糖尿病主要包括 1 型糖尿病、2 型糖尿病、妊娠糖尿病和特殊类型糖尿病。糖友（糖尿病病友）中以 2 型最多见，占 90%~95%，常常伴有典型的"三多一少"症状，即出现多饮、多食、多尿、体重下降等表现。

3. 得了糖尿病有什么危害？

糖尿病可损害全身很多脏器，最常见的是糖尿病血管病变，但不同类型的糖尿病和不同糖友之间损害的性质和严重程度不一致。得了糖尿病会对身体里的血管产生危害，其中，微血管病变包括糖尿病视网膜病、糖尿病周围神经病、糖尿病肾病，大血管病变包括糖尿病性冠心病、脑血管病等。这些并发症往往不是单一存在的，而是多种并发症同时存在，给糖友身心造成巨大的痛苦。

糖尿病的危害

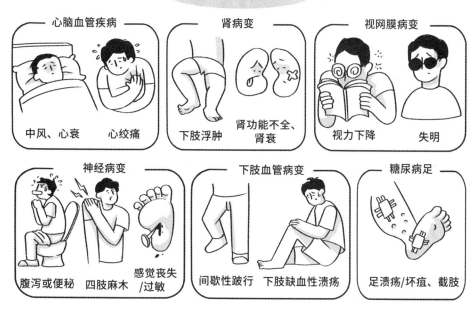

4. 是不是很多人都有糖尿病？

近40多年来，我国成人糖尿病患病率达到了10.4%，也就是说每10个成年人之中，就有1人确诊为糖尿病；其中，男性患病率高于女性；经济发达地区患病率明显高于不发达地区，城市患病率高于农村；肥胖和超重人群糖尿病患病率明显增加。很多人没有定期体检的习惯，所以，已经得了糖尿病却未诊断的人估计也不在少数。

5. 都是糖尿病，为啥有的人是1型糖尿病，而有的人是2型糖尿病？

1型糖尿病主要是胰岛β细胞受损导致分泌胰岛素绝对减少，需要使用胰岛素治疗。其特点是发病急、病情严重，血糖太高的时候容易发生糖尿病酮症酸中毒；任何年龄均可发病，通常小于25岁，10~14岁是发病的高峰期。

2型糖尿病主要是胰岛β细胞分泌胰岛素相对减少，以及胰岛素发挥降糖作用的能力减弱引起的，不一定需要使用胰岛素治疗，或者可以间歇性使用胰岛素治疗。其特点是发病时间较长，从隐蔽到严重，高血糖症状较轻，多发于40岁以上人群，大多数糖友为肥胖或超重人群。老年糖友血糖控制不佳时，易发生高渗性高血糖状态，同时合并各种慢性并发症。我国90%以上的糖友为2型糖尿病。

6. 孕检时被医生告知患了妊娠糖尿病，是怎么回事？

妊娠糖尿病是指妊娠期间才出现或发现的糖尿病，或任何程度的糖耐量异常。妊娠糖尿病通常是在孕期的第24~28周进行筛查，这是因为胚胎开始生长后母体内产生大量激素从而升高血糖，但是体内不能产生足够水平的胰岛素来降低血糖，最终导致血糖升高的现象；直至孕32~33周达到最高峰，然后又略微下降。80%的妊娠糖尿病在生产后血糖可恢复至正常。

与年龄小于25岁的孕妇相比，大于35岁的孕妇发生妊娠糖尿病的风险增加5倍以上。同时，肥胖或孕期体重增加过快、饮食不合理也会增加妊娠糖尿病的患病风险。另外，既往出现过不良孕产情况（如胎儿停止发育史、先天畸形儿生育史、巨大儿生育史）、多胞胎和多次怀孕也是妊娠糖尿病的风险因素。妊娠糖尿病可导致孕妇感染风险增加，容易发生流产、早产和死胎，增加羊水过多和巨大儿发生率，在分娩时出现难产和产伤的概率升高。

80%以上的妊娠糖尿病都可以单纯通过控制饮食和合理运动的方式把血糖控制在满意范围，只有不到20%的妊娠糖尿病需要使用胰岛素治疗。

7. 怎样知道自己得了糖尿病？

典型糖尿病症状有体力减退、精神萎靡、乏力、抵抗力下降等表现。①早期因口干、口渴、饮水多，导致多尿或夜尿增多，反复发生阴道炎、龟头炎等泌尿系统感染。②出现易饥饿、食量增大，但由于身体代谢紊乱，大量蛋白质被消耗，肌肉萎缩，体重迅速下降。③出现视力下降，视物模糊。④皮肤干燥、瘙痒，皮肤擦伤或抓破后伤口不易愈合，足部溃疡经久不愈。⑤老年人常常伴有高血压、冠心病、动脉粥样硬化、血脂异常等基础疾病。

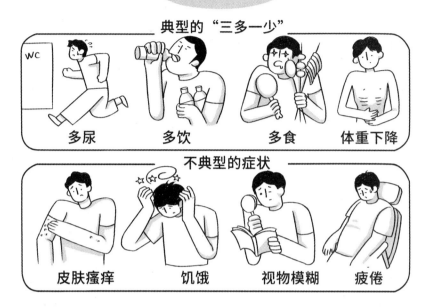

糖尿病的症状

典型的"三多一少"

多尿　　　多饮　　　多食　　　体重下降

不典型的症状

皮肤瘙痒　　　饥饿　　　视物模糊　　　疲倦

8. 糖尿病要怎么确诊?

进行口服葡萄糖耐量试验(OGTT)检查,当结果显示血糖值在空腹血糖≥7.0 mmol/L,和(或)餐后 2 小时血糖≥11.1 mmol/L 时,即可诊断为糖尿病。

9. OGTT 要怎么做?

OGTT 于早晨 7：00—9：00 开始,并保证在空腹 8~10 小时的状态下,坐位静脉取血后,将 75 g 无水葡萄糖粉溶于 300 mL 的温水并搅匀,受检者在 5 分钟内喝完糖水,从喝糖水第一口开始计时,分别在第 1 小时、第 2 小时静脉取血测定血糖值。整个试验过程中不可以吸烟、剧烈运动,不可以喝咖啡、茶和进食。同时,还需要注意的是,进 OGTT 前 3 天需要一日三餐正常饮食,并且维持正常活动。

10. 什么是糖尿病前期?

糖尿病前期包括以下两种情况:

(1)空腹血糖受损:空腹血糖为 6.1~7.0 mmol/L,即血糖≥6.1 mmol/L,而低于糖尿病诊断标准 7.0 mmol/L。

(2)糖耐量减退：餐后 2 小时血糖为 7.8~11.1 mmol/L，即血糖 ≥ 7.8 mmol/L，而低于糖尿病诊断标准 11.1 mmol/L。

糖尿病前期是介于糖尿病和正常血糖之间的一种状态，被认为是糖尿病的必经阶段，是糖尿病的预警信号。处于糖尿病前期，患 2 型糖尿病的风险会大大增加，此时可以通过树立正确的进食观，日常应坚持低糖、低脂、低嘌呤、正常蛋白质的饮食原则，同时采取合理的运动来预防糖尿病，定期体检或测量血糖，以尽早发现无症状性糖尿病。

11. 哪些人更容易得糖尿病？

(1)糖尿病前期的人群，虽然没有达到诊断糖尿病的程度，但如果血糖没有加以控制，不久的将来很大可能发展为糖尿病。

(2)有糖尿病家族史的人群，尤其是直系亲属，如祖父、祖母、外祖父、外祖母、父母、兄弟姐妹患有糖尿病者，患糖尿病的概率比没有家族史的人群要高出 2 倍以上。

(3)体型肥胖者，尤其是"梨型"肥胖，如男性腰围大于 90 cm，女性腰围大于 85 cm，这些人群不仅易患糖尿病，往往同时合并高血压、血脂异常等。

(4)已经患有高血压、血脂异常或早发冠心病的人群，也容易出现糖尿病。

(5)以往怀孕时，曾有过血糖升高或生育过巨大儿，尤其是生育体重 4 kg 以上婴儿的女性。

(6)当年龄大于 60 岁时，糖尿病发病率随着年龄增长而增加，60~69 岁糖尿病的患病率为 28.8%，70 岁以上的人群患病率为 31.8%。

(7)吸烟、饮酒、体力活动少、生活压力大和精神持续紧张的人群，更容易出现糖尿病。

(8)长期使用一些影响糖代谢药物的人群，如使用糖皮质激素、利尿药等。

12. 肥胖的人为什么容易得糖尿病？

肥胖与多种心血管疾病相关，也可以直接或间接增加心血管疾病的发病率和死亡率，肥胖者更容易患糖尿病，原因如下：

(1)肥胖的人因为吃得多，直接刺激胰腺胰岛 β 细胞过度分泌，导致胰岛功能提早衰竭而发生糖尿病。

(2)肥胖的人脂肪细胞数目多且体积大，对胰岛素需求多，使胰岛 β 细胞负荷过重，导致胰岛功能逐渐衰竭而发生糖尿病。

(3)肥胖的人的胰岛素受体(胰岛素发挥作用的地方)数目减少，以及与胰岛素结合能力下降，即对胰岛素不敏感，从而产生胰岛素抵抗，间接导致糖尿病。

13. 血糖与胰岛素的关系？

血糖一般指血液中所含的葡萄糖，食物是血糖的主要来源。我们的身体里会分泌很多不同的激素，促进血糖升高，但只有胰岛素能降低血糖，促进血糖被身体利用，维持身体血糖在正常范围。

14. 血糖与尿糖有什么区别？

血糖一般指血液中所含的葡萄糖，而血液中葡萄糖以外的其他糖类，只有在转变为葡萄糖之后，才能被称为血糖。血糖的测定既是诊断糖尿病的主要方法，又是监测和评价糖尿病控制情况的重要手段，治疗糖尿病的最终目的是良好地控制血糖，因此，血糖仪是糖友的必备用品。

尿糖主要是指从尿液中排出的葡萄糖。在尿液形成过程中，肾脏可以把葡萄糖重新吸收利用，但随着排出的葡萄糖浓度升高，超过肾脏的最大吸收限度，不能吸收的葡萄糖就会随着尿液排出。正常人的尿糖甚少，一般方法检测不出来，即尿糖为阴性。一般当血糖浓度大于 10.0 mmol/L 时，可出现尿糖。因此，血糖的高低决定着尿糖的有无，而尿糖可以间接反映血糖水平，但尿糖检测结果决不能代替血糖检测结果。

15. 得了糖尿病，血糖控制到多少才达标？

糖尿病治疗的目的是长期全面地控制高血糖引起的各种并发症，主要涉及生活方式的改变、心理障碍的调整和各种药物的合理应用，同时需要糖友及家属积极参与，并与医务人员密切配合，方能取得满意的效果。血糖控制目标应个体化，对于新诊断、年轻、无糖尿病并发症的 2 型糖友，建议尽早治疗，以降低糖尿病并发症的发生风险；对于得糖尿病时间较长、年龄较大、已经得过心血管疾病的 2 型糖友，要注意预防低血糖（表 2-1）。

表 2-1　血糖控制目标及检查频率、适用人群

血糖	空腹/ （mmol/L）	餐后 2 小时/ （mmol/L）	检查频率	适用人群
严格控制	4.4~6.1	6.1~7.8	每天	适合于病程较短、无并发症、未合并心血管疾病的非老年糖友

续表2-1

血糖	空腹/（mmol/L）	餐后 2 小时/（mmol/L）	检查频率	适用人群
一般控制	6.1~7.8	7.8~10.0	每周测 2 天	适合于具有高危心脑血管疾病风险的糖友，一般作为大多数糖友的控制目标
宽松控制	7.8~10.0	7.8~13.9	每周测 2 天	适合于有严重低血糖史、合并严重心脑血管疾病，有显著的微血管或大血管并发症的糖友

16. 还有什么指标可以反映血糖控制情况？

血糖值只能反映某一时间点的血糖水平，而要了解糖友长期血糖控制得怎么样，需要另外一个检验指标——糖化血红蛋白（HbA1c），HbA1c 值反映的是过去 8~12 周的血糖平均水平（表 2-2）。

表 2-2　HbA1c 控制目标及检查频率、适用人群

HbA1c	目标	检查频率	适用人群
严格控制	<6.5%	6 个月检查 1 次	适合于病程较短、预期寿命较长、无并发症、未合并心血管疾病的糖友
一般控制	<7.0%	3 个月检查 1 次	作为大多数糖友的控制目标
宽松控制	<8.0%	3 个月检查 1 次	适合于有严重低血糖史、预期寿命较短、有显著的微血管或大血管并发症的糖友

17. 血糖波动带来的危害有哪些？

血糖大于 11.1 mmol/L 可称之为高血糖。对于糖尿病病友，血糖小于 3.9 mmol/L 可称之为低血糖；对于非糖尿病病友，血糖小于 2.8 mmol/L 可称之为低血糖。长期高血糖和严重低血糖发作，都会给病友带来巨大危害。高血糖急性发作时，来势凶险，可以表现为恶心、呕吐、全腹不固定疼痛，甚至脱水、休克、昏迷。而慢性高血糖会引起心脏、肾脏、眼睛、周围神经等多器官病变，致死致残。低血糖发作时，可以表现为精神异常、痴呆、心律失常、心肌梗死，昏迷过久还可导致死亡。因此，及时治疗高血糖和预防低血糖，可以帮助糖友达到最佳血糖水平，延缓并且减少并发症的发生。

18. 糖友只需要监测血糖就行了吗?

不行。血糖水平是反映糖友病情的最关键指标,但仅凭血糖值无法全面掌握糖友的实际病情,还需要综合考虑很多方面的情况。糖尿病监测可获取糖友血糖、血脂、血压等相关信息,作为调整糖友药物、饮食及活动量的依据。因此,在糖友的日常生活及治疗中,进行糖尿病监测尤为必要,主要包括以下几方面:

(1)血糖监测:通过血糖监测了解血糖,可以帮助糖友调整饮食、运动,判断疗效和调整药物剂量。血糖监测方案取决于病情、治疗的目标和治疗方案。对于病情比较稳定、血糖控制较好的糖友,一个星期可以监测 2 天,其中包括三餐前血糖、三餐后 2 小时血糖、睡前血糖;对于血糖波动大的糖友,可做动态血糖监测。

(2)HbA1c 监测:糖化血红蛋白可以稳定地反映病友 2~3 个月以来的血糖平均水平。医生可以根据化验结果判断糖友的近期治疗方案是否有效,是否需要给糖友调整治疗方案。血糖控制未达标者,每 2~3 个月查 1 次 HbA1c;血糖控制达标者每年至少查 2 次 HbA1c。

(3)血压监测:中老年糖友、已合并有高血压或体重超重明显者、有家族史者,应加强监测,还应加测一天不同时段的血压。

(4)血脂监测:主要包括总胆固醇、高密度脂蛋白胆固醇、甘油三酯、低密度脂蛋白胆固醇。血脂正常的糖友应半年测 1 次血脂,如果伴血脂异常者,应每 3 个月复查 1 次血脂。

(5)体重监测:体重是各个年龄段的监测重点,至少每月测 1 次,同时还应关注腰围。身体质量指数(BMI)应控制在 18.5~24 kg/m^2,体重过快增加或减少都要重视。肥胖的糖友应有计划地减轻体重。

(6)尿监测:血糖控制不佳时,长期饥饿、血糖低时,应激、手术等意外情况,妊娠期间需常规检测尿酮体。尿白蛋白是早期诊断糖尿病肾病的重要指标。糖友每年至少应该检查 3~4 次尿常规、尿白蛋白。

(7)心脏、血管监测:糖尿病与冠心病密切相关,建议糖友每年做 1 次心电图、心脏彩超、颈动脉彩超、下肢动脉彩超等相关检查。

(8)足部监测:糖尿病足是指糖友由于合并神经病变及各种不同程度的末梢血管病变而导致下肢感染、溃疡形成和(或)深部组织的破坏。糖尿病足的预防重于治疗。糖友最好每天自检,观察是否出现异常;每 4~6 个月由专科医生检查 1 次。

（9）眼底监测：糖友是发生眼病的高危人群。无糖尿病视网膜病变者，推荐1~2年检查1次眼底；轻度病变者每年检查1次眼底；重度病变者每3~6月检查1次眼底；妊娠女性需增加检查频率。

（10）肝、肾功能监测：不仅可掌握肝脏及肾脏的情况，还给选择用药提供依据。无肝、肾功能损伤的糖友，推荐1年检查1次；对轻、中度损伤者，至少每半年检查1次；对严重肝、肾功能不全的糖友，每月由专科医生检查1次。

19. 什么是糖尿病视网膜病变？

糖尿病视网膜病变，又称"糖网"，是一种能导致视力缺失甚至失明的眼病。简单地说，就是由于糖尿病对微血管的破坏而导致的视网膜病变。在我们的眼睛中，有像照相机底片一样的视网膜，视网膜上分布了很多血管，糖尿病会导致视网膜上的小血管破坏，造成出血、渗出等病变。典型的症状包括看东西模糊、视野损失、视野中出现飞蚊等，常常与糖尿病肾病同时出现。

其实糖尿病视网膜病变是可以预防的，主要应做到以下几点：严格控制血糖、血压；坚持定期门诊检查眼底。

20. 什么是糖尿病肾病？

糖尿病肾病是指由糖尿病引起的一种以肾脏血管损害为主的病变，是糖尿病最严重的并发症之一，我国20%~40%的糖友合并糖尿病肾病。年龄大、糖尿病病程较长、肥胖、高血压、高尿酸血症、高脂血症等糖友更容易得糖尿病肾病。在糖尿病肾病早期，糖友多无症状，血压正常或偏高；到疾病后期，逐渐出现少尿到无尿，需要进行腹膜透析和血液透析；有些糖友还需要进行肾移植，治疗成本高，且严重影响生活质量。因此，建议所有糖友每年检查肾功能。有效的降糖治疗可延缓糖尿病肾病的发生和进展，推荐所有糖尿病肾病糖友进行合理的降糖治疗。

21. 什么是糖尿病神经病变？

糖尿病神经病变是糖尿病最常见的慢性并发症之一，是由于糖尿病影响了神经周围的血管功能，使氧气和营养物质供应不足，损伤了神经的正常功能。糖尿病神经病变的出现与糖尿病病程、血糖控制等因素相关，病程达10年以上者，更容易出现明显的神经病变，典型的症状是双侧肢体疼痛、麻木、感觉异常等，或是单侧下肢严重疼痛，并伴随进展迅速的肌肉无力和肌肉萎缩。建议所有2型糖尿病确诊时，以及1型糖尿病确诊5年后，应进行糖尿病神经病变筛查，随后至少每年筛查一次。良好的血糖控制可以延缓糖尿病神经病变的进展。

22. 如何避免发展为糖尿病足？

糖尿病足是指糖友由于合并神经病变及各种不同程度的末梢血管病变，导致下肢感染、溃疡形成，或深部组织的破坏，是糖尿病最严重也是治疗费用最高的慢性并发症之一，重者可以导致截肢甚至死亡，我国糖尿病足糖友的总截肢率为 19.03%。

糖尿病足强调"预防重于治疗"，关键在于定期检查糖友是否存在糖尿病足的危险因素，教育糖友及其家属加强足部的保护，包括每天检查双脚，定期洗脚，用干布擦干，尤其是擦干脚趾间隙；洗脚时的水温要合适，低于 37℃，足部皮肤干燥可以使用油膏类护肤品；不宜用热水袋、电烤炉等物品直接保暖足部；避免光脚行走，穿鞋前先检查鞋内是否有异物或异常，选择底厚面宽的鞋子；不穿过紧的袜子，每天更换袜子，建议穿浅色袜子，以方便及时发现脚底破溃或出血；定期修剪趾甲，建议水平地剪趾甲，或由专业人员修除；一旦有问题，及时找专科医生或护士诊治。

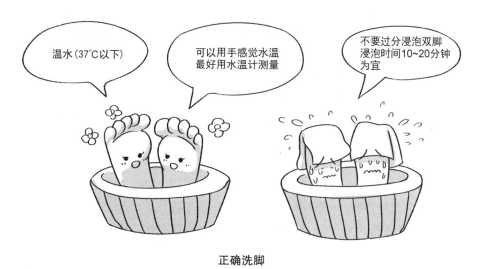

正确洗脚

23. 糖友容易发生哪些感染性疾病？

糖友容易并发细菌、真菌、病毒以及非典型致病菌导致的各种感染，血糖控制不好的人更容易发生，后果也更严重。对于合并感染的糖友，严格控制血糖是首要措施，但对共存疾病多、预期寿命短的糖友可适当放宽血糖目标，同时需进行有效的抗感染治疗。

（1）皮肤感染：体癣、指甲癣、足癣等化脓性感染最为常见，一旦出现以下情况，如皮肤颜色的急剧变化、局部疼痛加剧并有红肿等炎症表现、新发生的溃疡、原有的浅表溃疡恶化并累及软组织和（或）骨组织时，及时至糖尿病足病专科或骨科就诊。

（2）口腔感染：糖尿病人群口腔疾病的患病率和严重程度均较非糖尿病人群明显增加。口干、不注意口腔卫生等均可导致口腔疾病，不少糖友患有牙周炎，因此，糖友应养成良好的卫生习惯，坚持每天有效刷牙，去除牙结石，保持口腔环境清洁，定期进行口腔检查和牙周洁治。

（3）泌尿系统感染：以肾炎、膀胱炎最多见，有时女性伴真菌性阴道炎；表现为排尿障碍、尿失禁、尿潴留、尿路感染等，尤其是糖尿病病程长、血糖控制不佳的老年糖友，并发泌尿系统感染导致血糖更加难以控制，甚至诱发高血糖昏迷。良好的血糖控制、加强自身卫生、勤洗澡和更换内衣裤在一定程度上可预防泌尿系统感染。

（4）呼吸道感染：糖友应根据情况进行流感、肺炎链球菌等疫苗接种，以减少住院和死亡风险。因新型冠状病毒肺炎死亡的患者中80.0%以上为老年人，其中26.8%的老年患者合并糖尿病。因此，老年糖友应注意防护，避免新冠病毒等特殊病原体感染，建议65岁以上的糖友每年都要接种流感疫苗。

糖友容易发生感染，而感染又可进一步加重糖友原有的糖、蛋白质、脂肪代谢紊乱。对于合并感染的糖友，在有效抗感染的同时还要进行整体治疗；糖尿病与感染两者互为因果，感染使血糖控制更加困难，血糖高使感染进一步加重。

24. 糖友平时该怎么运动？

糖友在血糖控制尚可的情况下，可以适量运动。运动的总原则是"循序渐进、量力而行、持之以恒"，依据年龄、病情、身体状况，来决定运动的强度。一般中等强度的运动（快走、慢跑、骑车、爬楼梯、健身操等）比较适合；糖友也可以在医护人员的帮助下，制定适合自己的运动计划。在运动之前，要选择合适的鞋袜，注意鞋的密闭性和透气性，运动的场地要平整、安全、空气新鲜，在正式运动前，应先做热身运动5~10分钟，以免肌肉拉伤。运动时间的选择，应在饭后1小时左右开始，因为此时的血糖较高，运动时不易发生低血糖。每次运动的持续时间为30~60分钟，并注意在达到运动强度后应坚持20~30分钟，这样才能起到降低血糖的作用。建议运动频率为每周 3~4 次；自我感觉周身发热、微微出汗，但不是大汗淋漓；同时测算运动时的最大心率（最大心率＝170-年龄）。

以下方法有助于坚持运动：选择自己喜欢的运动方式；运动时间安排在较为方便的时候；结伴而行；制定切实可行的运动计划。

运动时的注意事项：培养规律的定时定量的运动习惯；切勿在饥饿或饱食时运动；避免单独运动；运动时随身携带糖尿病救助卡、糖果、点心等，以预防低血糖的发生；如出现心慌、冒虚汗、乏力、下肢疼痛等情况，要立即停止运动；必要的时候要就近就医，以免发生意外。

25. 糖友该如何管理自己的饮食？

糖尿病需要坚持长期治疗，即使病情稳定，血糖控制理想，也要控制饮食，并定期到医院复查。合理的饮食可以减轻胰岛 β 细胞负担，协助维持血糖在理想水平，控制血脂血压，维持理想体重［理想体重（kg）＝身高（cm）-105］。饮食原则为控制总热量，平衡膳食，选择多样化和营养合理的食物，少量进餐，定时定量，不吸烟。对于用胰岛素治疗者，应酌情在上午 9：00—10：00，下午3：00—4：00 或睡前加餐，防止发生低血糖。体力劳动或活动多时也应适当增加主食或加餐。糖友的饮食需要注意以下事项：

（1）主食以粗制米、面和适量杂粮为主，限制甜食。

（2）从鱼、肉、蛋、奶和大豆制品中获得优质蛋白，合并肾病者限制吃大豆类制品。

（3）饮食宜清淡、低盐、低脂；盐摄入量每日不超过 6 g；少吃肥肉、动物内脏、蛋黄、鱼子、蟹黄、花生、核桃、松子等。

（4）多吃蔬菜，限量吃水果，增加膳食纤维；每日摄入 25~30 g 膳食纤维可延缓血糖、血脂吸收，保持大便通畅，减少饥饿感。

（5）限酒不限水，适量饮水有利于体内代谢产物的排除和血糖的稀释。饮酒增加肝脏负担，空腹时易出现低血糖。

26. 糖友可以吃水果吗？

糖友可以进食适量水果，水果品种要视病情而定，遵循从单品种到多品种，从少量到适量的原则，病情不稳定或严重时不吃水果；病情控制得较好时，可少量地吃一些较低糖分的水果，如樱桃、草莓、李子、山楂等，同时要监测吃水果后血糖的变化，如果血糖明显增高，最好不吃。

27. 糖友可以喝酒吗？

酒可分为白酒、红酒和啤酒三大类。白酒的酒精度数高，对肠胃道的刺激大，对肝脏胰腺的危害大；如果要饮酒，建议选择啤酒和红酒。

糖友如果大量喝酒，尤其是在空腹状态下，容易发生低血糖；而糖友喝酒后的活动，比如跳舞、散步等，会进一步降低血糖，因此不推荐糖友饮酒。如果要喝酒应掌握以下原则：①计算酒精中所含的总热量，酒精产生的热量应从当日饮食的热量中扣除。②饮酒的量：女性一天饮酒酒精量不超过 15 g，男性不超过 25 g（15 g 酒精相当于 350 mL 的啤酒、50 mL 葡萄酒或 38°的白酒 50 mL），每周不超过 2 次。③虽然酒精代谢不需要胰岛素参与，但是由于酒精热量高（每克酒精产热 7 kcal），长期饮酒易引起高脂血症。

以下情况禁止饮酒：①血糖控制不稳定，经常发生低血糖的糖友。②空腹状态下或睡前不宜饮酒。③发生感染、酮症酸中毒等急性并发症者。④高血压、高血脂病友。⑤口服磺脲类降糖药物或使用胰岛素治疗，特别是使用胰岛素治疗者。⑥消化系统存在疾患，如肝脏、胰腺、胃肠道疾病者。⑦有严重慢性并发症，如心脑血管、眼部和肾脏疾病者。

28. 得了糖尿病该怎么办？

确诊糖尿病的病友，治疗的"五驾马车"缺一不可，即饮食控制、合理运动、血糖监测、糖尿病教育和药物治疗。治疗糖尿病的近期目标是控制高血糖，消除糖尿病症状，防止出现急性并发症，比如酮症酸中毒、高渗高血糖综合征；远期目标是预防慢性并发症的发生与发展，提高生活质量，延长糖友的寿命。

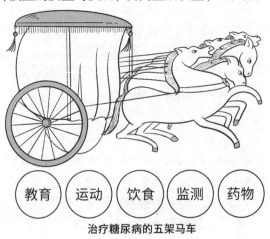

治疗糖尿病的五架马车

29. 糖尿病可以根治吗？

糖尿病是一组由遗传和环境共同引起的以慢性高血糖为特征的临床综合征，目前糖尿病的病因和发病机制仍未完全阐明，缺乏病因治疗手段。所以，目前糖尿病是无法根治的。也就是说，一旦得了糖尿病，就必须终身治疗，糖友要做好打持久战的思想准备。而那些打着可以根治糖尿病幌子，利用糖友渴求快速治愈的心理招摇撞骗、掩人耳目的治疗方法，其目的仅仅是钱。

糖尿病虽然无法根治，但幸运的是，以目前的科学发展阶段，糖尿病已经是一种能够通过多种方式得到很好控制的疾病，包括规律饮食、适当运动、科学的药物治疗和规律的血糖监测等。血糖控制达标可以减少和延缓并发症的发生。即使发生了并发症，也可以通过控制血糖以及相应治疗手段来控制和延缓并发症的发展，让糖友在预期寿命和生活质量方面与非糖尿病者非常接近。

温馨提示

1. 中国糖尿病患病率高达 12.8%，糖尿病对机体危害很大。
2. 确诊为糖尿病后，把血糖控制在合理的目标范围内对预防多种并发症非常重要。
3. 糖尿病需要综合治疗，包括饮食控制、合理运动、血糖监测、糖尿病自我管理教育和药物治疗。
4. 血糖控制平稳的情况下，糖友可以适量吃水果、饮酒。
5. 目前糖尿病尚不能治愈。

二、糖尿病药物治疗锦囊

刘老师是一位大学体育老师，退休后由于身材发胖，体重超标而患上 2 型糖尿病，经过一系列降糖药物治疗，积极调整饮食，配合适宜运动，刘老师的血糖维持在正常范围内，又可以精神饱满、全身心地投入他热爱的体育事业当中。刘老师坦言，"我的工作和生活并未受到糖尿病的多少影响"。在控糖的路上，你不是一个人，让我们一起学习榜样的力量。

1. 得了糖尿病需要使用哪些药物治疗呢?

(1)口服降糖药:口服降糖药物使用方便,疗效确切,安全性较高,在2型糖尿病治疗中有重要地位,但它种类繁多、名称各异,即使患病多年的糖友,也常常分不清楚。

(2)非口服降糖药:目前国内已上市的非口服降糖药共有两大类,分别是胰岛素和GLP-1(胰高血糖素样肽-1)受体激动药。

2. 常见的口服降糖药物有哪几种?

目前国内已上市的口服降糖药共有7大类,分别是双胍类、磺脲类、格列奈类、α-糖苷酶抑制药、噻唑烷二酮类、DPP-4(二肽基肽酶Ⅳ)抑制药、SGLT-2(钠-葡萄糖协同转运蛋白2)受体抑制药,常见药品见表2-3。

表2-3 口服降糖药一览表

种类	代表药物	作用机制	HbA1c降幅	低血糖	体重影响	主要不良反应
双胍类	二甲双胍	减少肝脏葡萄糖的输出	1.0%~1.5%	单用不引起低血糖	减重	胃肠道反应
磺脲类	格列本脲 格列齐特 格列吡嗪 格列喹酮 格列美脲	直接刺激胰岛β细胞分泌胰岛素	1.0%~1.5%	可导致低血糖	增重	低血糖、胃肠道反应
格列奈类	瑞格列奈 那格列奈 米格列奈	直接刺激胰岛β细胞分泌胰岛素	0.5%~2.0%	可导致低血糖	增重	低血糖、体重增加
α-糖苷酶抑制药	阿卡波糖 伏格列波糖 米格列醇	延缓碳水化合物的吸收	0.5%~1.0%	单用不引起低血糖	不增重	胃肠道反应
噻唑烷二酮类	罗格列酮 吡格列酮	改善胰岛素抵抗	0.7%~1.0%	单用不引起低血糖	增重	体重增加、水肿
DPP-4抑制药	沙格列汀 西格列汀 维格列汀 阿格列汀 利格列汀	保护GLP-1不被降解,增加和延长GLP-1活性	0.4%~0.9%	单用不引起低血糖	不增重	鼻咽炎、头痛、上呼吸道感染

续表2-3

种类	代表药物	作用机制	HbA1c 降幅	低血糖	体重影响	主要不良反应
SGLT-2 受体抑制药	达格列净 恩格列净 卡格列净	减少葡萄糖重吸收	0.5%~1.5%	单用不引起低血糖	减重	泌尿系感染

3. 服用双胍类降糖药，需要注意什么？

口服降糖药的代表药物是二甲双胍，主要是通过减少肝脏葡萄糖的输出和改善外周胰岛素抵抗而降低血糖，可单独使用，也可与其他口服降糖药、胰岛素联合使用，进一步控制血糖，减少胰岛素用量，并减少胰岛素治疗引起的体重增加和低血糖风险。除了降糖，二甲双胍通过改善胰岛素抵抗，辅助降压、调脂、降低体重，对心血管有保护作用。使用二甲双胍后，可能会出现胃肠道反应，所以应先从小剂量开始。

4. 服用磺脲类降糖药，需要注意什么？

磺脲类属于胰岛素促泌剂，也是一个庞大的家族，1954 年就有了第一个产品，陆续上世了格列本脲（1969 年）、格列吡嗪（1971 年）、格列喹酮（1975 年）、格列齐特（1979 年）、格列美脲（1995 年）等，它们主要是通过刺激胰岛 β 细胞分泌胰岛素，增加体内的胰岛素水平而降低血糖。磺脲类药物如果使用不当可导致低血糖，特别是老年糖友和肝、肾功能不全者，还可导致体重增加。需要注意的是，这类药物可以减弱机体对酒精的耐受力，而酒精反过来也增加磺脲类药物的降糖作用，因此，正在使用这类药物的病友，不能饮酒。

5. 服用格列奈类降糖药，需要注意什么？

格列奈类也是一种胰岛素促泌剂，属于非磺脲类，一般名字中均含有"格列奈"的字样，主要通过刺激胰岛素的早时相分泌而降低餐后血糖。此类药物需在餐前即刻服用，所以又叫餐时血糖调节剂，如果暂时还不能确定进餐时间，请勿服用。格列奈类药物的常见不良反应是低血糖和体重增加，但低血糖的风险和程度一般比磺脲类药物轻。肾功能不全的病友也可以使用该类药物。

6. 服用 α-糖苷酶抑制药，需要注意什么？

α-糖苷酶抑制药主要通过抑制碳水化合物在小肠上部的吸收而降低餐后血糖，比较适用于以碳水化合物为主要食物成分而引起餐后血糖升高的糖友。

这类药物有阿卡波糖、伏格列波糖、米格列醇等。一般这类药物与第一口主食同时嚼服，让它和食物充分混合以发挥更好作用，单独服用通常不会发生低血糖。α-糖苷酶抑制药的常见不良反应为胃肠道反应如腹胀、排气增多等，但通常坚持使用，不良反应会减轻。

7. 服用噻唑烷二酮类降糖药，需要注意什么？

噻唑烷二酮类主要通过增加人体对胰岛素作用的敏感性而降低血糖，单独使用时不导致低血糖，但与胰岛素或格列齐特、格列喹酮、瑞格列奈等药物联合使用时，发生低血糖风险就大大增加。体重增加和水肿是本类药物的常见不良反应。噻唑烷二酮类还可以使伴有胰岛素抵抗的绝经前期和无排卵型女性恢复排卵，因此，服用这类药物时要注意避孕。

8. 服用 DPP-4 抑制药，需要注意什么？

这类药物都带有"列汀"的字样，如西格列汀、沙格列汀、维格列汀、利格列汀和阿格列汀，可以间接增强胰岛素的分泌，从而降低血糖。DPP-4 抑制药不增加体重，且单独使用不增加低血糖发生的风险，而西格列汀还可与二甲双胍双剑合璧，更好地控制血糖。在肾功能不全的病友中使用该类药物时，应按照药物说明书调整药物剂量。

9. 服用 SGLT-2 受体抑制药，需要注意什么？

这类药的中文药名都有"列净"二字，所以也称"列净类"降糖药。此类药物通过促进尿葡萄糖的排泄，从而降低血液循环中葡萄糖水平。SGLT-2 受体抑制药单独使用时通常不发生低血糖，联合胰岛素或格列齐特、格列喹酮、瑞格列奈等药物时，可增加低血糖发生风险。其常见不良反应为生殖泌尿道感染，女性居多。对于中度肾功能不全的糖友，可以减量使用 SGLT-2 受体抑制药，重度肾功能不全的糖友不建议使用。

10. 这么多胰岛素，有什么区别呢？

胰岛素是机体内唯一降低血糖的激素，同时促进糖原、脂肪、蛋白质合成。胰岛素治疗是控制高血糖的重要手段，常见的胰岛素品种见表2-4。

表 2-4　常见胰岛素一览表

种类	名称	起效时间	达峰时间	持续时间	注射途径
速效	诺和锐 优泌乐 艾倍得	10~20 分钟	1~3 小时 0.5~1 小时 1~1.5 小时	3~5 小时	皮下和静脉
短效	诺和灵 R 优泌林 R 胰岛素	30~60 分钟	2~3 小时	5~8 小时	皮下和静脉
中效	诺和灵 N 优泌林 N 甘舒霖 N 万苏林	2~4 小时	4~10 小时	10~16 小时	皮下
长效	诺和平 长秀霖 来得时 来优时 诺和达	3~8 小时 2~4 小时 2~4 小时 1~2 小时 1~2 小时	3~14 小时 平稳无峰 平稳无峰 平稳无峰 平稳无峰	16~24 小时 20~24 小时 20~24 小时 24~36 小时 36~42 小时	皮下
预混 胰岛素	诺和佳	10~20 分钟	单峰	24~42 小时	皮下
	诺和锐 30 诺和锐 50 优泌乐 25 优泌乐 50	10~20 分钟	双峰	10~16 小时	皮下
	诺和灵 30R 诺和灵 50R 优泌林 70/30	30~60 分钟	双峰	10~16 小时	皮下

11. 使用 GLP-1 受体激动药，需要注意什么？

GLP-1 全称是"胰高血糖素样肽-1"，通过依赖葡萄糖浓度的方式，增强
胰岛素分泌、抑制胰高血糖素分泌来发挥降糖效果。而且，当血糖浓度较低
时，这类药不会促进胰岛素释放，但能延缓胃排空、抑制食欲来减少进食量。
目前国内上市的该类药品种有艾塞那肽、利拉鲁肽、利司那肽和贝那鲁肽，均
需皮下注射。这类药可以单独使用或与其他降糖药联合使用，单独使用时不增

加低血糖发生的风险，是一类安全性较高且获益颇多的新型降糖药。

12. 这么多降糖药，要怎么选呢？

有的糖友在用药的几天后，见血糖下降不明显，就特别着急。事实上，有些降糖药服用半个月甚至一个月时，才能达到最大降糖效用。而且每位糖友的病情不一样，医生往往会综合评估具体情况，包括年龄、体重、血糖情况、低血糖风险、肝肾功能、并发症、伴发疾病、经济能力、接受意愿等，制定个体化的血糖目标值和降糖方案。当单药达不到理想控糖的目标时，医生会考虑联合用药，使低血糖风险和不良反应最小化，对于超重或肥胖的糖友，尽量选择联合减重或不增加体重的药物。

13. 为什么口服降糖药物的服药时间不同？

我们时常提醒糖友们，要特别关注服药时间，若不按照规定的时间服药，不但达不到预期的降糖效果，反而还会引起药物不良反应。

(1)磺脲类：这类药物需要餐前 30 分钟服用，利用药物刺激胰岛 β 细胞分泌胰岛素，以确保在用餐时，身体有更多的胰岛素来"管理"血糖，能把血糖水平控制得更好。如果是长效剂型的磺脲类药物，能"管理"24 小时血糖，服药时间一般也是餐前，并要求固定每天服药时间，以确保达到最稳定的降糖疗效。

(2)格列奈类：包括瑞格列奈、那格列奈、米格列奈，这些药物都是针对糖友每顿饭引起的血糖升高，所以要在餐前 15 分钟服用，也就是说，糖友要在吃饭前吃药，且吃完药后就开始吃饭。

(3)α-糖苷酶抑制药：包括阿卡波糖、伏格列波糖、米格列醇，这些药主要针对饮食引起的血糖升高，故只有和饭一起吃，才能减少食物中葡萄糖的降解和吸收，达到最好的降糖效果；而饭后服药，食物已经先一步到达小肠，葡萄糖已经被吸收，这个时候再吃药，就不能起到最好的控制血糖的作用。因此，阿卡波糖咀嚼片建议与第一口饭一起嚼服。

(4)双胍类：二甲双胍是目前临床应用得最广泛的一种药物，其在餐中、餐后服用，对降糖的效果影响都不太大。但是，由于部分糖友在服用二甲双胍的早期，会出现胃肠道反应，主要表现为恶心、呕吐、胃胀、腹泻、消化不良等，其中绝大部分糖友可以耐受，且随着用药时间的延长，胃肠道的不适症状可基本消失，因此，当糖友开始使用二甲双胍降糖治疗，一般建议从小剂量开始，并在餐中或者餐后服用，以减少其胃肠道副作用。

14. 哪些降糖药物对服药时间不太"讲究"？

胰岛素增敏剂噻唑烷二酮类药物，如罗格列酮、吡格列酮，它是需要慢慢累积到一定阶段后，才开始发挥对胰岛素的增敏作用。而这类药物的起效时间，往往是服药 1~2 周以后；而作用最强的时间，通常是在服药后 2~3 个月。因此，此类药物对餐前、餐后服用时间的要求不太高。同样，DDP-4 抑制药，比如西格列汀、沙格列汀、维格列汀等，以及 SGLT-2 受体抑制药，比如恩格列净、达格列净、卡格列净等，对服用时间要求也不高，故使用上述药物的糖友，可以根据自己的生活安排、工作需要选择一个固定时间服用即可。

15. 为什么胰岛素的用药时间要求最严格？

根据作用时间，胰岛素分为长效剂型、中效剂型、短效剂型和速效剂型。同时药厂在生产胰岛素时，常把中效的与短效的或速效的剂型混合在一起，我们称之为预混胰岛素。这些药物的用药时间往往有严格要求，每一种药物的说明书都为糖友提供了准确用药时间，希望糖友及家属拿到药物后，仔细阅读说明书，有不理解的方面，可及时向医生或药师咨询。

(1)速效胰岛素，如诺和锐、优泌乐、艾倍得、速秀霖等，腹壁皮下注射后10~20 分钟内起效，故应该在饭前注射，并保证在注射完 10 分钟内吃饭，这也就是说，凡是含有速效胰岛素的预混胰岛素，如诺和锐 30、诺和锐 50、优泌乐25、优泌乐 50 等，都是皮下注射完成后，立即开始吃饭。

(2)短效胰岛素即普通胰岛素，如诺和灵 R、优泌林 R、甘舒霖 R 等，一般在注射 30~60 分钟开始起效，故应在餐前 30 分钟皮下注射此类药物，可以使餐后高血糖的危险性减至最小、低血糖反应发生率减至最低。同样道理，凡是含有短效胰岛素的预混胰岛素，如诺和灵 30R、诺和灵 50R、优泌林 70/30、甘舒霖 30R、甘舒霖 50R，也应在餐前 30 分钟注射。

(3)基础胰岛素，包括中效和长效的胰岛素。中效胰岛素有诺和灵 N、优泌林 N、甘舒霖 N，长效胰岛素包括甘精胰岛素、地特胰岛素、德谷胰岛素，这些基础胰岛素主要用于睡前注射，既可有效地控制夜间至次日的空腹血糖，又可减少夜间低血糖的风险，还能提供人体白天不进食的基础状态时所需胰岛素。

16. 口服降糖药好，还是打胰岛素好？

糖友应该首先要明确自己属于 1 型还是 2 型糖尿病。1 型糖尿病的特点是

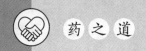

胰岛素量分泌不足，绝大多数人是需要长期或终身使用胰岛素治疗。

2型糖尿病的特点是胰岛素分泌相对不足（即胰岛素量分泌尚可，但是胰岛素不能正常发挥降血糖的作用），不一定需要使用胰岛素，但一部分糖友可以使用胰岛素强化治疗，使用时间为2周~3个月；胰岛素治疗对胰岛β细胞功能的恢复和改善具有积极的作用，也可使新诊断的2型糖尿病糖友有一个较长的高血糖缓解期。另外，对于得病时间长，且长期血糖控制不佳的2型糖友，如果口服降糖药效果不佳或存在口服降糖药的禁忌证时，也往往需要胰岛素来控制血糖。

总而言之，是使用口服降糖药好，还是皮下注射胰岛素好，亦或是口服药联合胰岛素好，医生会根据糖尿病类型、血糖控制情况、口服降糖药物效果等方面综合考虑，为每一位糖友制定个体化的降糖方案。

17. 打了胰岛素会导致血管情况越来越差吗？

糖友使用胰岛素控制血糖，通常是皮下注射，而并非直接注射到血管里，因此不会给血管造成"千疮百孔"。而随着糖尿病疾病的进展，糖友在疾病中及疾病后期出现的微血管和大血管并发症，往往是由于血糖控制不佳造成的。因此，血管病变并不是使用胰岛素造成的，正确使用胰岛素控制血糖达标，是防止并发症进展的关键。

18. 长期使用降糖药会损害心肾功能吗？

胰岛素注射液无任何肝肾损伤的不良反应。其他类型的降糖药物依据种类不同，可能会对人体心、肾等产生一定不良反应。但近年来，一系列大型临床研究结果显示，一些新型降糖药物除有明确的降糖作用外，还对心血管和肾脏有保护作用，例如GLP-1受体激动药和SGLT-2受体抑制药。利拉鲁肽、度拉糖肽、索马鲁肽注射剂均可显著降低心血管疾病的发生风险，包括冠心病、心力衰竭、心肌梗死等；恩格列净、达格列净、卡格列净既可以显著降低心血管疾病的发生风险，同时还能降低肾脏疾病进一步恶化的风险。因此，合并心肾疾病的糖友选择降糖药物时，医生根据药物的疗效、安全性、费用、是否能够买到、使用是否方便性等因素综合考虑，会优先选择具有心血管和肾脏保护作用的降糖药物。

19. 肾功能不好的糖友如何选择口服降糖药物？

糖尿病与慢性肾脏病关系密切，糖友慢性肾脏病发生风险较非糖友增加

2.6倍。对2型糖尿病合并中重度慢性肾脏病糖友，HbA1c控制目标可适当放宽到7.0%~9.0%，这样既可以避免血糖水平控制过低而出现低血糖，又可以避免血糖水平过高而出现酮症酸中毒等代谢异常及感染。

一般而言，当糖友的肾功能下降时，由于大多数口服降糖药在体内的作用将发生改变，导致低血糖及其他不良反应风险显著增加。此时，医生会酌情减量或停药。瑞格列奈、那格列奈、罗格列酮、利格列汀在严重肾功能损伤的糖友中可以正常使用。

20. 肥胖糖友优选哪些降糖药？

2型糖尿病糖友大多数为肥胖者，尤其是使用胰岛素的糖友，这是因为胰岛素不仅能够促进身体对葡萄糖的吸收，还能够促进脂肪及蛋白质的合成。与此同时，由于血糖得到了有效控制，营养吸收也随之改善，更容易导致体重增加甚至肥胖。此外，部分糖友因为担心出现低血糖，会刻意加餐、补充食物，从而导致摄入过多能量，最终使体重增加。优先选择有明显降低体重作用的降糖药，在降糖的同时，改善体重，对肥胖的糖友来说，是不错的选择。具有降低体重的降糖药包括以下几种：二甲双胍、SGLT-2受体抑制药、GLP-1受体激动药、阿卡波糖。

21. 糖尿病症状不明显，可以不用药吗？

高血糖使全身血管如同泡在糖水中，就像腌肉，把血管壁细胞的水分吸出来，使血管僵硬、变脆；与此同时，高血糖使脂肪分解加速，导致高血脂，高血脂会造成血管每年以5%的速度阻塞，给人体带来无穷的危害。糖尿病症状不明显，是否需要使用降糖药物，还需要根据血糖具体情况决定，以下三种情况可以暂时不用药。

（1）糖尿病前期：此时血糖偏高但未达到糖尿病诊断标准的"中间"状态，也是糖尿病的早期预警信号。单纯的空腹血糖升高或糖耐量异常人群均属于较低风险，可以暂时考虑不用药，以生活干预为主，通过饮食控制和适当运动，积极监测血糖和关注血糖的变化，及时调整干预方案。

（2）糖尿病蜜月期：糖尿病蜜月期是指新诊断的1型或2型糖尿病糖友使用胰岛素治疗后，随着血糖控制的平稳，胰岛素逐渐减量甚至停用，糖友不使用任何降糖药物，血糖仍然维持平稳的阶段。但是不同的糖友蜜月期维持的时间不等，虽然在这个时期可以不用药，但此阶段一定不要放松对自身生活习惯和饮食习惯的控制，须密切监测血糖，且蜜月期结束之后还是应该进行药物治疗的。

（3）胃旁路手术之后：一些糖友（主要是肥胖者）通过胃旁路手术来治疗自身的糖尿病，这是一种比较新的治疗方式。在进行胃旁路手术之后，糖友可以不用降糖药，但是千万不能放松自己，要坚持良好的生活方式。如果这个时间段血糖波动很大、不受控制，就要恢复使用降糖药。

22. 中成药和西药降糖药能一起吃吗？

不少糖友喜欢联合使用中成药和西药降血糖，但一些中西药物间存在药物相互作用，使用不当反而会出现不良反应，尤其是一些掺了西药成分的中成药，因并未标明所含的西药成分或剂量，同时使用安全隐患更大。对于糖友来说，当务之急还是要坚持吃西药，控制血糖，血糖控制不好可能引起一系列急慢性并发症；建议咨询内分泌科医生调整用药方案，并筛查是否有并发症。

任何药使用不当都会对肝肾功能造成伤害，中药也不例外。血糖略微偏高的糖友可以尝试中药或中成药治疗，例如西洋参有较弱的调节血糖作用，参芪降糖颗粒也具有一定降血糖的作用，葛根、黄精也可辅助降糖、降血脂，可酌情选用。

23. 血糖正常了，还需要使用降糖药物吗？

治愈糖尿病、停用降糖药是糖友们殷切的期望，但目前的医疗技术还不能实现。经过综合的治疗，虽然部分糖友血糖可恢复正常，但所有的降糖药物均为对症治疗，并未去除糖尿病病因，因此需要降糖药控制血糖的糖友，几乎都需要终身用药，即使血糖已经控制在目标范围或正常范围，也不能随意停药。

需要注意的是，糖尿病是一种进展性的疾病，即使目前血糖控制达标，但随着得病时间的延长，当前的方案可能也难以继续控制血糖达标，因为降糖难度在逐渐增大，这时需要调整治疗方案。这也是为什么糖友需要定期监测血糖与糖化血红蛋白等指标，发现上述指标再次升高后应及时就医调整降糖方案，以减轻高血糖对人体器官损害，降低并发症的发生风险。

24. 忘记吃降糖药了，应该怎么办？

当忘记服用口服降糖药时，首先监测血糖，可视血糖高低来及时调整，通常，需要补服降糖药的情况如下：

（1）双胍类：二甲双胍可在餐时服用，也可在餐后服用，在餐后服用可降低药物对胃肠的刺激。餐后血糖通常是在进食后的 1~2 小时升高，对 2 型糖尿病的糖友，如果漏吃了二甲双胍，建议在 1 小时内补药，但当漏药的时间超过 2 小时，同时还加用其他药物的话，可能会出现血糖过低，故当漏药的时间超过 2 小时，就不要服用了。

（2）磺脲类：短效磺脲类药物应在餐前 30 分钟服用，若餐后再补服，血糖水平逐渐下降，药物作用逐渐增强，易造成低血糖。长效剂型的磺脲类药物（格列美脲、缓释制剂），可以"管理" 24 小时血糖，建议固定每天服药时间，如在早餐前服用，若当天漏服，及时补服即可，注意补服时间与次日服药时间间隔 6 小时以上，避免血糖波动。

（3）α-糖苷酶抑制药、格列奈类：作为餐时血糖调节剂，主要降低餐后血糖，若餐前漏服药，可在餐中或餐后立刻服药补救，如果糖友在接近下顿饭时才想起来，此时肚子已空，如果补服或者和下顿饭前的药物一起，相当于 2 倍剂量服用，很有可能由于作用太强而引起低血糖，这时就不要补服了。

（4）噻唑烷二酮类、"列汀类"和"列净类"：这些药物与进餐时间没有关系，安全性相对较好，可随时补服，但注意避免补药时间与次日用药时间太接近，以免引起血糖波动。

当然，若血糖正常或稍许偏高，也可以通过非药物的方式来进行补救，如可以增加适量的运动量，因为运动本身就是消耗能量的过程，而消耗能量的过程可以降低血糖，而在运动之后，或下一次正餐之前，需要再次测定血糖。使用降糖药是糖尿病治疗的"五驾马车"之一，不同的口服降糖药物，其作用机制是不一样的，使用时间也是不同的，如果不按规定的时间用药，就达不到预期的降糖效果，反而还会引起不良反应，可能损害健康，甚至危及生命。因此，按时、定量、规律用药是对糖友血糖控制的最大保障！

 温馨提示

1. 生活方式干预是糖尿病治疗的基础，贯穿于糖尿病治疗的始终。
2. 降糖药物的使用时间有讲究。
3. 医生会根据糖尿病类型、血糖控制情况、口服降糖药物效果等情况，来决定降糖方案（是口服药物，还是注射胰岛素，或者口服药物联合胰岛素）。
4. 对大多数病友来说，即使血糖正常了，也要坚持服药。
5. 漏吃了降糖药物，补用药物有讲究。

三、降糖药物面面观

（一）胰岛素

> 老王在参加单位体检时，发现空腹血糖值为 11.6 mmol/L，到医院内分泌门诊就诊，做了相关检查，诊断为 2 型糖尿病，医生给他开了两种胰岛素，一天注射四次；医生让他先用一段时间胰岛素再复诊，根据血糖控制情况调整降糖方案。
>
> 老王拿到药一脸疑惑：身边也有好多得糖尿病的，大多都只用口服的降糖药，我怎么才得糖尿病就用上胰岛素了呢？用了胰岛素是不是就不能再用口服降糖药物了？胰岛素怎么用呢？接下来我们将为您一一解惑。

1. 哪些糖友需要使用胰岛素？

很多糖友疑惑，打胰岛素是不是因为糖尿病严重了呢？其实胰岛素只是控制血糖的工具之一，使用胰岛素并不意味着糖尿病病情重，到底使不使用胰岛素跟病友的具体情况有关，医生自有判断标准，各位糖友只需遵从医生的建议即可。

1 型糖尿病糖友需要依赖胰岛素维持生命，所以需要终身使用胰岛素治疗。2 型糖尿病糖友，虽然不需胰岛素维持生命，但口服降糖药作用不好或不能使用口服降糖药物时，仍然需要使用胰岛素来控制血糖。而对于新诊断但血糖很高的 2 型糖尿病糖友，此时可以先选择胰岛素治疗让自己的胰岛细胞得到休息。特殊情况如怀孕、手术、酮症酸中毒、严重感染、乳酸性酸中毒等情况也是需要使用胰岛素的。

2. 怎样正确购买胰岛素？

胰岛素是处方药，糖友须拿着医生处方到医院药房或正规药店购买。当需要再次购买时，最好携带使用的胰岛素包装盒，以便医生能够正确地开药。为了保证药品的质量，以及考虑到胰岛素的保存条件，建议病友通过正规的渠道购买，比如医院和正规药店。需要注意的是邮寄的方式有可能不能保证质量。

3.胰岛素如何正确保存?

胰岛素适合的保存温度为 2℃~8℃。

(1)未开封的胰岛素:可以保存在冰箱冷藏室靠近冰箱门的位置(冰箱内壁温度较低,容易结冰)。

(2)已经开封正在使用的胰岛素:可以放置在室温下(20℃左右,可以保存30 天),正在使用的胰岛素不建议冷藏保存。

(3)特殊情况下的保存:外出旅游时携带胰岛素应避免过冷、过热以及反复震荡,最好随身携带一个保温箱。乘坐飞机时,胰岛素和其他降糖药物应装入病友随身携带的包中,千万不可以随行李托运,因为托运的行李震动较大,而且托运舱温度过低,这样会使胰岛素变性。

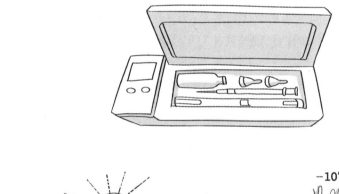

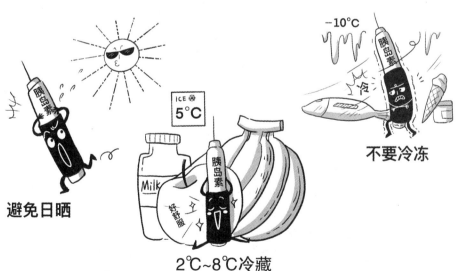

避免日晒

2℃~8℃冷藏

不要冷冻

4. 胰岛素如何正确使用?

(1)胰岛素注射笔:由胰岛素笔和笔芯组成。笔芯中储存有胰岛素药液,笔芯装入笔芯架中,与胰岛素笔连接,将胰岛素和注射装置合二为一。同一品牌的胰岛素笔只能与同一品牌的笔芯搭配,不可以混用。为了防止传染性疾病的传播,糖友不能与其他病友共用胰岛素笔及笔芯。

(2)胰岛素特充:其胰岛素和胰岛素笔是连体的,一次性的,注射液用完之后,整体就报废,直接丢弃。

(3)注射步骤:

1)核对胰岛素:检查名称、剂型、有效期、外观有无异常;温度应接近室温。

2)胰岛素准备:速效胰岛素、短效胰岛素等均为澄清溶液,可以直接注射;混悬型胰岛素(如预混胰岛素和中效胰岛素)为乳白色的悬浮液,使用时应充分混匀,直到药液成为均匀的白色混悬液才可以注射,以防止药液浓度不均匀导致血糖控制不良。

3)部位选择:适合胰岛素皮下注射的部位是腹部、大腿外侧、手臂外侧和臀部(表2-5)。

表2-5 胰岛素的理想注射部位

胰岛素种类	注射部位
短效胰岛素	腹部
速效胰岛素类似物	任何部位
中长效胰岛素	大腿、臀部
预混人胰岛素	(早晨)腹部 (傍晚)大腿或臀部

注意:注射部位需要轮转,如果经常在同一个地方注射会造成注射部位皮下硬结和脂肪萎缩,影响胰岛素的吸收。每次的注射点之间应至少相距1.0 cm,尽量避免在一个月内重复使用一个注射点。

4)排气:针头或笔芯内可能会留有少量空气,为了避免将空气注入体内并保证注射剂量的准确,每次安装新的笔芯和针头时必须排气。

方法:将胰岛素笔垂直竖起,将剂量选择旋钮旋至"1"再推至"0"位,直至

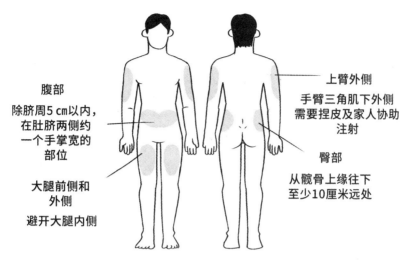

腹部
除脐周5 cm以内，
在肚脐两侧约
一个手掌宽的
部位

上臂外侧
手臂三角肌下外侧
需要捏皮及家人协助
注射

臀部
从髋骨上缘往下
至少10厘米远处

大腿前侧和
外侧
避开大腿内侧

"大轮转"：在腹部、上臂、大腿外侧和臀部四个部位之间的轮流注射。
"小轮转"：在每个部位内的小范围轮流注射。

排出一滴胰岛素液为止。

5）皮肤消毒：选用75%的酒精或者消毒棉片擦拭注射部位，等酒精挥发之后再注射。

6）进针注射：应保证为皮下注射，避免针进入肌肉层，最好的办法是捏起皮肤注射。妊娠糖尿病病友不推荐在腹部注射。选择腹部注射时，需要捏起皮肤并避开肚脐周围。注射完后针头应在皮下停留 10 秒。拔针后要用干棉签按压针眼部位 30 秒以上。注射结束后盖上针头帽，卸下针头。

胰岛素的使用和保存

7）捏皮注射方法：用拇指和食指（或加中指）捏起皮肤，然后注射，使注射确保是在皮下层；避免用全手指握住皮肤，防止误捏住肌层，使注射误入肌肉。

5. 如何处理用过的胰岛素针头？

用过了的针头一定要卸下，否则可能会增加生物污染，同时在温度变化时可能会有药液流出或空气进入，可以造成胰岛素浓度发生改变，使注射的胰岛素剂量不准，也可能会因为漏液而出现药液堵塞针头，严重影响治疗的效果。

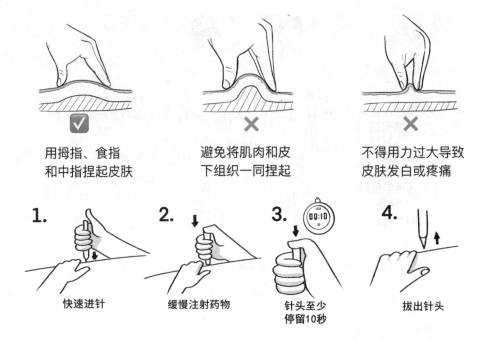

用拇指、食指
和中指捏起皮肤

避免将肌肉和皮
下组织一同捏起

不得用力过大导致
皮肤发白或疼痛

1. 快速进针

2. 缓慢注射药物

3. 针头至少
停留10秒

4. 拔出针头

6. 胰岛素针头可以用几次?

为了保证安全,针头严禁重复使用。胰岛素针头上有一层特殊的涂层,可以在注射过程中起到润滑作用,但是用过一次后,涂层便会有损坏,再次使用时会引起各种问题,比如涂层被破坏后注射就会感到疼痛,被刮坏的涂层缝隙中会生长细菌而引起感染,涂层被破坏的针头会容易折断。反复使用针头的不良后果:针尖部分或者全部留在体内、发生皮下脂肪硬结、注射部位疼痛等。

7. 如何减轻注射疼痛?

(1)胰岛素温度应放至室温再注射。

(2)等酒精挥发后再进行注射。

(3)笔芯内应无气泡。

(4)进针要快,注射要缓慢,进针和拔针时的方向须相同。

(5)经常更换注射部位。

(6)每次注射要更换针头。

(7)使用较短、较细的专用针头。

8. 忘记注射胰岛素该如何处理?

由于胰岛素需要天天打,所以难免出现漏打的现象。如果糖友忘记了打胰岛素,处理方式要看具体的情况而定,首先要分清楚自己使用的是哪种胰岛素,因为胰岛素分很多类型。

预混胰岛素和餐时胰岛素(速效和短效胰岛素)一般要求在餐前注射,如果糖友吃完饭后才想起胰岛素还没有打的,应该怎么补救呢?这就要具体情况具体对待了。对于使用速效胰岛素治疗的病友,可以在餐后立即注射,对疗效影响不大。对于早、晚餐前注射预混胰岛素的糖友,如果早餐前忘记了打胰岛素,在餐后立即补注也是可以的,其间需要注意监测血糖,必要时中间可加餐;如果想起来时已经快到中午了,应检查午餐前的血糖,当超过 10 mmol/L,可以在午餐前临时注射一次短效胰岛素或者速效胰岛素,切记不可以把早晚两次预混胰岛素合并成一次在晚餐前注射。

使用中效和长效胰岛素时,如果发现漏打,尽快补上即可。但下一次的注射最好在 24 小时后进行。

9. 胰岛素常见的不良反应是什么?

(1)低血糖:对于糖友来说,当血糖≤3.9 mmol/L,就是低血糖。建议糖友需要随身携带糖果、甜点等食品,以便在低血糖时能够及时自我救治。

(2)体重增加:开始胰岛素治疗后,体重通常会增加,但增加的程度因人而异,也有些人体重变化不大。如果糖友不控制饮食,体重便会在短期内增加。有些糖友因为害怕低血糖的发生而故意多进食,也可导致体重增加。

(3)过敏:发生率不高,但还是有少数糖友可能会发生胰岛素过敏。过敏可能是局部过敏或全身过敏。局部过敏只是注射部位和周围出现斑丘疹瘙痒;全身过敏可引起荨麻疹,极少数严重过敏的糖友可能出现过敏性休克。在某些情况下,局部过敏反应是可以自行缓解;使用抗过敏药物可以改善局部反应,如果疗效不佳,可在医生指导下将胰岛素改为不同的制剂种类或改用不同公司生产的胰岛素。

10. 胰岛素降糖速度是不是越快越好?

胰岛素治疗的过程中有时病人会感觉到视力模糊,这是因为治疗时血糖迅速下降,使得晶状体内的水分流出而屈光率下降,发生远视,一般随着血糖浓度恢复正常而迅速消失,不会发生永久性的改变,因此不必配眼镜矫正,也不需要特殊处理。这种现象大多出现在胰岛素使用的开始阶段,或者血糖波动较大的幼年型糖尿病糖友身上。此外,在血糖急剧降低后也可能导致糖尿病性周围神经病理性疼痛症状的发生,表现为重度疼痛,痛觉超敏明显,影响日常活动。因此胰岛素降糖过快可能会带来一些不良反应,胰岛素降糖速度不是越快越好。

11. 胰岛素有成瘾性吗?

胰岛素是没有成瘾性的,需不需要使用胰岛素来进行治疗,使用之后能否撤掉,关键还是取决于病情。"药物成瘾"是使用药品者产生的一种难以克制的获取和连续使用的渴望,目的是体验这些药物产生的欣快感,是一种心理上的依赖。而胰岛素从严格意义上来讲不是药物,而是人体自身分泌的一种维持血糖水平的生理激素。实际上每个人都离不开胰岛素,没有胰岛素,机体就不能够完成新陈代谢,生命就不能维系。对于自身不能分泌胰岛素的 1 型糖尿病和胰岛素分泌不足的 2 型糖尿病糖友,注射胰岛素可以很好地控制血糖,并且可以改善 2 型糖尿病糖友自身的胰岛功能,对于改善病情有很大益处,即便是长期注射,也是由于病情的需要,因此胰岛素是不存在成瘾问题的。

12. 妊娠期女性如何选择胰岛素?

目前,我国可用于怀孕合并糖尿病的胰岛素有人胰岛素 R、中效胰岛素、预混人胰岛素 30R、预混人胰岛素 50R、速效胰岛素–门冬胰岛素。因为速效胰岛素对餐后血糖控制更好,且低血糖的发生率比普通的人胰岛素低,所以它是怀孕女性的理想选择。

13. 儿童如何选择胰岛素?

目前有很多胰岛素可以用于儿童和青少年病友,如门冬胰岛素,适用于 2 岁以上的儿童糖尿病糖友;赖脯胰岛素,适用于 12 岁以上的儿童糖尿病糖友;地特胰岛素,适用于 6 岁以上儿童糖尿病糖友;甘精胰岛素,适用于 6 岁以上儿童糖尿病糖友。

 温馨提示

1. 胰岛素的正确使用包括购买、保存及注射技术(注射装置、混匀、部位轮换、正确进针、针头处理等)。
2. 使用胰岛素需注意低血糖、体重增加等不良反应。

（二）二甲双胍

老李近几个月明显感觉容易饿，饭量增加了，经常口渴，喝水量增多，晚上起夜次数多。在朋友的建议下去医院就诊，发现血糖 17.6 mmol/L，经过一系列检查，被诊断为 2 型糖尿病。住院期间首先使用胰岛素泵降血糖，血糖控制平稳达标后，改为口服二甲双胍、阿卡波糖治疗。老李听说二甲双胍吃了对肾不好，跟医生反映自己不想用二甲双胍。医生耐心解答了病友的疑问，老李这才放心地接受服用二甲双胍。下面让我们来了解一下二甲双胍吧。

1. 简单认识二甲双胍

二甲双胍在临床上使用已经有 60 多年的历史，是目前全球使用最广泛的口服降糖药物之一，是全球预防和控制糖尿病的核心药物。二甲双胍是治疗 2 型糖尿病的一线首选和全程用药，若无禁忌证，应该一直保留在糖尿病的治疗方案中。二甲双胍既能降低糖友的空腹血糖也能降低餐后血糖，降糖效果显著，而且不增加体重。二甲双胍比较安全，单独使用不会增加低血糖的发生风险。

2. 二甲双胍怎么服用？

二甲双胍的服用原则为"从小剂量开始，逐渐加量"，即开始时服用小剂量 500~1000 mg/天，1~2 周后加量到最佳有效剂量 2000 mg/天，以使糖友血糖得到较好的控制，成人的最大剂量为 2550 mg/天。二甲双胍的降糖作用随着剂量的增加而增加，可以在进餐时服用或餐后立即服用。从二甲双胍普通片转换为缓释片时，可以相同剂量转换。

3. 国内二甲双胍有哪些？不同剂型有什么区别？

二甲双胍的剂型：目前国内主要有二甲双胍片、二甲双胍缓释片或胶囊、二甲双胍肠溶片或胶囊，以及和其他口服降糖药（如磺脲类药物或 DPP-4 抑制药）组成的复方制剂。

不同剂型的区别：普通片剂在胃内崩解释放药物；肠溶片和胶囊在肠道崩解释放药物；缓释片和缓释胶囊在胃肠道内缓慢释放药物。与普通剂型比，缓释制剂一天服用一次，胃肠道不良反应发生率更低。

4. 二甲双胍常见的不良反应有哪些?

二甲双胍最常见的不良反应是胃肠反应,表现有恶心、呕吐,腹泻、腹痛和食欲不振,往往出现在治疗早期,通常大多数糖友可以耐受且可以自行缓解。二甲双胍可抑制消化道对维生素 B_{12} 的吸收,长期服用可导致血液中 B_{12} 水平下降,导致贫血。二甲双胍不刺激胰岛素分泌,不会引起体重增加,很少引起低血糖。

5. 服用二甲双胍出现胃肠道不良反应该如何处理?

为了避免此不良反应,适宜从小剂量开始,缓慢增加剂量,不在空腹或餐前服用,而应该在进餐或餐后服用,可使胃肠道慢慢适应。这些不良反应大多数人可以忍受,常常会随着服药时间的延长而缓解并消失。如出现症状不是很严重,可改为餐后服用或分次服用继续观察,也可以考虑试用缓释片;如症状非常严重,应及时就医。

6. 吃二甲双胍会伤肝、伤肾吗?

二甲双胍是通过胃肠道吸收进入血液循环的,不经过肝脏代谢,也没有肝毒性的,肝功能正常的糖友在推荐剂量范围内用药,不会造成肝损害。但是肝功能受损病友使用二甲双胍时需要谨慎,因为肝功能受损时会明显降低肝脏对乳酸的清除能力,增加乳酸性酸中毒的风险。

二甲双胍主要以原形经过肾脏从尿中排出,清除迅速,其本身对肾脏没有损害,但是在肾功能不全病友中,二甲双胍从肾脏的排泄减少,乳酸从肾脏的排泄也减少,乳酸性酸中毒风险增加。因此,肾功能不全的糖友在使用二甲双胍时,医生会根据其肾功能情况调整用药剂量。

7. 儿童、老年人服用二甲双胍时应注意什么?

二甲双胍可用于 10 岁以上 2 型糖尿病儿童或青少年,不推荐用于 10 岁以下儿童。

对于 65 岁以上老年糖友使用二甲双胍并没有具体的年龄限制;对于肾功能正常的老年 2 型糖尿病糖友,二甲双胍仍是一线首选用药,但已经有肾功能减退的老年病友,需要定期监测肾功能(3~6 个月检查 1 次),并根据肾功能情况调整二甲双胍的剂量。

8.妊娠期或者哺乳期女性可以服用二甲双胍吗?

妊娠期女性禁止使用二甲双胍;哺乳期女性应慎用,必须使用时,应停止哺乳。

 温馨提示

1.二甲双胍不会损伤肝肾,肾功能不全需根据肾功能情况调整剂量。
2.二甲双胍不推荐 10 岁以下儿童使用,孕妇禁用,哺乳期妇女慎用。

(三)胰高血糖素样肽 1(GLP-1)受体激动药

> 李阿姨得了 2 型糖尿病多年,目前使用胰岛素降糖,规律用药,但最近血糖控制不好,体重较之前也有所增加,同时患高血压多年,体型肥胖,曾经发生过脑梗死。住院后,首先用胰岛素泵控制血糖,血糖控制良好后,医生考虑到李阿姨体型肥胖及发生过脑梗死,胰岛素也会增加体重,就停用胰岛素,改用度拉糖肽注射液(一周注射一次)联合口服降糖药控制血糖。李阿姨有点疑惑,是不是又开了一种新的胰岛素,这个药效果怎么样?

1.GLP-1 受体激动药是胰岛素吗?

很多糖友都使用过胰岛素,从而认为只要是注射的降糖药就是胰岛素;其实 GLP-1 受体激动药不是胰岛素,两种是完全不同类别的降糖药。虽然两者不同,但它们之间还是有关联的。GLP-1 受体激动药通过增加胰岛素分泌、抑制胰高糖素(升高血糖的激素)的分泌,从而降低血糖。

2.GLP-1 受体激动药应如何保存?

GLP-1 受体激动药的保存与胰岛素一样,应冷藏于 2℃～8℃的冰箱中(勿接近冰箱冷冻室),不可冷冻。首次使用后,应在 30℃以下贮藏或冷藏在 2℃～8℃冰箱中。首次使用后的有效期为 1 个月(特别提醒:度拉糖肽在 30℃下非冷藏可储存 14 天,贝那鲁肽 25℃下可保存 7 天)。

3. GLP-1 受体激动药降血糖有什么特点？

短效制剂：对延缓胃排空的作用较强，降低餐后血糖较明显，如艾塞那肽、利司那肽。

长效制剂：对延缓胃排空的作用较弱，但通过刺激胰岛素的分泌和抑制胰高血糖素的分泌，对空腹血糖降低较明显，如利拉鲁肽、度拉糖肽、艾塞那肽周制剂。

4. GLP-1 受体激动药常见的不良反应是什么？

GLP-1 受体激动药常见的不良反应为恶心、呕吐、腹泻、食欲下降等胃肠道症状，一般为轻至中度，且这些不良反应多为暂时性的，治疗的开始阶段，发生率可能较高，但症状的严重程度和发生频率通常会随着治疗时间的延长而逐渐减轻。胃肠道反应与药物剂量密切相关，为减少胃肠道不良反应，可以从小剂量开始治疗，然后再逐渐加量。在糖友可耐受的情况下，应尽量避免停药。

5. GLP-1 受体激动药除了降糖，还有其他益处吗？

(1)心血管益处：心血管疾病是 2 型糖尿病糖友最主要的死亡原因，研究发现利拉鲁肽和度拉糖肽对已经确诊心血管疾病或者有心血管疾病危险因素的 2 型糖尿病糖友有心血管保护作用。

(2)肾脏益处：可以减少 2 型糖尿病糖友的尿白蛋白排泄量，可显著降低肾脏疾病风险，从而带来潜在的肾脏保护作用。

(3)减重：在降低血糖的同时还具有减重作用。

6. 儿童和孕妇能用吗？

(1)儿童与青少年：我国尚未批准任何 GLP-1 受体激动药用于治疗 18 岁以下的儿童和青少年 2 型糖尿病患者。

(2)妊娠或哺乳期女性：不推荐在妊娠和哺乳期的女性使用。

 温馨提示

1. GLP-1 受体激动药不是胰岛素，但保存方法与胰岛素一样。
2. GLP-1 受体激动药有减重及心血管和肾脏保护作用。

（四）SGLT-2 受体抑制药

王阿姨得 2 型糖尿病好几年了，之前用过口服药物降糖，目前用的胰岛素降糖，平时偶尔监测血糖，空腹血糖值波动在 13~17 mmol/L，为进一步诊治到内分泌科住院。入院首先选用胰岛素泵降糖，经过一系列检查，尿蛋白阳性(++)，血糖控制平稳后，换用二甲双胍和达格列净降糖。医生叮嘱王阿姨要多喝水，增加排尿，说这样可以减少达格列净的不良反应。王阿姨奇怪了：达格列净到底有什么不良反应需要我多喝水呢？还有其他不良反应吗？有什么优点啊？

1. SGLT-2 受体抑制药常见的不良反应是什么？

"列净类"药品为 SGLT-2 受体抑制药，其常见的不良反应包括生殖系统感染、泌尿系统感染等，常见于女性病友。SGLT-2 受体抑制药促进大量的葡萄糖从尿液中排出，使泌尿生殖道局部的葡萄糖浓度升高，导致发生细菌和霉菌感染的机会增加，多为轻到中度感染，女性较男性生殖道感染发生率稍高。此感染风险是可控的，建议注意个人外阴卫生，适量饮水，保持小便通畅，可减少感染的发生。如果病友出现尿频、尿急及尿痛等症状，有可能是泌尿和生殖系统感染，应就医并做相关检查以明确有无感染。

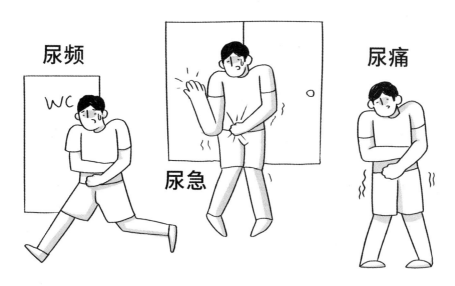

2. SGLT-2受体抑制药除了降糖作用外，还有其他益处吗？

SGLT-2受体抑制药在有效降糖的同时，还有减轻体重、降低心血管疾病发生风险、降压和减少心衰发作的作用，国内外一致推荐在有心血管高危/极高危风险或者心衰或慢性肾脏病的2型糖尿病糖友中将SGLT-2受体抑制药作为优选降糖药物。

3. 特殊人群使用该药时需要注意什么？

(1)老年人群：老年糖友需监测肾功能，肾功能正常或轻度不全时，均可使用SGLT-2受体抑制药。

(2)肝肾功能不全者：中度肾功能不全的糖友可减量使用SGLT-2受体抑制药；轻中度肝功能不全时也可使用，具体请咨询医生。

(3)1型糖尿病：目前，SGLT-2受体抑制药均不推荐在1型糖尿病病友中使用。

(4)儿童、青少年、妊娠和哺乳期女性：在这类人群中无使用SGLT-2受体抑制药的数据，暂不推荐在此类人群中使用。

 温馨提示

1. SGLT-2受体抑制药使用时需注意适量饮水，保持小便通畅，减少感染的发生。
2. SGLT-2受体抑制药有减重及肾脏和心血管保护作用。

(五)二肽基肽酶(DPP-4)抑制药

70多岁的王大爷得了2型糖尿病，使用预混胰岛素控制血糖，偶有发生饥饿、心慌、手抖等低血糖的症状，平时监测血糖时高时低，家里人不放心，带他到内分泌科门诊就诊，经过一系列检查，医生把他的降糖药改为基础胰岛素联合西格列汀二甲双胍降糖。西格列汀是什么药，为什么更适合王大爷？使用时需要注意什么呢？

1. 为什么西格列汀更适合王大爷?

西格列汀是 DPP-4 抑制药,既可降低餐后血糖,又可降低空腹血糖,单独使用时不增加低血糖的风险,对体重影响小,耐受性和安全性也比较好,可用于老年人,并且无需随年龄增长调整剂量,对于老年甚至伴有轻度认知障碍的老年糖友均有较多的获益。国内专家共识也推荐 DPP-4 抑制药作为老年 2 型糖尿病的基础用药之一。

2. DPP-4 抑制药常见的复方制剂有哪些?

DPP-4 抑制药可与多种降糖药组成固定复方制剂,其中以与二甲双胍组方最常见。复方制剂体现了 DPP-4 抑制药和二甲双胍的协同作用,不仅疗效确切、不良反应少,而且可以减少药物漏服、提高治疗依从性、降低用药费用,为临床简化治疗 2 型糖尿病提供了更多选择(表 2-6)。

表 2-6　常用的 DDP-4 复方制剂

固定复方制剂	规格	用法用量
西格列汀二甲双胍片 (捷诺达)	西格列汀 50 mg + 二甲双胍 500 mg	每日 2 次,餐中服药
	西格列汀 50 mg + 二甲双胍 850 mg	每日 2 次,餐时或饭后服用可减轻胃肠道症状
维格列汀二甲双胍片 (宜合瑞)	维格列汀 50 mg + 二甲双胍 850 mg	
	维格列汀 50 mg + 二甲双胍 1000 mg	
利格列汀二甲双胍片 (欧双宁)	利格列汀 2.5 mg + 二甲双胍 850 mg	
沙格列汀二甲双胍缓释片 (安立格)	维格列汀 2.5 mg + 二甲双胍 1000 mg	每日 1 次,晚餐时服药
	维格列汀 5 mg + 二甲双胍 1000 mg	

3. 特殊人群使用的注意事项

(1)青少年:由于研究数据有限,目前国内上市的 5 种 DPP-4 抑制药都不推荐用于儿童以及 18 岁以下青少年。

(2)妊娠及哺乳期女性:不推荐孕妇使用 DPP-4 抑制药;在动物试验中,DPP-4 抑制药可以分泌到乳汁中,虽然还不清楚该药是否会分泌到人乳汁中,仍不建议哺乳期女性使用 DPP-4 抑制药。

（3）肾功能不全：肾功能不全的病友，除利格列汀不需要调整剂量外，其他种类的 DPP-4 抑制药均应按照药物说明书调整药物剂量。

温馨提示

1. DPP-4 抑制药低血糖风险小、安全性比较好，老年患者很适用。
2. 肾功能不全的患者中，除利格列汀外，其他 DPP-4 抑制药均应调整剂量。

（六）消渴丸

老张 2 年前被诊断为 2 型糖尿病，开了二甲双胍和格列齐特缓释片降糖，前段时间血糖控制不佳，喝水与夜尿次数都增加了。听别人说有个中药制剂消渴丸可以有效缓解糖尿病人多饮多尿的症状，而且还可以降血糖，老张想着这是中药制成的，肯定没什么不良反应，于是自己在药店买了按说明吃，之后多次出现饥饿、心慌、手抖等低血糖现象，非常害怕。家里人陪他去医院就诊，医生详细询问清楚老张的病情和用药，然后告诉老张是因为他现在已经在用两种降糖药，自己又买了消渴丸，三个药一起使用导致低血糖，老张这才恍然大悟。

1. 消渴丸是纯中药制剂吗？

不是。消渴丸是中西药复方制剂，由黄芪、地黄、山药、葛根、天花粉、玉米须、五味子 7 味中药组成，加入西药格列本脲制成的，具有滋肾养阴，益气生津的功效。消渴丸治疗 2 型糖尿病，能够降低空腹血糖、餐后 2 小时血糖、糖化血红蛋白，作用与格列本脲是相当的。

2. 如果服用消渴丸需要注意什么？

消渴丸中的格列本脲属于磺脲类药物，降糖作用最强，持续的时间长，容易在体内发生蓄积，最常见的不良反应是低血糖，常发生于老年或肝肾功能不全糖友，因此年龄大有心血管并发症的糖友尽量不作为首选的药物，需要慎用。

如果使用，应该从每日 5 粒开始服用，同时密切监测血糖。如果出现腹泻、呕吐等症状，应停止服药。如果使用了消渴丸，请注意不要再同时服用其他磺脲类药物。

温馨提示

1. 消渴丸不是纯中药制剂，里面含有西药成分——格列本脲。
2. 使用过程中需密切监测血糖，避免同服其他磺脲类药物。

（七）蜂胶

王大伯今年 50 多岁，体检发现有糖尿病，空腹血糖值为 8.3 mmol/L，听邻居说蜂胶可以降血糖。王大伯心存疑问：蜂胶是不是真的跟别人说的那样可以降血糖？吃了蜂胶是不是就可以不吃降糖药物了？

1. 蜂胶可以降糖吗？

蜂胶是一种保健品，因具有调节免疫功能、抗炎、抗氧化、降血糖等多种作用而深受广大消费者的喜欢。

有研究表明，蜂胶可能有一定的辅助降血糖的作用，但不能直接用于降血糖，也不是降糖药物，所以不能替代正规的降糖药物用于治疗，只能是作为保健品来使用。

2. 蜂胶要怎么选？

市面上有多种蜂胶产品，但质量参差不齐。由于受利益驱使，一些不法厂商在蜂胶中非法添加降糖药物的行为时有发生，这些添加的降糖药物有可能是已经淘汰的品种，长期服用可能对身体有害，影响糖友血糖的控制。所以广大糖友在选择蜂胶时需要选择大品牌、品质有保证的产品。糖友平时需要自备血糖仪，规律监测血糖，科学规范地控制好血糖。

温馨提示

1. 蜂胶是保健品。
2. 蜂胶有辅助降血糖作用，但不能代替降糖药物。

第二节　人老骨头脆——骨质疏松

一、带您解密骨质疏松

> 60 岁的李大妈很喜欢跳广场舞，最近出现腰背疼痛、四肢隐痛和乏力等不适，到医院一检查被确诊为骨质疏松。李大妈喃喃自语道："我天天跳广场舞怎么会得骨质疏松呢？骨质疏松是不是很严重的病，我以后还能跳广场舞吗？骨质疏松有什么治疗方法呢？"

1. 什么是骨质疏松？

简单来说，骨质疏松是一种影响全身骨骼的疾病，表现为骨头变薄、变脆、像海绵一样疏松多孔，容易折断，即骨质疏松性骨折。骨质疏松性骨折危害巨大，是老年人残疾和死亡的主要原因之一。

骨骼中有两种重要的细胞，破骨细胞和成骨细胞，顾名思义成骨细胞的作用是促进骨形成（协调各种物质形成新骨头），破骨细胞的作用是促进骨吸收（协调各种物质使旧骨骼进行分化凋亡），二者协同，在骨骼的发育和形成过程中发挥重要作用。当成骨细胞和破骨细胞之间的动态平衡被打破，骨吸收超过骨形成就会导致骨质疏松。

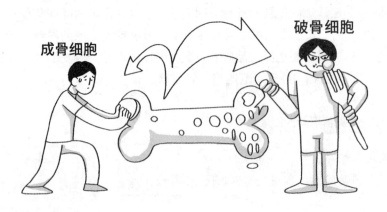

骨质疏松分为原发性骨质疏松和继发性骨质疏松两大类。其中，原发性骨质疏松包括绝经后骨质疏松（Ⅰ型）、老年骨质疏松（Ⅱ型）和特发性骨质疏松（包括青少年型）；继发性骨质疏松指由任何影响骨代谢疾病和（或）药物及其他明确病因导致的骨质疏松。

2. 得骨质疏松的人多吗？

2018 年中国的相关调查显示，50 岁以上患骨质疏松的人群占比为 19.2%，65 岁以上患骨质疏松的人群占比达到 32.0%。其中低骨量人群（即骨质疏松的高危人群）庞大，50 岁以上人群低骨量占比为 46.4%。我国男性骨质疏松（50 岁以上为 6.0%）和女性骨质疏松（50 岁以上为 32.1%）的病友显著高于欧美国家。另外，我国居民对骨质疏松认知普遍不足，对骨质疏松的防控已成为我国面临的重要公共健康问题。

3. 哪些人容易患骨质疏松？

老年人，无论男性、女性都可能患骨质疏松。老年性骨质疏松的特点是骨结构明显变脆、变薄和疏松。一般来说男性峰值骨量（骨量储备最高值）高于女性，出现骨丢失的年龄迟于女性，故老年男性骨丢失的量与速度都低于老年女性，老年男性骨质疏松的程度轻于女性。女性围绝经期和绝经后 10 年内，由于雌激素水平的变化较大，导致该年龄段的女性更容易患骨质疏松。老年人得骨质疏松的原因是多方面的，年龄增加和相关的器官功能减退是主要因素。此外，低体重、孕妇、哺乳期女性、日照和运动过少人群也容易患骨质疏松。

4. 骨质疏松有哪些危害？

骨质疏松会导致骨痛、驼背、骨折、身材变矮、呼吸困难等，其中骨折是骨质疏松最严重的危害。调查显示，2010 年我国骨质疏松性骨折病友达 233 万人，其中髋部骨折 36 万人，椎体骨折 111 万人，其他骨质疏松性骨折 86 万人，相应的医疗支出达 649 亿元。据预测，至 2050 年，我国骨质疏松性骨折病友人数将达 599 万人，相应的医疗支出高达 1745 亿元。

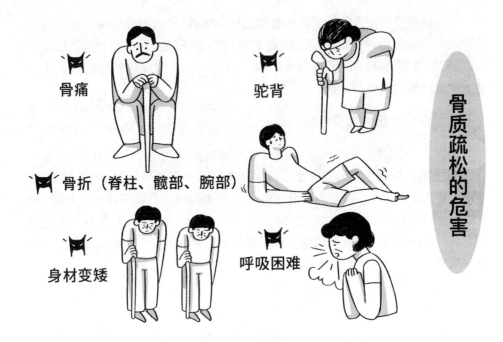

骨痛

驼背

骨折（脊柱、髋部、腕部）

身材变矮

呼吸困难

骨质疏松的危害

5.怎么知道自己是不是得了骨质疏松？

到医院进行骨密度测量是判断骨质疏松的金标准。骨密度是骨质量的一个重要标志，反映骨质疏松程度，是预测骨折危险性的重要依据。对于绝经期女性和 50 岁以上男性，临床上通常使用 T 值(简单来说就是对比正常青年人骨密度计算出来的值)的大小来判断骨密度是否正常。T 值是一个相对值，正常参考值在−1 和+1 之间。当 T 值低于−2.5 时为不正常。根据骨密度的 T 值来判断是否骨质疏松(表 2-7)。

表 2-7　世界卫生组织推荐的骨质疏松诊断标准

程度	T 值
正常	≥−1
骨量低下	−2.5～−1
骨质疏松	≤−2.5
严重骨质疏松	≤−2.5，同时伴有一个以上部位骨折

对于儿童、绝经前女性和 50 岁以下男性，其骨密度水平的判断则用 Z 值

(简单来说就是对比同种族同性别同龄人骨密度计算出来的值)表示，当Z值≤
−2.0则可以判定骨量低下。

6. 什么人群应该测骨密度？

推荐下述人群应测定骨密度：
(1)年龄≥65岁女性和年龄≥70岁男性。
(2)有骨折危险因素的绝经后女性及 50~69 岁男性。
(3)50岁后发生过骨折的成人。
(4)患有导致骨量丢失的疾病或使用导致骨量丢失的药物的成人。

7. 骨质疏松和吸烟有关系吗？

吸烟会导致患骨质疏松和发生骨折的可能性增加。烟草中的尼古丁会降
低肠道钙吸收，烟碱可抑制成骨细胞，刺激破骨细胞的活性，香烟中的金属镉
亦会降低女性雌激素水平，导致绝经提前，加快骨量丢失，引发骨质疏松。有
研究显示，吸烟会增加男性和女性(特别是正在吸烟者)髋部骨折的风险，其中
戒烟≥10年能明显降低此风险；有既往吸烟史的人骨折风险明显增加，但危险
低于正在吸烟者；正在吸烟者骨折风险明显增加，特别是髋部骨折的风险最
高；吸烟是绝经后女性发生骨质疏松的高危险因素。

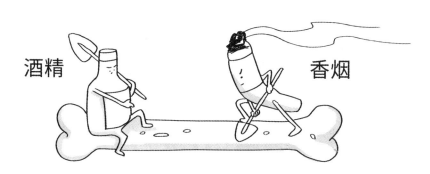

8. 骨质疏松和饮酒有关系吗？

酒精的化学成分是乙醇，其进入人体后，会抑制骨细胞的正常代谢，使骨
形成减少；可与体内其他无机物或某些有机物发生化学反应，影响钙吸收，加
快骨骼钙流失。过量或长期饮酒，还可引起男女性腺功能减退，性激素分泌减
少，加快骨丢失，减少骨形成；还会使机体神经、肌肉协调性减弱，容易跌倒。

过量饮酒是患骨质疏松病和发生骨折的危险因素之一。研究显示：与戒酒者相比，每天饮酒 0.5~2 标准杯(1 标准杯约等于 14 g 的纯酒精)以上者患骨质疏松的风险大 1 倍。饮酒量越多，骨质疏松风险越高。

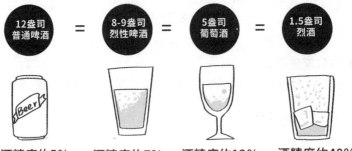

1 标准杯大概相当于以下各类酒的量(1 盎司 ≈ 28 毫升)

酒精度约5%　　　酒精度约7%　　　酒精度约12%　　　酒精度约40%

9. 怎样预防骨质疏松？

任何类型的骨质疏松均应补充适量钙剂，充足的钙摄入对维护骨骼健康有益。维生素 D 在钙的吸收和骨骼健康中起着重要的作用，可以改善肌肉性能、增加平衡、降低跌倒的风险、增加骨密度、预防骨质疏松性骨折。此外，调整生活方式也很重要，如加强营养，均衡膳食，摄入富含钙、低盐和适量蛋白质的均衡膳食；充足日照，尽可能多地暴露皮肤于阳光下晒(15~30 分钟)；戒烟；限酒；避免过量饮用咖啡；避免过量饮用碳酸饮料等。

10. 妊娠和哺乳期如何预防骨质疏松？

妊娠及哺乳期是非绝经期女性体内激素变化最大的两个时期，会不同程度影响骨代谢，当机体对钙的需求量大增，常规饮食摄入钙不能满足机体的需求时，可能使妊娠哺乳相关骨质疏松风险增加。当妊娠晚期或产后早期出现下腰部、臀部或下肢的剧烈疼痛，日常活动受限时，要及时诊治，以防发生脆性骨折，其中以椎体骨折最常见。

有研究表明，在 3~6 个月的哺乳期间，可见脊柱和髋部骨丢失 3%~10%。骨丢失与哺乳持续时间有关；骨丢失在断奶后会逆转，哺乳相关骨丢失的恢复可能需要持续 18 个月或更长时间。钙及维生素 D 是骨健康的基本补充剂，备孕期及孕早期女性元素钙量为每日 800 mg，但孕中晚期及哺乳期女性每天应摄入 1000 mg 钙；孕妇维生素 D 可耐受最高摄入量可达每日 2000 IU。

11. 骨质疏松病友怎样锻炼?

规律的适当负重及肌肉强化运动可改善身体的灵活性、力量、姿势及平衡,还可维持和提高骨密度,降低跌倒和骨折风险。骨质疏松病友的锻炼和运动均有一定局限性,适合的运动主要有以下几种:

(1)有氧运动:包括散步、跳舞、爬楼梯及园艺劳动等,这类运动可锻炼下肢及脊柱下部的骨骼,减少骨骼矿物质的流失,更适合患有严重骨质疏松的病友及骨折恢复期的病友。

(2)柔韧性训练:能增加关节的活动度,有助于身体平衡,并防止肌肉损伤,同时有助于保持体型。伸展运动应该在肌肉充分活动后缓慢温和地进行,应避免过度弯腰,以免发生压缩性骨折。

(3)力量训练:包括器械训练,可增强上臂和脊柱的力量,还能延缓骨质疏松的进展。

(4)其他:游泳等水中有氧运动同样有益于身体健康。集体和家庭锻炼计划、家庭安全措施和太极拳已被证明可降低生活在养老院的老年人跌倒率和跌倒风险。

骨质疏松病友应避免下列活动:首先避免冲击性强的运动,如跳跃、跑步,这类运动增加脊柱和下肢末端的压力,使脆弱的骨骼发生骨折;其次避免需要前后弯腰的运动,如仰卧起坐、划船等。

温馨提示

1. 骨质疏松在老年人群中发病率高。
2. 骨质疏松最严重的后果是骨折。
3. 骨密度是判断骨质疏松的标准。
4. 吸烟、饮酒会增加骨质疏松的患病风险。

二、骨质疏松药物治疗锦囊

李大妈知道自己确诊为骨质疏松,第一时间想到的就是,是不是补补钙就可以?她突然想起一位广场舞朋友也是患有骨质疏松,那位朋友一年打一次针就可以,李大妈心想:是不是我也可以使用那种药物?

1. 常见的抗骨质疏松的药物有哪些?

抗骨质疏松药物按作用原理不同可分为骨吸收抑制药、骨形成促进药及其他机制类药物。

(1)骨吸收抑制药:常用的有双膦酸盐、降钙素、雌激素等。双膦酸盐类药物主要包括阿仑膦酸钠、唑来膦酸、利塞膦酸钠等。这类药通常叫"××膦酸"。目前应用于临床的降钙素类制剂有两种:鳗鱼降钙素类似物和鲑降钙素。

(2)骨形成促进药:特立帕肽。

(3)雌激素类:戊酸雌二醇、雌二醇/雌二醇地屈孕酮片、替勃龙。

(4)选择性雌激素受体调节药:雷洛昔芬。

(5)其他机制类药物:有活性维生素 D 及其类似物、维生素 K_2 类、锶盐等。

2. 为什么补充钙和维生素 D 是骨质疏松预防和治疗的基本措施?

骨组织是一个代谢非常旺盛的动态变化的组织。在骨吸收和形成过程中,钙和维生素 D 非常重要。钙是构成骨骼的主要成分,但骨质疏松的发生并不都是因为缺钙,而是由于骨代谢失衡,即骨质流失速度超过骨质形成速度。

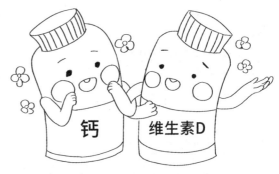

骨质疏松防治以补充钙剂和维生素 D 为基础,再与抗骨质疏松药物相结合,才能有效地防治骨质疏松。适量补充钙剂可改善骨密度,包括食物或药物补充,但单纯的钙摄入与降低骨折发生风险无关。成人每日钙推荐摄入量为 800 mg(元素钙),50 岁以上人群每日钙推荐摄入量为 1000~1200 mg。我国人群维生素 D 不足状况普遍存在,中国成人每日维生素 D 推荐摄入量为 400 IU,65 岁以上老年人每日维生素 D 推荐摄入量为 600 IU。伴有肝肾功能不全的骨质疏松病友,可使用活性维生素 D(骨化三醇)。活性维生素 D 补充有提高骨密度、减少跌倒、降低骨折风险的作用。

3. 双膦酸盐类药物为什么是防治骨质疏松的一线推荐药物?

双膦酸盐类药物能够抑制骨吸收,提高骨密度,促进骨结构的恢复及降低骨折风险,由于其价廉并且可以用于各种骨质疏松类型,故其应用最为广泛,是临床上常用的抗骨质疏松的一线推荐药物。目前用于防治骨质疏松的双膦酸盐主要包括阿仑膦酸钠、唑来膦酸、利塞膦酸钠、伊班膦酸钠、依替膦酸二钠和氯膦酸二钠等。对于既往无脆性骨折史或中等骨折风险的病友,使用双膦酸盐类药物,可以降低多个部位骨质疏松性骨折风险;对于老年骨质疏松,双膦酸盐类药物也是一线推荐。

4. 老年骨质疏松治疗的原则是什么?

(1)老年骨质疏松病友给予活性维生素 D 以增加肌肉力量和平衡能力、降低跌倒及骨质疏松骨折风险。

(2)对于老年骨质疏松病友,推荐双膦酸类药物作为骨质疏松治疗药物。

(3)建议雷洛昔芬用于老年女性骨质疏松治疗,降低椎体骨折风险。

(4)对于椎体或非椎体骨折高风险且骨吸收抑制药(双膦酸盐类)疗效不佳、禁忌或不耐受的老年骨质疏松病友,可选用甲状旁腺素类似物(特立帕肽)。

(5)对于骨折风险较低或者肾功能不全的老年骨质疏松病友,可选择维生素 K_2 与其他抗骨质疏松药物联合用于骨质疏松的治疗。

5. 绝经后骨质疏松防治的原则是什么?

(1)摄入足够的钙和维生素 D。单纯补钙可以增加骨密度,降低骨折风险。50 岁以上和绝经后女性的钙每日推荐摄入量为 1000 mg。维生素 D 在钙的吸收和骨骼健康中起着重要的作用,可以改善肌肉性能,增加平衡,降低跌倒的风险,增加骨密度,预防骨质疏松性骨折。中国成人维生素 D 每日推荐摄入量为400 IU,65 岁以上老年人每日推荐摄入量为 600 IU。

(2)虽然激素治疗(戊酸雌二醇、雌二醇/雌二醇地屈孕酮、替勃龙等)可以预防绝经后任何年龄的骨折发生,但采用激素治疗的年龄非常重要:①病友年龄在 50~60 岁或者绝经<10 年,激素治疗可作为一线治疗。②60~70 岁病友启动激素治疗需要个体化评估受益及风险,应考虑其他有效的药物及最低有效剂量。③不推荐 70 岁以上的病友启动激素治疗。

(3)骨折风险高的绝经后女性,首先可选用双膦酸盐类、破骨细胞分化因子抑制药(地诺单抗)或特立帕肽,以上药品不良反应严重或者买不到药时,也可应用选择性雌激素受体调节药(雷洛昔芬)、降钙素(鲑降钙素)等。

6. 抗骨质疏松药物的疗程是多长?

抗骨质疏松药物的疗程应个体化,所有治疗至少应坚持 1 年,双膦酸盐疗程一般为 3~5 年;特立帕肽的疗程不应超过 2 年;降钙素类药物连续使用时间一般不超过 3 个月。

7. 抗骨质疏松双膦酸盐类药物能长期使用吗?

不能长期使用。医生会根据病友的情况停用一段时间,即药物假期。双膦酸盐治疗 3~5 年后需考虑药物假期(一般情况下,双膦酸盐药物假期为 1~3 年),这是因为双膦酸盐类药物长期使用后不良反应会增加,而用药 3~5 年后停药仍有药物残留效应,故建议使用双膦酸盐类药物 3~5 年后应重新评估用药的必要性,对于骨折风险较低者可以考虑进入一个短暂的停药期。

双膦酸盐用药评估

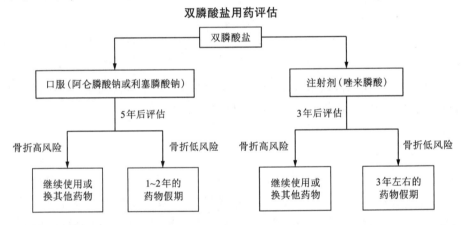

8. 骨折后还可以使用抗骨质疏松药物吗?

可以。骨质疏松性骨折后应重视积极给予抗骨质疏松药物治疗,常规剂量用药规范抗骨质疏松治疗不会影响骨折愈合。有研究发现,对于骨折术后有内固定物的病友,应用双膦酸盐类药物可抑制骨质的流失,提高内固定物的稳定性,降低内固定移位的发生率。目前常用于骨折后的抗骨质疏松的药物包括骨吸收抑制药(双膦酸盐、降钙素、雌激素等)或骨形成促进药(特立帕肽)等。

温馨提示

1. 常用治疗骨质疏松药物包括骨吸收抑制药、骨形成促进药、雌激素类、选择性雌激素受体调节药、其他机制类药物。
2. 补充钙和维生素 D 为骨质疏松预防和治疗的基本措施。
3. 双膦酸盐类药物是防治骨质疏松的一线推荐药物。
4. 抗骨质疏松药物疗程应个体化，不同药物疗程不同。

三、骨质疏松治疗药物面面观

(一) 钙和维生素 D

王大妈被确诊为骨质疏松后一直服用钙片和维生素 D，有一天王大妈发现家里的钙片和维生素 D 吃完了，又记得医生的嘱咐，钙片和维生素 D 要长期服用。因此，王大妈一个人来到了药店跟店员说要买钙片和维生素 D。王大妈看到琳琅满目的钙片、维生素 D 和含这两种成分的保健品，她犯愁了。该选择哪种钙片和维生素 D 好呢？是不是选择含量越高的越好？是不是越贵越好呢？能买相应的保健品替代药物吗？

1. 为什么钙和维生素 D 对防治骨质疏松很重要?

任何类型的骨质疏松均应补充适量钙剂。钙作为骨的主要构成元素，在促进骨吸收中有着明显作用，所以充分重视补钙是治疗骨质疏松的主要方式，同时维生素 D 的应用也能够较大程度促进钙的吸收，通过改善钙平衡以减少骨质疏松病友骨折的危险性。钙与维生素 D 的联合应用不仅可以促进骨形成，还可以起到预防骨质疏松的效果。

2. 补充钙和维生素 D 的剂量多少合适?

钙剂：成人每日钙推荐摄入量为 800 mg（元素钙），50 岁以上人群每日钙推荐摄入量为 1000~1200 mg（表 2-8）。

维生素 D：充足的维生素 D 水平能够提高病友使用抗骨质疏松药物的疗

效，有利于骨折愈合。成人维生素 D 每日推荐摄入量为 400 IU，65 岁以上老年人维生素 D 每日推荐摄入量为 600 IU，每日可耐受最高剂量为 2000 IU；用于骨质疏松防治剂量每日可达 1000~1200 IU（表 2-9）。

表 2-8　中国营养学会膳食钙参考摄入量

年龄段	膳食钙每日参考摄入量/mg
<6 月	200
7~12 月	250
1~3 岁	600
4~6 岁	800
7~10 岁	1000
11~13 岁	1200
14~17 岁	1000
18~49 岁	800
>50 岁	1000
孕早期	800
孕中晚期、哺乳期	1000

表 2-9　中国营养学会膳食维生素 D 参考摄入量

年龄段	维生素 D 每日推荐摄入量/IU
<65 岁	400
≥65 岁	600
孕期、哺乳期	400

3. 市面上钙剂种类那么多，如何选择适合自己的？

钙剂选择需考虑其钙元素含量、安全性和有效性。不同种类钙剂中的元素钙含量不同，有各自的特点和不良反应（表 2-10）。在骨质疏松的防治中，钙剂应与其他药物联合使用，目前尚无充分证据表明单纯补钙可以替代其他抗骨质疏松药物治疗。也并不是选择含量越高的钙剂越好，因为钙剂的口感和每个人对不同钙剂的吸收程度不一样。此外，如果过量补钙也会导致高钙血症（出现厌食、恶心、呕吐、便秘、乏力、肌肉疲劳、烦渴、多尿、嗜睡、神志不清，甚至昏迷等症状)。市面上很多保健品中的钙和维生素 D 含量对于骨质疏松的防治是远远不够的，因此，尽量不要选择保健品代替钙剂和维生素 D。

表 2-10　常见钙剂对比

钙剂类别	每 100 mg 含钙元素/mg	特点	不良反应/禁忌
碳酸钙	40	含钙量高，应用广泛，水中溶解度低	便秘
磷酸钙	38	含磷	不适用于肾功能不全病友
柠檬酸钙	21	水溶性好	肾功能不全者禁用
醋酸钙	25	水溶性好	不适用于心功能不全者
枸橼酸钙	21	口感好	心肾功能不全者慎用
乳酸钙	13	口感好，分解产生乳酸	不适用于易疲劳者
葡萄糖酸钙	9	分解产生葡萄糖	不适用于糖尿病病友
氨基酸螯合钙	20	溶解性好	肾功能不全者禁用

4. 如何通过晒太阳促进维生素 D 的吸收?

建议上午 11：00 到下午 3：00 间，尽可能多地暴露皮肤于阳光下晒 15～30 分钟(取决于日照时间、纬度、季节等因素)，每周 2 次，以促进体内维生素 D 的合成，尽量不涂抹防晒霜，以免影响日照效果，但需注意避免强烈阳光照射，以防灼伤皮肤。

5. 老年人骨质疏松补充维生素 D 需要注意什么?

(1)老年骨质疏松病友，建议给予活性维生素 D(骨化三醇)以增加肌肉力量和平衡能力、降低跌倒及骨质疏松骨折风险。

(2)对于肝肾疾病导致维生素 D 吸收受阻的病友，建议首选活性维生素 D。

(3)对于需要补充维生素 D 者，一次不可大剂量补充。

(4)服用维生素 D 期间应定期监测血清 25-羟维生素 D 水平，以评估维生素 D 补充效果;服用活性维生素 D 的病友还需要定期监测血钙、尿钙。

(5)几种常见维生素 D 的代谢特点及不良反应，见表 2-11。

表 2-11　常见维生素 D 的代谢特点及不良反应

维生素 D 的类别	代谢特点	不良反应
普通维生素 D	经过肝脏和肾脏代谢为有活性的物质	可能出现便秘
阿法骨化醇	经过肝脏代谢为有活性的物质	偶见食欲不振、恶心、呕吐及皮肤瘙痒感
骨化三醇	直接有活性，无需肝肾代谢	偶见胃肠道不良反应

6.骨质疏松病友补充钙和维生素 D 是不是越多越好?

骨质疏松病友补充钙和维生素 D 不是越多越好，如果补充过多会出现异常口渴、皮肤瘙痒、厌食、嗜睡、呕吐、腹泻、尿频等症状，甚至还会出现高钙血症、高血压等。2016 版中国居民膳食营养素参考摄入量推荐，65 岁以上老年人每日钙最高摄入量为 2000 mg，维生素 D 每日最高摄入量为 2000 IU，因此，骨质疏松病友需要综合考虑饮食生活习惯及骨质疏松的严重程度补充适当的钙和维生素 D。

温馨提示

1. 钙和维生素 D 是防治骨质疏松的基础措施。
2. 老年骨质疏松病友每日推荐钙剂摄入量为 1000～1200 mg，维生素 D 每日推荐摄入量为 800～1200 IU。
3. 适当晒太阳有助于体内维生素 D 的合成。
4. 钙和维生素 D 不是补充得越多越好，适合自己的量最好。

(二) 阿仑膦酸钠

王大妈被确诊为骨质疏松后，医生根据王大妈的病情给她开了阿仑膦酸钠片口服。当王大妈看到这个药名时，想起了隔壁的赵大妈，当时赵大妈也是由于骨质疏松吃了这个药后没多久就出现发热、肌肉酸痛，感觉像得了感冒一样。王大妈就跟医生说，我不吃这药，我隔壁赵大妈吃了这药就"感冒"了，而且我听赵大妈说这种药吃了就不能躺下? 让我们来解答王大妈的种种疑惑吧。

1. 为什么骨质疏松病友需要使用阿仑膦酸钠?

双膦酸盐是焦磷酸盐的稳定类似物,是目前临床上应用最为广泛的抗骨质疏松药物,也是防治骨质疏松的一线推荐药物。双膦酸盐主要是通过抑制骨吸收,减少骨质流失,达到预防和治疗骨质疏松的作用。目前用于防治骨质疏松的双膦酸盐主要包括阿仑膦酸钠、唑来膦酸、利塞膦酸钠、伊班膦酸钠、依替膦酸二钠和氯膦酸二钠等。

2. 阿仑膦酸钠的服药有哪些讲究?

(1)固定在每周某一天早晨起床后服药,服药后至少半小时后方可进食、喝饮料(包括矿泉水)或服用其他药物,因为食物、饮料及其他药物会降低阿仑膦酸钠的吸收。

(2)为尽快将药物送至胃部,降低阿仑磷酸钠对食管的刺激作用,应该用超过 200 mL 的白开水送服药物。

(3)不能咀嚼或吮吸本药,以减少药物对口腔的刺激。

(4)服药后至少半小时内不能躺卧,以减少药物对食管的刺激作用。

(5)如果出现吞咽困难、吞咽痛、胸骨疼痛,新发的胃灼热或胃灼热加重,应停用本药并及时就医。

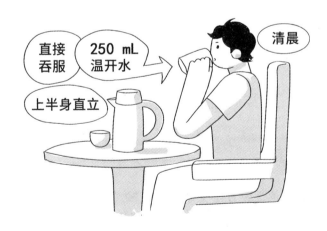

3. 阿仑膦酸钠主要的不良反应有哪些?

(1)胃肠道不良反应:包括上腹疼痛、反酸等症状。故除严格按说明书提示的方法服用外,有活动性胃及十二指肠溃疡者、返流性食管炎者、功能性食管活动障碍者慎用；若存在肠吸收不良，可能影响双膦酸盐的吸收。

（2）一过性"流感样"症状：首次口服或静脉输注双膦酸盐类药物可出现一过性发热、骨痛和肌痛等类似流感样不良反应。

（3）肾脏毒性：进入血液的双膦酸盐类药物约 60% 以原形从肾脏排泄，对于肾功能异常的病友，应慎用此类药物或酌情减少药物剂量。

（4）下颌骨坏死：主要见于使用静脉注射双膦酸盐的肿瘤病友，发生率为 1%～15%；而在骨质疏松病友中，下颌骨坏死发病率仅为 0.001%～0.01%，略高于正常人群。

4. 出现一过性"流感样"症状如何处理？

阿仑膦酸钠常见的不良反应是流感样症状，一般是在首次使用的时候出现一过性发热、骨痛和肌痛等类似流感样不良反应。有研究发现，阿仑膦酸钠的主要不良反应中流感样症状、骨骼或肌肉疼痛的发生率约 68%。大部分"流感样"症状一般多在用药 3 天内明显缓解；对于短时间内流感样症状（发热超过 38.5℃）、骨骼或肌肉疼痛症状不能缓解者，可予以布洛芬、对乙酰氨基酚或塞来昔布对症治疗。因此，使用阿仑膦酸钠出现"流感样"症状时不必惊慌。

 温馨提示

1. 双膦酸盐类药物是防治骨质疏松的一线推荐药物。
2. 阿仑膦酸钠的服药较特殊，要在清晨用一满杯白开水送服，并且在服药 30 分钟内避免进食和躺卧。
3. 阿仑膦酸钠出现一过性"流感样"症状别紧张，一般 3 天内可缓解。

（三）鲑降钙素

65 岁的肖大爷最近经常感觉腰背疼痛难忍和四肢隐痛，去医院做了相关的检查后被确诊为骨质疏松。医生根据肖大爷的病情给开了鲑降钙素注射液。肖大爷对医生说，我现在腰疼，鲑降钙素注射液是止疼药吗？这药要打多久？准备打针前护士说要做皮试，肖大爷不解，以前打青霉素跟头孢做过皮试，这个药为什么也要做皮试呢？

1. 降钙素类药物是止疼药吗？

降钙素是一种钙调节激素，能抑制破骨细胞的生物活性、减少破骨细胞数量，从而减少骨量丢失并增加骨量；此类药物的另一突出特点是能明显缓解骨痛，对骨质疏松及其骨折引起的骨痛有效。因此，降钙素类药物不是单纯的止疼药物。目前常用的降钙素类制剂有两种：鳗鱼降钙素类似物和鲑降钙素。由于鲑降钙素易获得、价格相对便宜且上市久，目前常用鲑降钙素抗骨质疏松。

2. 鲑降钙素是否需要做皮试？

鲑降钙素总体安全性良好，但它是一种蛋白质，故有可能发生全身过敏反应。目前鲑降钙素的厂家较多，有些厂家说明书要求使用前必须做皮试；有些厂家说明书仅建议对怀疑有降钙素过敏的病友应考虑在治疗前进行皮肤试验，例如有多种过敏史及对任何药物过于敏感的人要求做皮试。因此，是否需要做皮试要按照药品说明书的要求执行。用药初期应密切观察包括面色、口唇和皮肤情况等，一旦发现异常，须立即报告医生。

3. 鲑降钙素的用法用量是什么？

(1)注射剂型：老年骨质疏松采用肌肉或皮下注射，12周为一疗程。
(2)第 1 周：每日 1 次，每次 50~100 IU。
(3)第 2 周：隔日 1 次，每次 50~100 IU。
(4)第 3~12 周：每周 1 次，每次 50~100 IU。
(5)鲑降钙素喷鼻剂：根据骨质疏松的治疗情况，每日或隔日 100 IU/200 IU 单次或分次给药。

4. 使用鲑降钙素会增加患肿瘤的风险吗？

有研究报道，长期使用(6 个月或更长时间) 鲑降钙素与恶性肿瘤风险轻微增加相关，但无法肯定该药物与恶性肿瘤之间的确切关系。鉴于鲑降钙素具有潜在增加肿瘤风险的可能，目前建议鲑降钙素连续使用时间一般不超过 3 个月。

5. 鲑降钙素的储存条件是什么？

鲑降钙素制剂应贮藏在冰箱内(2℃~8℃)保存。曾有报道，炎热天气时某病友把该药拿回家中未在冰箱内保存，常温下放置了 7 天，最后输注时出现皮

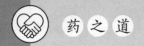

疹等不良反应，可能与药物保存不当引起药物性状发生变化有关。所以鲑降钙素应注意保存条件，一旦发现药液变性应该停止使用。

 温馨提示

1. 鲑降钙素对骨质疏松引起的骨痛具有优势。
2. 鲑降钙素是否需要皮试，要看药品说明书的具体要求。
3. 目前无法肯定鲑降钙素与恶性肿瘤之间的确切关系。
4. 鲑降钙素制剂应贮藏在冰箱内(2℃~8℃)保存。

(四) 特立帕肽

陈大妈被确诊为骨质疏松10多年了，随着年龄的增大骨质疏松导致的全身疼痛越来越明显，陈大妈尝试过各种药物的治疗，口服的阿仑膦酸钠、打针的唑来膦酸和鲑降钙素都用过。但目前陈大妈骨质疏松控制得不理想。陈大妈最近来到医院就诊，医生建议她使用比较新的药物——特立帕肽抗骨质疏松。但对于这个药物陈大妈毫无了解，这种药物是怎么治疗骨质疏松的？使用过程有什么特殊的注意事项？疗程是多长？有什么常见的不良反应？面对陈大妈的种种疑惑，药师详细地给陈大妈介绍了特立帕肽。

1. 特立帕肽有什么优点？

特立帕肽能刺激成骨细胞活性，促进骨形成，增加骨密度，改善骨质量，降低椎体和非椎体骨折的发生风险。特立帕肽适用于有骨折高发风险的绝经后女性骨质疏松的治疗，可显著降低绝经后女性椎骨和非椎骨骨折风险，但对降低髋骨骨折风险的效果尚未证实。此外，特立帕肽对男性骨质疏松和其他类型骨质疏松也有一定的疗效。

2. 特立帕肽使用时有什么需要注意的？

少数病友注射特立帕肽后血钙浓度有一过性轻度升高，一般在16~24小时内回到正常水平，故用药期间应监测血钙水平，防止高钙血症的发生；总共治疗的最长时间为24个月。也就是说病友终身仅可接受一次为期24个月的特立帕肽治疗，停用特立帕肽后应接着使用抗骨吸收药物治疗，以维持或增加骨密度，持续降低骨折风险。

3. 特立帕肽的不良反应有哪些?

临床常见的不良反应为恶心、肢体疼痛、头痛和眩晕。虽然在动物实验中，大剂量、长时间使用特立帕肽会增加大鼠骨肉瘤的发生率，但该药在美国上市后7年骨肉瘤监测研究中，未发现特立帕肽和人骨肉瘤存在因果关系。

4. 特立帕肽的使用和保存有什么要求?

每日皮下注射20微克，注射部位应选择大腿或腹部，使用方法类似于胰岛素注射笔。特立帕肽应在2℃～8℃冷藏条件下避光保存，注射笔应在使用后立即放回冰箱，不得冷冻，贮藏本品笔芯时切勿带有针头。

 温馨提示

1. 特立帕肽对于降低绝经后女性椎骨和非椎骨骨折风险有优势。
2. 特立帕肽用药期间应监测血钙水平，防止高钙血症的发生。
3. 一生仅可接受一次为期24个月的特立帕肽治疗。

第三节 过度兴盛的"甲"府——甲状腺功能亢进

一、带您解密甲亢

新提拔的刘处长有几个月没有来上班了,大家都非常奇怪。后来大家才知道,原来他是因为得了比较严重的甲亢,不能过度劳累,他近几年也老得比较快。他治病期间还曾经出现心脏问题,给他带来了很大的困扰。对此,大家都很疑惑,甲亢到底是个什么病?怎么会这么严重呢?下面让我们来了解一下这个疾病吧。

1. 甲状腺是如何工作的?

甲状腺是人体最大的内分泌器官,位于人体颈部的气管两旁,形状像蝴蝶,犹如盾甲,故以此命名,它的主要功能是制造甲状腺激素。甲状腺激素多一分不行,少一分也不行,那甲状腺是怎么调节激素使其维持在正常的水平的呢?让我们一起来看一下。

甲状腺受到大脑中的下丘脑和垂体控制,垂体是下丘脑下一个卵圆形小体,下丘脑就像总经理,能很敏锐地发现市场上(人体内)的甲状腺激素是否供应足够。如果不够,下丘脑就会派手下促甲状腺激素释放激素(TRH)火速告诉垂体主管,垂体主管收到命令,立马再派自己的下属——促甲状腺激素(TSH)催促员工甲状腺赶紧生产更多的甲状腺激素供应市场;当市场上甲状腺激素多了之后,下丘脑这个经理又会下达指令,让下边的员工少生产点,保证甲状腺激素在一个合适的水平。

2. 甲状腺激素有什么作用呢?

甲状腺每天会分泌很少量的甲状腺激素,甲状腺激素的作用是全身性的,可以作用于多个系统、器官,它的主要作用包括产热、调节人体内能量(糖、脂肪、蛋白质)的代谢、促进生长和发育等。

3. 甲亢是什么疾病?

甲亢是甲状腺功能亢进症的简称,是一种内分泌方面的疾病,指甲状腺持续合成和分泌过多的甲状腺激素,从而出现一系列症状如心慌、出汗、饭量增加、体重减轻等。原发性甲亢属于甲状腺腺体本身病变;垂体 TSH 瘤分泌过多的 TSH 导致的甲亢属于中枢性甲亢,也叫垂体性甲亢。按照甲亢程度又可以分为临床甲亢和亚临床甲亢。

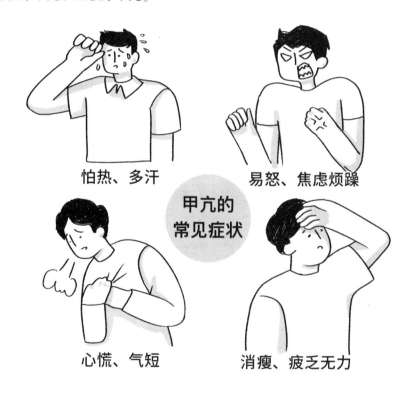

怕热、多汗　　　　　　易怒、焦虑烦躁

甲亢的
常见症状

心慌、气短　　　　　　消瘦、疲乏无力

4. 是不是很多人都有甲亢?

甲亢最常见的是 Graves 病,为自身免疫性疾病,又称毒性弥漫性甲状腺肿,是因为机体免疫系统紊乱,导致甲状腺激素分泌过多所致,大约占所有甲亢的 80%,女性发病率高于男性,比较容易发病的年龄是 30 ~ 60 岁。2010 年我国甲亢患病率调查显示,甲亢、亚临床甲亢和 Graves 病的患病率分别为 0.89%、0.72%和 0.61%。

5. 哪些人容易得甲亢?

具有下列任何一项或多项的人群更容易得甲亢:

(1)以前患过甲亢或家族成员中有甲亢的。

(2)患有甲状腺结节或甲状腺肿。

(3)患有自身免疫性甲状腺疾病。

(4)长期服用含碘药物。

(5)长期失眠、焦虑。

(6)出现不明原因的消瘦、乏力、心动过速、容易激动等症状。

(7)反复发生四肢无力。

对于(1)~(5)项的人群,建议定期随访,每6~12个月检测甲状腺功能和甲状腺超声等;对于(6)、(7)项的人群,考虑为疑似甲亢,应及时就医治疗。

6. 得了甲亢有什么危害?

甲亢的危害比较大,但如果早期控制好,坚持治疗的话可以把危害控制到非常小的程度。但如果治疗不规范或者不治疗的话会对机体造成很大的损害。甲状腺激素过多会影响全身多系统、多器官,对人体的影响是全身性的。

甲亢最常见的症状是乏力、怕热、容易出汗、食欲好但消瘦等;容貌发生改变,如眼球突出、脖子粗等,有失形象,承受巨大的心理压力;常有情绪不稳定、容易激动、焦虑、失眠、注意力不集中、手抖等,影响与他人关系以及工作效率;女性常出现月经量减少、周期延长等;还可引起低骨量或骨质疏松。甲亢病人心跳过快、气促,可出现心律失常;甲状腺素长期刺激心脏严重者甚至出现心衰。甲亢最严重的情况就是甲亢危象,如高热、大汗、心动过速、呕吐、腹泻甚至昏迷和休克等,死亡率较高。

7. 妊娠甲亢有什么危害?

妊娠甲亢不仅对自己的身体有影响,还会对肚子里的宝宝造成危害。甲亢控制不好可能出现流产、早产、低出生体重儿、胎儿宫内生长迟缓、死产(胎儿在分娩时死亡),也可能造成自身妊娠期高血压、甲亢危象、充血性心力衰竭。

妊娠期甲状腺激素的升高和降低都会影响后代的智力和脑皮质的容量。孕妇甲状腺激素水平高,能够通过胎盘进入到胎儿的体内,导致胎儿甲亢及新生儿出生后一过性甲减(短暂的甲减,甲状腺功能可以恢复正常)。

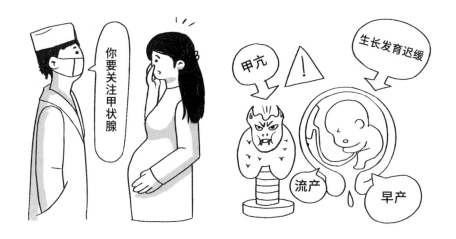

8. 怎样知道自己得了甲亢?

(1)看有无相关症状:首先要看自己是不是有甲亢的典型症状,如怕热、容易出汗、心慌、激动、失眠、乏力、体重下降、手抖、大便次数增多、皮肤温暖潮湿等;还要注意是否有甲状腺肿大(脖子粗)、眼睛突出,这些症状只是判断的一个参考,有些人不一定都有这些症状。当出现上述这些症状时需及时就医,确诊还需要做甲状腺功能的检查。

(2)抽血做甲状腺功能检查:甲状腺激素(FT3、FT4)增高,促甲状腺激素(TSH)降低为临床甲亢;甲状腺激素(TT3、TT4)正常,TSH 低于正常范围为亚临床甲亢。

(3)做其他检查:还需要再进一步做彩超和甲状腺相关的抗体等看是哪种类型。

9. 得了甲亢应该怎么治疗?

甲亢的治疗方式包括药物治疗、碘-131 治疗、手术治疗。甲亢要采取哪种治疗措施,需要综合考虑,依据病友的具体情况、治疗方式的利弊和治疗的意愿而定。

10. 甲亢治疗需要监测哪些指标?

治疗甲亢主要监测"甲功三项",包括血清游离三碘甲状腺原氨酸(FT3)、游离甲状腺素(FT4)、促甲状腺激素(TSH)的测定;或者是"甲功五项",包括

FT3、FT4、TSH、甲状腺球蛋白抗体（α-TG）、甲状腺过氧化物酶抗体（α-TPO）。除此之外，甲亢治疗还需要监测血常规和肝功能。

11. 甲亢病友在生活中需要注意哪些方面？

甲亢病友需要注意低碘饮食，戒烟，注意补充足够的热量和营养，包括糖、蛋白质、B族维生素等。高代谢状态没有改善前，病友可以采用高蛋白、高热量的饮食，除糖类外，可食用牛奶、豆浆、瘦肉、鸡蛋、鱼、肝等食物。甲亢病友如出汗多，丢失水分多，应该保证水分的摄入，平时不宜喝浓茶、咖啡等刺激性饮料，应适当休息，避免情绪激动、感染、过度劳累等。

12. 甲亢病友为什么要低碘饮食？

甲亢是因为体内甲状腺激素过多而出现各种症状和并发症，甲亢的治疗需要降低血中甲状腺激素，而碘是甲状腺激素的合成原料，所以必须减少原料碘的摄入，因此减少碘的摄入量是甲亢的基础治疗之一。过量碘的摄入会加重和延长病程，增加复发的可能性，所以甲亢病友应该使用无碘食盐，不吃含碘的食物，忌用含碘的药物。

13. 甲亢会复发吗？

甲亢是可以复发的，甲亢病友使用口服药物治疗缓解停药后甲亢复发率为50%。研究发现，轻中度病情、甲状腺体积较小、促甲状腺素受体抗体（TRAb）转阴性、小剂量口服药物就能长期维持正常甲状腺功能的病友，其治疗缓解率高，复发率低，其他有益因素还包括选择恰当的药物、治疗合理、疗程足够、管理良好等。

14. 甲亢会变成甲减吗？

（1）甲状腺手术后甲减（甲状腺功能减退）较常见。研究发现，甲状腺全切除术后病友全部出现甲减，次全切除术后甲减发生率为25.6%，此时需要甲状腺激素替代治疗。

（2）碘-131治疗甲亢最重要的并发症是永久性甲减，主要与碘-131的使用剂量、甲状腺的自身免疫性反应等因素有关，治疗后的时间越长，发生率就越高。

15. 女性得了甲亢可以怀孕吗？需要注意什么？

得了甲亢的女性是可以怀孕的，但不是任何时候都适合怀孕，如果甲亢没有得到控制，建议不要怀孕。患有甲亢的女性建议最好在甲状腺功能正常并且病情平稳的情况下再怀孕，也就是在治疗方案不变的情况下，2 次间隔至少一个月的甲状腺功能检测结果在正常参考范围内，提示病情平稳。

选择手术治疗或碘-131 治疗的病友需要注意：①TRAb 检查提示水平高，计划在 2 年内怀孕的，建议选择手术治疗，因为碘-131 治疗后，TRAb 保持高水平可以持续数个月，可能会影响胎儿；②甲状腺手术或者碘-131 治疗后需 6 个月再怀孕，目的是使甲状腺功能正常且稳定。

如果选择甲状腺药物治疗，建议计划怀孕前改换为丙硫氧嘧啶治疗。

16. 妊娠甲亢应该选择什么方法治疗？

(1)妊娠甲亢首选的治疗方法是抗甲状腺药物治疗。服用抗甲状腺药物治疗的孕妇，建议在孕早期每 1~2 周检测一次甲状腺功能，孕中、晚期每 2~4 周检测一次，达到目标值后每 4~6 周检测一次。

(2)妊娠期原则上不采取甲状腺手术治疗，如果确实需要手术治疗，最佳时机是妊娠中期，且只有在以下情况可以考虑手术治疗：对抗甲状腺药物过敏或存在药物禁忌证；需要大剂量抗甲状腺药物才能控制甲亢；病友不能规律服用药物。

(3)碘-131 治疗禁止用于妊娠甲亢病友。

 温馨提示

1. 甲亢如果不治疗，危害非常大。
2. 甲亢治疗方案包括药物治疗、碘-131 治疗、手术治疗，具体采取哪种治疗方案，需综合考虑。
3. 甲亢治疗中和停药后都需要定期监测甲状腺功能。
4. 甲亢病人生活中需要注意低碘饮食，适当休息等，不宜喝浓茶、咖啡。
5. 妊娠甲亢对孕妇及胎儿影响大，孕妇应按时检查，积极配合治疗。

二、甲亢药物治疗锦囊

> 王女士因近期明显感觉心慌、怕热、多汗、手抖，脖子还稍微有点增粗，去医院就诊，经过一系列检查，被诊断为甲亢，跟医生了解了甲亢的各种治疗方式后，最后决定接受药物治疗。但是王女士心里还是很多疑惑，治疗甲亢的药物有哪些呢？哪种药物更好？要吃多久才会好？什么时候可以停药呢？下面让我们来了解一下抗甲状腺的药物吧！

1. 治疗甲亢的药物有哪些？

治疗甲亢的药物有甲巯咪唑和丙硫氧嘧啶两种。两者有相同的作用机理，都是通过抑制甲状腺激素的合成达到治疗甲亢的目的。

2. 哪些甲亢病友可以选择药物治疗？

甲亢符合以下情况的可以药物治疗：①轻、中度病情。②甲状腺轻、中度肿大。③孕妇、高龄或由于其他严重疾病不适宜手术的病友。④手术前和碘-131 治疗前的准备。⑤手术后复发且不适宜碘-131 治疗者。⑥中至重度甲亢突眼病友。

3. 哪些甲亢病友不能选择药物治疗？

对于外周血白细胞计数$<3.0×10^9/L$或对这类药物有过敏反应，以及其他严重药物不良反应的甲亢病友不能使用抗甲状腺药物治疗。

4. 如何选择抗甲状腺药物？

甲巯咪唑治疗效果优于丙硫氧嘧啶，且丙硫氧嘧啶的肝脏毒性大于甲巯咪唑。因此除甲亢危象、妊娠早期或对甲巯咪唑过敏者推荐丙硫氧嘧啶治疗外，其他情况均推荐选用甲巯咪唑治疗。

5. 药物治疗后要多久才会好转？

用药后需要等待甲状腺存储的甲状腺激素消耗完，一般在服药 2~3 周后症状会减轻，4~6 周后高代谢状态如乏力、怕热、多汗等可以恢复正常，因此应在用药 4 周后复查甲状腺功能来评估治疗的效果。

6. 甲亢治疗什么时候可以考虑停药?

当甲状腺功能正常、用药疗程足够、TRAb 阴性时,在医生的指导下可以考虑停药,建议在停用抗甲状腺药物治疗之前检测 TRAb 水平。甲亢缓解是指停药 1 年,仍然能维持甲状腺功能正常。甲状腺药物治疗停药后甲亢复发率大约是 50%。

7. 碘-131 是如何治疗甲亢的?

碘-131 与食盐中的碘一样,是合成甲状腺激素的主要成分,可被甲状腺自动摄取,放射性碘-131 释放出 β 射线,β 射线有较强的电离辐射能力,令部分甲状腺滤泡细胞变性和坏死,使得甲状腺激素合成和分泌减少,甲状腺体积也随之缩小,由此达到治疗甲亢的目的。

8. 哪些病友适合放射性碘-131 治疗呢?

碘-131 治疗具有方法简便、治疗效果较好、治愈率较高、复发率低、不良反应少、治疗费用较低、适用人群较广等特点。

Graves 甲亢病友均适用碘-131 治疗。碘-131 治疗尤其适合于下列情形:抗甲状腺药物疗效差或者多次复发的病友;病程较长或者中老年病友;对抗甲状腺药物过敏或出现其他不良反应;甲亢合并肝功能损伤;甲亢合并白细胞或血小板减少;甲亢合并心脏病。

9. 碘-131 放射治疗后多久好转?

一般碘-131 治疗 1 个月左右显示出效果,症状缓解,甲状腺体积缩小,体重增加,随后症状慢慢消失,甲状腺体积明显缩小,达到痊愈。一般,碘-131 治疗 3~4 个月后,约 60% 以上病友甲状腺功能可以恢复至正常;对于碘-131 治疗 3~6 个月后甲亢没有缓解的病友,可建议再次采取碘-131 治疗。

10. 碘-131 放射治疗对人体有害吗?

碘-131 这种放射性的药物释放 β 射线,其在生物组织中的平均射程大约是 0.8 mm,进入甲状腺后几乎全部被甲状腺组织吸收。碘-131 在甲状腺外组织中分布少,滞留时间短,所以常规治疗甲亢的碘-131 用量对骨髓、性腺、肝、脾和胃肠道产生的辐射量很低,这种疗法是安全的。

部分 Graves 甲亢病友在服碘-131 后几天内可出现乏力、食欲差、恶心、皮肤瘙痒、甲状腺肿胀等反应，大多数在 1~2 周后逐渐减缓，无须特殊用药。

11. 碘-131 治疗需要注意什么？

(1)口服碘-131 前至少要禁食 2 小时，一般情况下停服甲巯咪唑 2~7 天，停服丙基硫氧嘧啶 2~4 日；禁食海带、紫菜、深海鱼油、含碘复合维生素类等 2 周左右。

(2)服用碘-131 后 2 小时内需禁食(可以适量饮水)，治疗后 2 天内，应适量增加饮水，排尿、排便时应避免尿液飞溅，排便后立即冲洗。

(3)注意休息，避免劳累和精神刺激，不要经常按压颈部，需注意保暖和预防感染。

(4)碘-131 治疗后可能会出现短时间内病情加重。出现以下情况应及时就诊：大汗或者发热(体温>38℃)；严重呕吐、腹泻；烦躁并且用普通镇静药无效，严重心悸(心率>140 次/分)，服用普萘洛尔或倍他乐克等不能缓解。

(5)碘-131 治疗见效时间为 2~3 周后。治疗后较短时间内出现疲乏、嗜睡、体重增加、怕冷、抽搐、女性月经量增加和便秘等，提示可能有早发甲减的

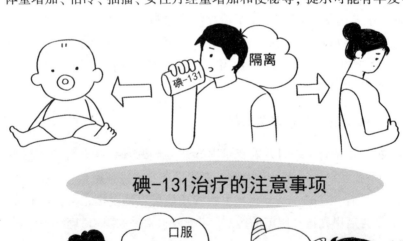

碘-131治疗的注意事项

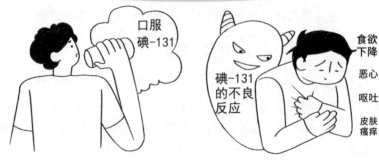

可能，应及时复查。

（6）碘-131 治疗后 1 周内应该避免与他人近距离、长时间的接触（1 米之内，3 小时以上）。治疗后 2 周内避免与婴幼儿和孕妇密切接触，避免和他人共用餐具。

（7）育龄男女应在碘-131 治疗后 6 个月内避孕。

（8）儿童、妊娠或哺乳期女性，伴发急性心肌梗死或急性肝炎的病友禁用该治疗方法。

12. 碘-131 治疗后还能要孩子吗?

育龄期的男性和女性应在碘-131 治疗后的 6 个月内避孕，并需要在怀孕前确保甲状腺激素水平是稳定的，以防止卵子经受辐射可能带来的不利影响。如果在碘-131 治疗后 3 个月内怀孕，应终止妊娠。一般认为，碘-131 治疗半年后至一年内是怀孕的最佳时期，因为这段时间内发生甲减的可能性小，即使发生了甲减，用左甲状腺素钠替代治疗对胚胎也无影响。

 温馨提示

1. 抗甲状腺药物主要有甲巯咪唑和丙硫氧嘧啶两种。
2. 除甲亢危象、妊娠早期或甲巯咪唑过敏者推荐丙硫氧嘧啶外，其他情况均推荐选用甲巯咪唑治疗。
3. 药物治疗过程中需要定期监测甲状腺功能等以及注意药物不良反应，不可随意停药。
4. 碘-131 治疗注意事项多，包括治疗前的准备和治疗后的监测。
5. 育龄男女应在碘-131 治疗后 6 个月内避孕。

三、甲亢治疗药物面面观

王女士被诊断为甲亢后，医生给她开了甲巯咪唑片，并叮嘱她规律服药，半个月后来医院复查。但王女士因为工作忙，忘记了及时去复查，某天早上感觉喉咙不舒服，还有点发热，以为只是普通感冒，于是在药店买了点感冒药吃，第二天不但没好，反而烧得更厉害了，测了下体温高达 39℃，于是赶紧去医院。医生做了一些检查，诊断为粒细胞缺乏，当即让她办理住院，并单独安排了一间病房，经过一系列的检查、治疗，考虑是药物引起的粒细胞缺乏，并因抵抗力差而出现化脓性扁桃体炎。王女士经过一段时间的治疗后好转了，但是医生说，她今后不能再用药物治疗甲亢，需要做碘-131 治疗。王女士十分后悔，感慨自己没有好好了解这个药物的不良反应，差点耽误自己的治疗。

1. 甲巯咪唑怎么使用？

甲巯咪唑为抗甲状腺药物，用于治疗各种类型的甲状腺功能亢进。

（1）用法：对甲状腺素的合成有较长时间的抑制作用，大剂量时分 3 次服，小剂量（每天小于 20 mg）可以服用 1 次，通常可在餐后用适量液体（如半杯水）整片送服。

（2）用量：治疗初期，根据疾病的严重程度，起始剂量参照病友的 FT4 水平，请严格按照医生的要求服用相应剂量，切忌私自增减剂量。

（3）疗程：分 3 个阶段，初始阶段（2~3 周症状减轻，4~6 周代谢状态恢复正常）、减量阶段（一般可能需要 2~3 个月）、维持阶段（一般需要 1~2 年，个别可能需要更长）。在甲状腺功能亢进症的保守治疗中，甲巯咪唑片剂通常疗程为 6 个月~2 年（平均 1 年）。从统计学看，延长疗程可以使缓解率增加。

2. 丙硫氧嘧啶怎么使用？

（1）用法：抑制甲状腺激素的合成时间相对较短，通常需要每日 3 次，时间尽可能平均，用足量液体吞服。维持剂量（每天小于 100 mg）可在早餐前一次服用。

（2）用量：本药物因病友病情不同，剂量有明显差异，须由医生确定剂量大小，未经医生许可不得随意停止服用或加大剂量。

（3）疗程：同甲巯咪唑。

3. 服药期间需要监测哪些指标?

（1）甲状腺功能：初始阶段在用药4周后复查；减量阶段每2~3个月复查；维持阶段每2个月复查甲状腺功能，为期1~2年。

（2）肝功能：药物治疗前检查基础肝功能，药物治疗后每2~4周检测肝功能。

（3）血常规：治疗前应进行血常规检测，药物治疗初期应每1~2周检查1次血常规。

4. 妊娠甲亢用药需要注意什么?

常用的抗甲状腺药物有丙硫氧嘧啶和甲巯咪唑两种，对于坚持选择药物治疗的病友，甲巯咪唑和丙硫氧嘧啶对母亲和胎儿都有风险；甲巯咪唑致胎儿畸形的风险更高，所以建议计划妊娠前停用甲巯咪唑，改为丙硫氧嘧啶。一旦确定妊娠，需在医生指导下根据临床表现和FT4水平决定是否用药，妊娠早期首选丙硫氧嘧啶。在丙硫氧嘧啶和甲巯咪唑转换时应注意监测甲状腺功能变化和药物不良反应，特别是血常规和肝功能。

5. 甲亢病友在哺乳期用药需要注意什么?

甲巯咪唑和丙硫氧嘧啶都能分泌到乳汁中，只有极少量药物通过乳汁进入宝宝体内，这个剂量远低于治疗剂量，用药期宝宝可能会受到影响，需对其进行特别观察。如一定要用药物治疗，哺乳期建议用甲巯咪唑、丙硫氧嘧啶的最低有效剂量，不建议与甲状腺素联合用，抗甲状腺药物治疗应当在每次哺乳后服用，或者哺乳与服药时间间隔4小时以上，当然，也可以用奶粉代替母乳，避免这些风险；建议同时监测母亲和宝宝的甲状腺功能。

6. 甲巯咪唑、丙硫氧嘧啶有哪些不良反应?

一般不会导致永久性的甲减，但两个药物之间有交叉过敏现象（对其中一个药物过敏，对另外一个药物也会发生过敏），可导致粒细胞减少、皮疹、肝功能异常、关节痛等，少数会出现严重不良反应，需要定期监测血象、肝功能、甲状腺功能等相关指标。

（1）白细胞减少、粒细胞减少：粒细胞缺乏症不常见，在治疗开始后的数

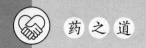

周或数月也可能出现粒细胞缺乏症，如果出现粒细胞缺乏症必须停药。由于Graves病本身也可引起白细胞减少，因此在治疗前应进行血常规检测。

（2）肝功能异常：甲巯咪唑的肝损害与剂量相关，丙硫氧嘧啶的肝损害无明显的剂量相关性。甲亢本身可引起轻度肝功能异常，但会随着甲亢治疗好转而恢复正常，故应在用药前检查基础肝功能，以区别是否为药物的不良反应。

（3）过敏性皮疹：发生率为1%~5%。如为轻微、散在的皮疹可考虑联用抗过敏药物治疗；如有剥脱性皮炎等严重的皮肤过敏反应，应立即停药，注意不能更换为另一种抗甲状腺药物。

7. 如何预防粒细胞缺乏？

用药期间如出现咽痛、发热应及时就诊，谨防粒细胞缺乏症发生，重者可危及生命。如果在使用甲巯咪唑和丙硫氧嘧啶过程中出现粒细胞缺乏症或其他严重不良反应，不建议更换为另一种抗甲状腺药物，因为两种药物的不良反应风险可能存在交叉。

 温馨提示

1. 药物治疗需要在专科医生的指导下选择合适的药物品种和剂量。
2. 药物治疗期间需要定期监测甲状腺功能、肝功能、血常规等指标。
3. 妊娠期甲亢药物治疗推荐使用丙硫氧嘧啶。
4. 药物治疗过程中如果出现咽痛、发热应及时就诊，谨防粒细胞缺乏症的发生。

第四节 衰退的"甲"府——甲状腺功能减退

一、带您解密甲减

李女士和丈夫准备要个宝宝，于是在备孕之前去医院做了相关的健康检查，结果发现李女士有甲减。李女士很是担心也心存疑惑，甲减是什么疾病？自己并没感觉有什么不舒服呀？得了这个病还能要孩子吗？有什么危害吗？要怎么治疗呢？这些问题也是很多人关心的问题，接下来让我们一起来了解一下甲减这个疾病。

1. 什么是甲减？

甲状腺功能减退简称甲减，是由于甲状腺激素合成和分泌减少，或者组织作用减弱，不能够满足机体正常功能的需要导致的全身代谢减低症状，其常见症状有全身无力、怕冷、嗜睡、汗少、体重增加等。甲减按其程度可分为临床甲减和亚临床甲减。

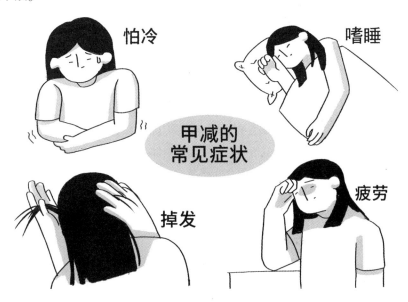

2. 引起甲减的原因是什么?

成人甲减以原发性甲减最常见,是由于甲状腺腺体本身病变所导致,最常见的原因如自身免疫疾病、甲状腺手术、碘-131 治疗所致等。

3. 是不是很多人都有甲减?

成年甲减发病率女性大于男性,随着年龄的增长发病率也会升高。2010年,我国 10 个城市的甲状腺疾病患病情况调查显示,我国亚临床甲减患病率为 16.7%,临床甲减患病率为 1.1%。

4. 哪些人容易得甲减?

以下人群容易得甲减:
(1)有自身免疫病者或直系亲属有自身免疫性甲状腺疾病者。
(2)有颈部及甲状腺的放射治疗史。
(3)以前有甲状腺手术或功能异常史者。
(4)甲状腺检查异常者。
(5)患有精神性疾病者。
(6)服用胺碘酮、锂制剂、酪氨酸激酶抑制药等药物者。
(7)有恶性贫血或高催乳素血症者。
(8)有心包积液或血脂异常、肥胖症者。
(9)计划怀孕及怀孕早期(<8 周)的女性、不孕女性。
对上述有甲减倾向的人群建议定期检查血清 TSH,计划怀孕及怀孕早期(<8 周)的女性还应检测 FT4 和甲状腺自身抗体。

5. 甲减有什么危害?

(1)成年人甲减常常不容易被发现,因为甲减疾病进展较慢,很典型的症状经常要几个月甚至是几年才出现。甲减对人体的危害也是全身性的,病情轻可出现怕冷、便秘、食欲不佳、情绪低落甚至导致抑郁、反应迟钝、记忆力下降等,严重影响生活质量和工作效率;病情严重的可出现血脂紊乱、心衰、贫血、血压增高,容易并发动脉硬化和冠心病;最严重的可出现昏迷、休克,危及生命,多发生于老年人或长期未治疗的病友。
(2)婴儿期甲减如果不及时治疗会导致性腺发育不全,幼年期甲减会造成青春期延迟,儿童甲减可导致生长发育缓慢等。

（3）妊娠甲减对母体的危害主要是引起流产、早产、胎盘早剥、死胎和妊娠高血压疾病等；对胎儿的危害主要是出生低体重、神经和智力发育缺陷、先天性耳聋及围产期胎儿死亡。妊娠甲减危害明显，需要重视。妊娠期甲减症状容易与妊娠反应如嗜睡、乏力、畏寒、记忆力减退等相混淆，需要注意。

6. 怎样知道自己得了甲减?

首先要看自己有没有甲减相关的症状，一般甲减病友会出现乏力、嗜睡、怕冷、体重增加、便秘、女性月经紊乱或月经量多、记忆力减退、皮肤干燥等症状，病友会感觉脸、手脚胀，但是按着又没有凹陷。甲减发病比较隐匿，也就是症状不典型，病程比较长，有很多病人没有任何症状。

如果要确定自己有没有甲减，主要是通过抽血检查甲状腺功能，如果 TSH 升高，TT4 和 FT4 降低为临床甲减；如果仅有 TSH 升高，而 TT4 和 FT4 正常为亚临床甲减。另外，甲减的诊断还需要进一步检查甲状腺相关抗体等。

7. 得了甲减应该怎么治疗?

甲减的治疗主要是药物治疗，左甲状腺素钠是治疗甲减的主要替代药物，目的是使甲减的症状消失，TSH、FT4、TT4 等指标维持在正常范围。临床甲减病友即使吃药后症状消失了也应继续治疗，一般需要终身用药，不能随意停药。

8. 甲减治疗需要监测哪些指标?

治疗期间需要监测甲状腺功能，包括 TSH 和 FT4 等。

9. 得了甲减，除了吃药，生活中还需要注意什么?

甲减病友怕冷比较明显，需要注意保暖，避免感染；甲减会出现皮肤干燥，需要注意保湿润肤（如擦润肤霜），同时也可以防止皮肤瘙痒出现；甲减未控制时容易疲倦、嗜睡，可以适当多休息，避免劳累、熬夜；保持心情愉悦，可以帮助改善病情；适当锻炼身体，增加免疫力，但需要注意不要过度运动；甲减病人代谢低，可能会出现血脂高，所以饮食上一定要清淡，避免油腻，同时维生素、蛋白质等要补充充足。

10. 得了甲减的女性可以怀孕吗?

当然是可以的。但是需要补充左甲状腺素钠，将甲状腺功能控制良好，甲状腺激素恢复正常,血清 TSH 控制在 2.5 mU/L 以下并稳定后再计划怀孕,这样对孕妇及胎儿都有好处。甲减女性患者确定怀孕后,左甲状腺素钠的剂量通常需要增加 20%～30%,具体用药需要根据甲状腺功能检查和医生建议来调整。

 温馨提示

1. 甲减发病率高,危害非常大。
2. 甲减发病的症状不典型,很多病友没有任何不适。
3. 妊娠甲减对孕妇及胎儿危害大,需引起重视。

 二、甲减药物治疗锦囊

李女士备孕前检查出有甲减后,接受了这个事实,医生告诉李女士不用担心,甲减控制好后是可以怀孕的,并给她开了左甲状腺素钠,让她定期过来复查就可以,那左甲状腺素钠是什么药呢?所有甲减病人都需要治疗吗?

1. 得了甲减需要使用什么药物治疗?

左甲状腺素钠片(优甲乐)是治疗甲状腺功能减退的主要替代药物,一般需要终身用药。长期的应用经验证明左甲状腺素钠疗效可靠、不良反应小、依从性好、肠道吸收好、治疗成本低等。

2. 左甲状腺素钠是什么药?

首先我们来了解一下甲状腺激素。甲状腺激素包括甲状腺素 T4 和 T3 两种,T3 含量少,但作用强,代谢快,发挥主要作用;T4 活性低,但含量高,代谢慢,起到补充作用。左甲状腺素钠是人工合成的 T4,服用左甲状腺素钠也就相当于补充 T4,它与内源性激素一样,可以转化为 T3,然后发挥作用。

因为甲减病人自己产生的甲状腺激素不够,左甲状腺素钠是人工合成的 T4,补充了甲状腺激素的不足,药物在进入人体吸收后再转变为 T3 发挥作用。

3. 是不是所有的甲减病友都需要药物治疗?

甲减主要分为临床甲减和亚临床甲减。

（1）临床甲减需要服用左甲状腺素钠终身治疗。

（2）亚临床甲减的治疗：对于重度亚临床甲减（TSH≥10 mIU/L）病友，建议服用左甲状腺素钠替代治疗；轻度亚临床甲减（TSH<10 mIU/L）病友，如果伴有甲减症状、甲状腺过氧化物酶抗体（TPOAb）阳性、血脂异常或者动脉粥样硬化性疾病，应该服用左甲状腺素钠治疗；不伴有上述情况的病友，可以定期监测 TSH 的变化。

4. 妊娠期甲减病友应该怎么治疗?

妊娠期临床甲减损害后代的神经智力发育，增加早产、流产、低出生体重儿、死胎和妊娠期高血压等危险，必须给予治疗。妊娠期亚临床甲减需根据血清 TSH 水平和 TPOAb 是否阳性选择妊娠期亚临床甲减的不同治疗方案。

5. 老年人亚临床甲减应该怎么治疗?

70 岁以上的老年亚临床甲减病友的治疗目前是存在争议的。老年重度亚临床甲减病友推荐治疗，而老年轻度亚临床甲减病友，建议密切随访观察，治疗应谨慎选择。

 温馨提示

1. 左甲状腺素钠是治疗甲减的主要替代药物。
2. 临床甲减需要服用左甲状腺素钠治疗。
3. 亚临床甲减需不需要治疗，应根据病情严重程度、血脂水平、症状、年龄、妊娠等因素综合考虑。

三、甲减治疗药物面面观

李女士被诊断为甲减后，在医生的叮嘱下，每天早上空腹服用左甲状腺素钠，但由于备孕，所以李女士提前买了钙片等，她想起医生说左甲状腺素钠药要空腹服，那能跟别的药一起吃吗？吃左甲状腺素钠还有什么需要注意的呢？

1. 左甲状腺素钠怎么使用？

（1）用量：治疗的剂量与甲减的程度、年龄、特殊情况、体重和个体差异有关。甲减替代治疗药物的起始剂量和达到完全替代剂量所需的时间要根据年龄、体重及心脏功能状态确定，要个体化。一般甲状腺激素治疗应该从低剂量开始，每2~4周逐渐加量，直至达到完全替代剂量。

（2）服药方法：应于早餐前30~60分钟，空腹将一日剂量用适当液体（例如半杯水）一次性送服，如果剂量大，有不良反应，可以分多次服用；与其他药物的服用间隔应当在4小时以上。左甲状腺素钠从吸收最好到最差排序分别是早餐前60分钟、睡前、早餐前30分钟、餐时。

此外，还要考虑到病友的依从性，例如，尽管空腹服药可能促进吸收，但可能给病友带来不便。因此，如果不能早餐前1小时服用，也可选择睡前服药。

2. 治疗期间需要如何监测甲状腺功能？

用药期间需要监测甲状腺功能 TSH 和 FT4。补充甲状腺激素，重新建立下丘脑—垂体—甲状腺的平衡一般需要4~6周的时间，所以治疗初期，每间隔4~6周测定血清 TSH 及 FT4，再根据 TSH 及 FT4 水平调整左甲状腺素剂量，直至达到治疗目标。治疗达标后，至少需要每隔6~12个月复查1次上述指标。

3. 影响左甲状腺素钠作用的因素有哪些？

左甲状腺素钠与其他药物的服用间隔应在4小时以上，因为有些药物和食物会影响甲状腺激素的吸收和代谢，如肠道吸收不良及碳酸钙、氢氧化铝、硫酸亚铁、食物纤维添加剂等均可影响小肠对左甲状腺素钠的吸收；卡马西平、利福平等药物可以加速左甲状腺素钠的清除。甲减病友如果同时在服用其他药物，请主动告知医生或药师。

4. 吃了左甲状腺素钠会有什么不舒服吗?

本药不良反应很少,偶有口干、口渴、暂时性皮疹或瘙痒、头痛、肠胃不适、腹泻、嗜睡等。如果按照医嘱服药并监测临床和实验室指标,一般不会出现不良反应。如果超过个体的耐受剂量或者过量服药,特别是由于治疗开始时剂量增加过快,可能出现甲状腺功能亢进的症状,包括心动过速、心慌、肌肉无力和痉挛、发热、多汗、月经紊乱、震颤、失眠、体重下降和腹泻等。

5. 妊娠和哺乳期女性能服用左甲状腺素钠吗?

妊娠甲减的首选用药是左甲状腺素钠,仅有极少量的甲状腺激素会通过胎盘,已有充分的人体数据表明,在妊娠的不同时期应用左甲状腺素钠,对胎儿没有任何的毒性效应,也不会引发畸形。左甲状腺素钠在妊娠期药物安全性分类中属于 A 级,是最为安全的一类。但妊娠女性过度使用高剂量的左甲状腺素钠,可能对胎儿或胎儿出生后的发育产生不良反应。

哺乳期可以继续使用左甲状腺素钠治疗。

6. 老年甲减病友治疗需要注意什么?

左甲状腺素钠治疗的剂量取决于甲减的程度、病因、年龄、特殊情况、体重和个体差异。对于老年人、有心脏疾病者应小剂量起始,如从 12.5 μg 起始,缓慢加量,每 1~2 周增加 12.5 μg。

7. 忘记服用左甲状腺素钠怎么办?

漏服之后,可在睡前补服,但要注意睡前服药不宜进食,晚餐与睡觉时间至少间隔 4 小时以上;也可以在第二天服用两倍剂量。但长期规律服药且甲状腺功能比较稳定的情况下,也可以考虑不必补服,因为左甲状腺素钠的半衰期为 7 天,作用慢而且持久,长期服药的患者甲状腺激素水平达标,即使停药一周,仍然是相对安全的,不会有生命危险,但也不可轻视,需要向医生咨询。

 温馨提示

1. 左甲状腺素钠的吸收、代谢受食物和药物的影响,应每日早晨空腹服药 1 次,与其他药物服用时间间隔 4 小时以上。
2. 左甲状腺素钠不良反应小。
3. 妊娠和哺乳期服用左甲状腺素钠是安全的。

第五节 现代富贵病——痛风

一、带您解密痛风

> 某公司高管王先生每天抽烟、喝酒，应酬也特别多，挺着个"将军肚"常出没于各大酒店，可谓过着"神仙"一样的生活。某天，天刚亮，大部分人还在睡梦中的时候，王先生突然脚趾疼得厉害，被痛醒了。王先生开始以为得了关节炎，自己去药店买了止痛药吃。但随后王先生经常出现脚趾关节痛，并慢慢发展到手指和其他关节处疼痛的情况。最后王先生决定去医院彻底检查一下，不查不知道，一查吓一跳，王先生的血尿酸高达 700 μmol/L。随后他又做了其他的相关检查，王先生最终被确诊为痛风。王先生曾听说痛风有"不死癌症"之称，惶恐之中的他频频发问，我才 40 多岁怎么就得了痛风？痛风有什么危害？痛风发作时怎么办？血尿酸需要控制到多少？饮食怎么控制？面对这一系列的疑惑，让药师带你来了解一下痛风。

1. 什么是痛风？

痛风是一种常见的因嘌呤代谢紊乱导致的复杂的关节炎，各个年龄段均可发生，会出现突然性的关节疼，关节部位出现严重的疼痛、红肿和炎症，当血尿酸在关节局部沉积就会出现"痛风石"。

2. 有很多人得痛风吗？

近年我国痛风患病率有明显上升和年轻化趋势，中国人群痛风患病率为 1.1%，痛风已成为继糖尿病之后又一常见代谢性疾病。

3. 哪些人容易得痛风？

目前研究发现容易得痛风的七大高危人群：
(1) 相比女性，痛风更青睐于男性。

（2）男性40岁以上、女性60岁以上更容易得痛风。有研究发现男性痛风的高发期在40~60岁，女性痛风的高发期多为停经期后60~80岁。

（3）有饮酒或者酗酒习惯的人。

（4）喜欢吃动物内脏、海产品等富含"嘌呤"食物的人群。

（5）有痛风家族遗传史的人群。

（6）长期服用影响尿酸代谢药物（呋塞米、托拉塞米、氢氯噻嗪、环孢素、巯嘌呤、他克莫司、环磷酰胺等）的人群。

（7）患血液系统疾病或者各类肾脏疾病人群。

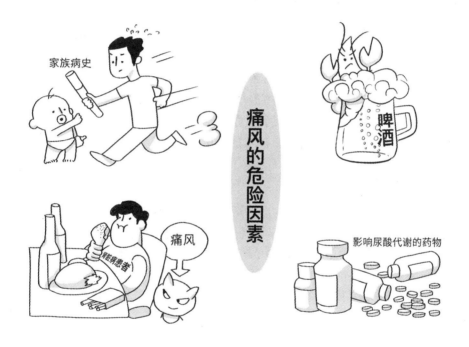

4. 痛风有什么危害？

痛风与多种慢性病的发生发展密切相关。尿酸盐不仅会沉积于关节和软组织，还会沉积到肾脏，造成痛风性肾病，最终导致肾功能不全、尿毒症而危及病友生命。同时，痛风是一种代谢性疾病，病友常常伴有肥胖、高血脂、高血糖、高血压，存在冠心病、脑卒中等风险。痛风病友发生糖尿病的风险较正常人群增加95%。目前痛风已成为导致慢性肾脏疾病、心脑血管疾病和代谢性疾病发生与发展的高危因素，有研究显示痛风病友平均寿命较正常者缩短15~20年。

5. 尿酸高就一定是痛风吗?

尿酸高不一定就是痛风。尿酸高是指不在同一天检测的 2 次血尿酸水平超过 420 μmol/L。但是尿酸高不一定就是痛风,高尿酸是痛风发作的基础,只有尿酸在血液中过度饱和形成尿酸盐,并沉积于关节、软组织和肾脏,引起关节炎、皮肤病变和肾脏损害时,才称作痛风。只有 5%~12% 的高尿酸血症病友会发生痛风。

6. 得了痛风什么时候开始服用降尿酸药?

根据《中国高尿酸血症与痛风诊疗指南(2019)》,对痛风病友的建议如下:
(1)当血尿酸值≥480 μmol/L 时开始服用降尿酸药物治疗。
(2)若血尿酸<480 μmol/L,但血尿酸≥420 μmol/L 且合并下列任何情况之一时也可以开始使用降尿酸药物治疗:痛风发作次数≥2 次/年,有痛风石、慢性痛风性关节炎、肾结石、慢性肾脏疾病、高血压、糖尿病、血脂异常、脑卒中、缺血性心脏病、心力衰竭和发病年龄<40 岁。

7. 尿酸的控制目标是多少?

痛风病友血尿酸控制目标:一般建议痛风病友控制血尿酸<360 μmol/L;但合并有痛风发作次数≥2 次/年,痛风石、慢性痛风性关节炎、肾结石、慢性肾脏疾病、高血压、糖尿病、血脂异常、脑卒中、缺血性心脏病、心力衰竭,发病年龄<40 岁等上述情况之一时,建议控制血尿酸水平<300 μmol/L。

当然血尿酸不是控制得越低越好,不建议将血尿酸长期控制在 180 μmol/L 以下。

8. 痛风急性发作时需要如何处理?

痛风急性发作时需要进行抗炎镇痛治疗,推荐尽早使用小剂量秋水仙碱或非甾体抗炎药(吲哚美辛、双氯芬酸、塞来昔布、依托考昔等);对上述药物疗效不佳或存在禁忌的病友推荐全身应用糖皮质激素;痛风急性发作累及多关节、大关节或合并全身症状的病友建议首选全身糖皮质激素治疗。

9. 痛风病友为什么需要碱化尿液?

尿 pH<6 是尿酸性肾结石形成的重要原因。当痛风病友晨尿 pH<6,建议服用枸橼酸制剂、碳酸氢钠碱化尿液。最佳的晨尿 pH 应维持在 6.2~6.9,在

这个 pH 范围内可以降低尿酸性肾结石的发生风险且有利于尿酸性肾结石的溶解。

10. 痛风不痛不肿了就可以停药吗?

痛风不痛不肿了也是不可以停药的。这是因为痛风的处理首先是对症处理,进而对因处理,消除高尿酸血症。若只缓解症状,未进行规范的降尿酸治疗,可导致痛风的反复发作,甚至导致严重的肾损害。因此,痛风需要对症处理,同时进行规范的降尿酸治疗。

11. 痛风病友饮食需要注意什么?

以低嘌呤食物为主,推荐原则包括食物多样,吃动平衡,多吃蔬菜、奶类,适量吃鱼、禽、蛋、瘦肉,少盐、少油、控糖,足量饮水,限酒等。以下是常见动物性和植物性食物的嘌呤含量(表 2-12、表 2-13)。

表 2-12　常见动物性食物的嘌呤含量　　单位:mg/kg

食物名称	嘌呤含量	食物名称	嘌呤含量	食物名称	嘌呤含量
鸭肝	3979	鸡胸肉	2079.7	牛肉干	1274
鹅肝	3769	扇贝	1934.4	黄花鱼	1242.6
鸡肝	3170	基围虾	1874	驴肉加工制品	1174
猪肝	2752.1	河蟹	1470	羊肉	1090.9
牛肝	2506	猪肉(后臀尖)	1378.4	肥瘦牛肉	1047
羊肝	2278	草鱼	1344.4	猪肉松	762.5

表 2-13　常见植物性食物的嘌呤含量　　单位:mg/kg

食物名称	嘌呤含量	食物名称	嘌呤含量	食物名称	嘌呤含量
紫菜(干)	4153.4	肉酯豆腐	1001.1	大葱	306.5
黄豆	2181.9	花生	854.8	四季豆	232.5
绿豆	1957.8	腰果	713.4	小米	200.6
榛蘑(干)	1859.7	豆腐块	686.3	甘薯	186.2
猴头菇(干)	1776.6	水豆腐	675.7	红萝卜	132.3
豆粉	1674.9	豆浆	631.7	菠萝	114.8

续表2-13

食物名称	嘌呤含量	食物名称	嘌呤含量	食物名称	嘌呤含量
黑木耳(干)	1662.1	南瓜子	607.6	白萝卜	109.8
腐竹	1598.7	糯米	503.8	木薯	104.5
豆皮	1572.8	山核桃	404.4	柚子	83.7
红小豆	1564.5	普通大米	346.7	橘子	41.3
红芸豆	1263.7	香米	343.7		

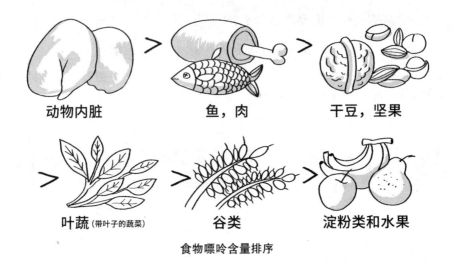

动物内脏 > 鱼，肉 > 干豆，坚果

> 叶蔬（带叶子的蔬菜） > 谷类 > 淀粉类和水果

食物嘌呤含量排序

12. 痛风病友平时要注意什么?

(1) 避免发作诱因并保持规律饮食、运动、作息，应避免高嘌呤饮食，增加新鲜蔬菜的摄入，限酒、戒烟。

(2) 避免使用升高尿酸的药物(呋塞米、托拉塞米、氢氯噻嗪、环孢素、巯嘌呤、他克莫司、环磷酰胺等)，若必须使用，需要定期监测血尿酸，必要时给予降尿酸治疗。

(3) 定期监测血尿酸水平。

(4) 监测血压、血糖、血脂、肥胖等危险因素。

(5) 建议每日饮水量维持在 2000 mL 以上，应避免饮用含果糖饮料或含糖软饮料、果汁和浓汤。

温馨提示

1. 尿酸高不一定就是痛风。
2. 痛风与多种慢性病(如慢性肾病、高血压、心脑血管疾病及糖尿病)密切相关。
3. 不同的痛风病友尿酸控制目标不同。
4. 痛风急性发作时小剂量秋水仙碱或非甾体抗炎药是首选,糖皮质激素是次选。
5. 痛风病友低嘌呤饮食是关键,做到多吃低嘌呤,适量中嘌呤,不吃高嘌呤。

 # 二、痛风药物治疗锦囊

通过药师的耐心讲解,王先生对痛风这个疾病有了大致的了解。但王先生血尿酸高达 700 μmol/L,而且目前脚趾和手指关节疼痛较明显。王先生自述之前有轻度肾功能不全。对于目前常用的治疗痛风的药物,哪些药物适合王先生使用呢?他现在属于痛风急性发作期,能使用哪些药物?急性期过了后又该怎么选择药物?一系列的疑惑又再次出现,药师再次跟王先生娓娓道来,为王先生排忧解难,详细介绍了痛风药物治疗锦囊。

1. 常见的治疗痛风的药物包括哪些?

目前使用最广泛的治疗痛风药物大致分为三类:
(1)抑制尿酸生成:别嘌醇和非布司他。
(2)促进尿酸排泄:苯溴马隆。
(3)痛风急性期的治疗药物:秋水仙碱、非甾体抗炎药(依托考昔、双氯芬酸钠、美洛昔康等)、糖皮质激素。

选择降尿酸药物时应综合考虑药物的适应证、禁忌证和高尿酸血症的分型,一般推荐别嘌醇、非布司他或苯溴马隆为痛风病友降尿酸治疗的一线用药。

2. 肾功能不全时怎样选择治疗痛风的药物?

慢性肾脏疾病是痛风病友的常见合并症。为避免肾功能受损影响药物代谢和排泄,导致药物蓄积中毒,痛风合并慢性肾脏疾病的病友,应根据慢性肾脏疾病情况,个体化选择降尿酸药物及剂量。重度肾功能不全的痛风病友,降尿酸药物优先考虑非布司他;别嘌醇和苯溴马隆在肾功能不全的痛风病友中使用需要减少剂量。

3. 痛风合并高血压时怎样选择降压药?

调查显示,痛风病友中有 47.2%~77.7%合并高血压。迄今仅发现氯沙坦和钙通道阻滞药(如氨氯地平、西尼地平)在降压的同时兼有降尿酸作用,并可降低痛风发作风险。因此建议痛风合并高血压的病友降压药物首选氯沙坦和(或)钙通道阻滞药(氨氯地平、西尼地平)。

4. 痛风合并高甘油三酯血症或合并高胆固醇血症时怎样选择调脂药物?

痛风病友中有 67%合并脂代谢紊乱。非诺贝特和阿托伐他汀可以促进肾脏尿酸排泄,降低血尿酸水平。因此合并高甘油三酯血症时调脂药物建议首选非诺贝特,合并高胆固醇血症时调脂药物建议首选阿托伐他汀。

5. 痛风合并糖尿病时怎样选择降糖药物?

据统计,痛风病友中有 12.2%~26.9%合并糖尿病。目前已明确具有降尿酸作用的降糖药物主要有 α-糖苷酶抑制药(阿卡波糖)、胰岛素增敏药(××列酮)、二肽基肽酶4(DPP-4)抑制药(××列汀)、钠葡萄糖协同转运蛋白2(SGLT-2)抑制药(××列净)和二甲双胍等。胰高素样肽1(GLP-1)受体激动药利拉鲁肽和艾塞那肽均不影响血尿酸水平。因此建议合并糖尿病时,降糖药物优先选择兼有降尿酸作用的药物(阿卡波糖、××列酮、××列汀、××列净、二甲双胍),次选对血尿酸水平无不良影响的药物(利拉鲁肽、艾塞那肽)。

6. 为什么在痛风的急性发作期,不宜加用降尿酸药物?

痛风急性发作完全缓解后 2~4 周开始降尿酸药物治疗。这是因为开始服用降尿酸药物后,血尿酸水平的波动可引起关节内外的痛风石或尿酸盐结晶溶解,导致痛风性关节炎反复发作。这就是为什么有些病友在痛风发作时服用降尿酸药物会导致痛风加重的原因。但如果此前一直服用降尿酸药物的病友,也不必停用(为了维持血尿酸浓度的相对稳定),只需要把控制急性期炎症发作的药物加上即可。

7. 抑制尿酸形成和促进尿酸排泄的药物可以一起使用吗?

对于单药足剂量、足疗程治疗后血尿酸仍未达标的病友,可考虑联合应用两种不同作用机制的降尿酸药物,以更好地控制尿酸水平。

8. 痛风病友什么时候应该使用糖皮质激素?

糖皮质激素既可以预防痛风的发作,又可以治疗痛风的急性发作。痛风急性发作期,推荐尽早使用小剂量秋水仙碱或非甾体抗炎药(足量、短疗程),对上述药物不耐受、有不良反应、疗效不佳或存在禁忌证的病友,推荐全身应用糖皮质激素。当痛风急性发作累及多关节、大关节或合并全身症状(发热、头晕乏力、心悸胸闷、呼吸困难、寒战等现象)时,建议首选全身糖皮质激素治疗。

9. 痛风时要怎样使用糖皮质激素?

推荐使用小剂量糖皮质激素(泼尼松≤10 mg/d)作为预防痛风发作用药。糖皮质激素长期使用时,需同时口服胃黏膜保护药(如硫糖铝、胶体果胶铋等)。此外,应密切关注糖皮质激素的心血管安全性、肝肾毒性、胃肠道反应及骨质疏松等药物不良反应。

 温馨提示

1. 常用治疗痛风的药物包括秋水仙碱、别嘌醇、非布司他、苯溴马隆、非甾体抗炎药、糖皮质激素等。
2. 痛风病友降尿酸一线药物包括别嘌醇、非布司他或苯溴马隆。
3. 肾功能不全时降尿酸药物首选非布司他。
4. 痛风急性发作时,不宜加用降尿酸药物。
5. 糖皮质激素不是"怪兽",合理使用是"帮手"。

三、痛风治疗药物面面观

（一）秋水仙碱

> 王先生在医生的指导下服用了苯溴马隆降尿酸，但偶尔难免要应酬，大鱼大肉后，再次出现了痛风的急性发作。王先生痛风急性发作疼痛难忍，再次来到医院，在医生给予了秋水仙碱治疗后明显好转。秋水仙碱为什么能控制痛风的急性发作？秋水仙碱需要使用多久？是不是痛就使用不痛就不使用？单药控制不佳可以联合其他药物吗？

1. 秋水仙碱是怎样治疗痛风的？

秋水仙碱能抑制中性粒细胞的趋化、黏附和吞噬作用，减少细胞炎症因子的释放，从而达到控制关节局部的疼痛、肿胀及炎症反应。秋水仙碱不影响尿酸盐的生成、溶解及排泄，因而无降血尿酸作用。

2. 什么时候使用秋水仙碱？

痛风病友降尿酸治疗初期，推荐首选小剂量（每日 0.5~1 mg）秋水仙碱预防痛风发作，至少维持 3~6 个月。

3. 秋水仙碱治疗痛风急性发作的给药剂量是多少？

推荐急性痛风发作时，秋水仙碱首剂 1 mg，1 小时后追加 0.5 mg，根据情况，12 小时后改为 0.5 mg，一天 1 次，或 0.5 mg，一天 2 次。

4. 秋水仙碱预防痛风发作的给药剂量是多少？

推荐首选小剂量（每日 0.5~1 mg）秋水仙碱预防痛风发作，至少维持 3~6 个月。对于肾功能不全的病友，应根据肾功能情况调整秋水仙碱的用量。

5. 秋水仙碱的不良反应有哪些？

秋水仙碱的不良反应随剂量的增加而增加，常见有恶心、呕吐、腹泻、腹痛等胃肠道反应，不能耐受此不良反应者可停药。少数病友可出现白细胞计数减少、肝功能异常、肾脏损害。肾功能不全的病友须酌情减量，肾功能衰竭或透析病友禁用。秋水仙碱可引起骨髓抑制，使用时要注意监测血常规。

 温馨提示

1. 秋水仙碱对治疗痛风急性发作和预防痛风发作均有效。
2. 关注秋水仙碱的不良反应，尤其是有引起骨髓抑制的可能。
3. 肾功能不全的病友使用秋水仙碱需调整剂量。

（二）别嘌醇

王先生得知自己是痛风后，遵医嘱在痛风急性期后开始服用降尿酸药物别嘌醇，服用 15 天后突发全身红疹，伴瘙痒，皮疹呈深红色，压之褪色。他刚开始以为是皮肤过敏，自己随便买了点药物涂抹，但是效果不明显，而且皮疹的范围越来越大。于是王先生去医院看医生，医生询问病史后考虑可能是别嘌醇引起的过敏反应，需要立即停用该药物，且需要做基因检测看王先生是不是这种不良反应的易感人群。不测不知道，一测吓一跳，王先生是 HLA-B＊5801 阳性基因携带者，就是说王先生是别嘌醇服用后容易发生超敏反应的人群，以后应避免使用别嘌醇。那么，别嘌醇适合哪些痛风病友？服用前需要常规做基因检测吗？别嘌醇能换用其他药物降尿酸吗？

1. 为什么痛风病友降尿酸需要服用别嘌醇？

首先我们得先知道尿酸是怎么产生的。

别嘌醇是抑制尿酸合成的药物，别嘌醇及其代谢产物均能抑制人体内尿酸的生成。别嘌醇也可以抑制体内新的嘌呤的合成。别嘌醇口服后 24 小时血尿酸浓度就会开始下降，在 2~4 周时下降最为明显。

2. 别嘌醇的用法用量有什么特殊要求？

成人常用量为：初始剂量一次 50 mg（半片），一日 1~2 次，每周可递增 50~100 mg，至一日 200~300 mg，分 2~3 次服。每 2 周测血和尿的尿酸水平，如已达正常水平，则不再增量，如仍高可再递增，但一日最大量不得超过 600 mg；严重肝肾功能不全或透析的病友禁用。

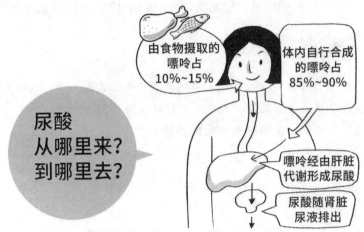

尿酸
从哪里来?
到哪里去?

由食物摄取的嘌呤占10%~15%

体内自行合成的嘌呤占85%~90%

嘌呤经由肝脏代谢形成尿酸

尿酸随肾脏尿液排出

尿酸大多溶解于尿液排出,一部分人由粪便排出

3. 别嘌醇的不良反应有哪些?

别嘌醇常见的不良反应为过敏、肝功能损伤和骨髓抑制;重度过敏(迟发性血管炎、剥脱性皮炎、中毒性表皮坏死松解症等)甚至有致死的风险,条件允许时,建议筛查 HLA-B*5801 基因;如无法进行基因筛查,应仔细告知医生过敏史,从每日 50 mg 甚至更小剂量开始使用,一旦出现皮疹立即停药。

4. 别嘌醇引起的超敏反应太可怕了,怎样避免?

别嘌醇具有良好的降尿酸效果,尤其适用于尿酸生成增多型的病友,是痛风病友降尿酸治疗的一线用药。建议从小剂量起始,并根据肾功能调整剂量。虽然其疗效显著、价格低廉,但在中国人群中使用应特别关注别嘌醇引起的超敏反应,一旦发生,致死率高达30%。

别嘌醇引起的超敏反应是一种非常罕见且致死率极高的严重致命性药物不良反应,通常表现为皮疹伴发热、嗜酸性粒细胞增多、肝肾功能异常,具有迟发性,常在服药后 2~6 周发生。已证实,别嘌醇超敏反应的发生与 HLA-B*5801 存在明显相关性。有条件的患者,建议在用别嘌醇之前筛查 HLA-B*5801 基因,HLA-B*5801 阳性病友不使用。

5. 服用别嘌醇有哪些注意事项?

(1)因为别嘌醇促使尿酸结晶重新溶解时,可再次诱发并加重关节炎急性期症状,所以别嘌醇必须在痛风性关节炎的急性炎症症状消失后(一般在发作后两周左右)方开始应用。

（2）服药期间应多饮水，并使尿液呈中性或碱性以促进尿酸排泄。

（3）别嘌醇必须由小剂量开始，逐渐递增至有效量维持正常血尿酸和尿尿酸水平，之后逐渐减量，用最小剂量维持较长时间。

（4）别嘌醇不宜与铁剂同服；用药前及用药期间要定期检查血尿酸及24小时尿尿酸水平，以此作为调整药物剂量的依据。

（5）有肾、肝功能损害者及老年人应谨慎用药，并应减少一日用量。

（6）用药期间应定期检查血象及肝肾功能。

 温馨提示

1. 别嘌醇是痛风病友的一线降尿酸药物。
2. 使用别嘌醇要关注其可能导致的超敏反应，有条件的病友使用前可以测 HLA-B＊5801基因，该基因阳性者避免使用。
3. 别嘌醇的使用剂量因人而异。

（三）非布司他

王先生是HLA-B＊5801阳性基因携带者，就是说王先生是服用别嘌醇后容易发生超敏反应的人群。因此，医生要求王先生立刻停用别嘌醇，并告知王先生以后须避免服用别嘌醇。王先生说他的一个好朋友有痛风，医生给开了非布司他这个药，据说降尿酸效果很好，还没有过敏反应，就问医生自己是否可以吃这个药，如果服用需要注意什么？让我们一起来了解一下非布司他。

1. 非布司他是怎样降尿酸的？

非布司他也称为非布索坦，该药的降尿酸原理跟别嘌醇一样，也是抑制肝脏中的别嘌呤氧化酶的活性，阻止嘌呤转化为尿酸，从根本上抑制尿酸合成。

2. 非布司他要怎么使用？

降尿酸药物治疗初期会导致血尿酸值急速降低，从而诱发痛风发作。因此，推荐非布司他从小剂量开始使用，每次20 mg，每日1次，且可在给药开始4周后根据血尿酸值逐渐增加用量，每次增量20 mg，每日最大剂量为80 mg；

血尿酸值达标(<360 μmol/L)后,维持最低有效剂量。

对于轻中度肝肾功能不全的病友一般不需要调整剂量。

3. 非布司他和别嘌醇有什么区别?

非布司他与别嘌醇区别较大,非布司他结构上不属于嘌呤类,可选择性地抑制黄嘌呤氧化酶,不会对其他嘌呤代谢酶反应造成影响。因此,非布司他不会出现别嘌醇的超敏反应。

4. 服用非布司他会增加心血管风险吗?

近年来针对非布司他和心血管安全性的研究结果尚无明确定论。美国食品药品监督管理局于 2017 年 11 月 15 日和 2019 年 2 月 21 日发表了两个安全警告,声明非布司他相比别嘌醇来说会增加死亡风险。由此,非布司他的心血管不良事件及死亡风险开始被关注。但是后续有很多的研究发现对于痛风病友,无论是否合并有心血管疾病,其心血管不良事件的发生风险都会随着非布司他剂量的升高而升高;在死亡风险方面,对于痛风合并心血管疾病的病友,非布司他的风险高于别嘌醇,而对于痛风合并心血管疾病还合并其他疾病的病友,两种药物所引起的死亡风险并没有差别。因此,对于有心血管基础疾病或高危因素的痛风病友,须请专科医生会诊,酌情决策是否一定需要使用非布司他。

温馨提示

1. 非布司他是痛风病友的一线降尿酸药物。
2. 轻中度肝肾功能不全病友使用非布司他不需要调整剂量。
3. 对于有心血管基础疾病或高危因素的痛风病友使用非布司他须谨慎。

(四)苯溴马隆

很遗憾,王先生不仅肥胖,而且还有冠心病、高血压,所以服用非布司他有较高的风险。这可把王先生急坏了,他感叹,"我怎么那么倒霉,吃别嘌醇出现过敏反应,有冠心病又不适合吃非布司他,还能使用别的降尿酸的药物吗?"医生宽慰他不要着急,并给他推荐了苯溴马隆。这是什么药?为什么更适合王先生呢?

1. 苯溴马隆是怎样降尿酸的？

苯溴马隆为促尿酸排泄的药物，通过抑制肾小管尿酸重吸收，以促进尿酸排泄达到降尿酸的作用，特别适用于尿酸排泄障碍所致高尿酸血症的病友，对于尿酸合成增多或有肾结石高危风险的朋友不推荐使用；服用苯溴马隆时应注意大量饮水及碱化尿液。

2. 苯溴马隆应该怎么使用？

苯溴马隆在降尿酸药物治疗初期可能导致血尿酸值急速降低，从而诱发痛风发作。苯溴马隆也需要从小剂量开始，推荐成人起始剂量为 25 mg/天，2 ~ 4 周后血尿酸水平仍未达标者，可增加 25 mg/天，最大剂量为 100 mg/天。建议在使用过程中密切监测肝功能，在合并慢性肝病的病友中，应谨慎使用苯溴马隆。

3. 苯溴马隆有什么不良反应？

(1)常见肠胃不适感，如恶心、呕吐、胃内饱胀感和腹泻等现象；也可能有瘙痒感、颜面发红、红斑、光过敏症、浮肿、心窝部不适感等不良反应发生。

(2)在有些情况下还要观察是否加重了肝病(细胞溶解性肝炎)。这种病有一些是急性发作，比较难以控制。

(3)在个别情况下还会出现眼结膜发炎(结膜炎)、短时间的阳痿、局部皮肤湿疹(皮疹)、头疼和尿意频增感。

4. 服用苯溴马隆有哪些注意事项？

(1)不能在痛风急性发作期服用，因为开始治疗阶段，随着组织中尿酸溶出，有可能加重病症。

(2)为了避免治疗初期痛风急性发作，建议在给药最初几天合用秋水仙碱或抗炎药(依托考昔、塞来昔布、吲哚美辛等)。

(3)治疗期间需大量饮水以增加尿量(治疗初期饮水量不得少于 1500 ~ 2000 mL)，以免因为尿酸过多导致尿酸结晶。定期测量尿液的酸碱度，为促进尿液碱化，可酌情给予碳酸氢钠或枸橼酸合剂，并注意酸碱平衡。痛风病友尿液的 pH 应控制在 6.5~6.9。

(4)在开始治疗时有大量尿酸随尿排出，所以此时的用药量要小(起始剂量从小剂量开始)。

(5)中至重度肾功能损害及患有肾结石的病友禁用；备孕期女性、妊娠以及哺乳期女性禁用。

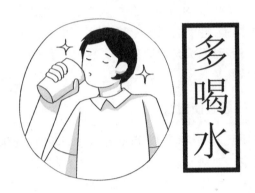

5. 苯溴马隆有肝损害的风险，还能安全使用吗?

2014年我国食品药品监督管理总局提醒关注苯溴马隆的肝损害风险，苯溴马隆的严重不良反应中肝损害问题比较突出。相关权威部门对苯溴马隆进行了风险效益评估，结论认为苯溴马隆在我国治疗痛风的获益仍大于风险，还是可以安全使用的。

使用苯溴马隆时，应从低剂量开始；治疗期间定期进行肝功能检查；避免同其他具有肝毒性的药物合用。用药期间，如出现食欲不振、恶心、呕吐、全身倦怠感、腹痛、腹泻、发热、眼球结膜黄染等，应及时就医。

 温馨提示

1. 苯溴马隆特别适用于尿酸排泄减少的痛风病友。
2. 服用苯溴马隆需大量饮水以增加尿量。
3. 关注苯溴马隆可能的肝损害风险，但其治疗痛风的获益仍大于风险。

第三章　呼吸系统疾病

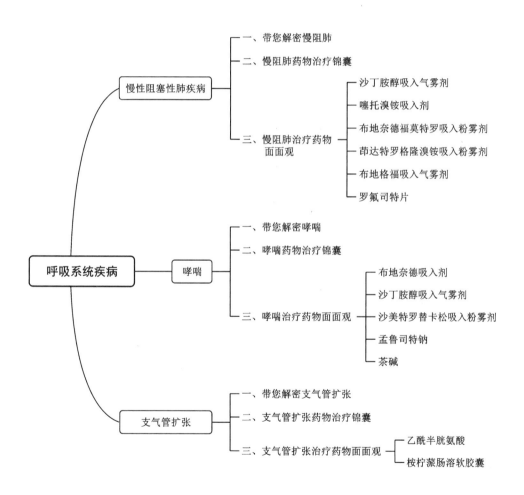

呼吸系统疾病
- 慢性阻塞性肺疾病
  - 一、带您解密慢阻肺
  - 二、慢阻肺药物治疗锦囊
  - 三、慢阻肺治疗药物面面观
    - 沙丁胺醇吸入气雾剂
    - 噻托溴铵吸入剂
    - 布地奈德福莫特罗吸入粉雾剂
    - 茚达特罗格隆溴铵吸入粉雾剂
    - 布地格福吸入气雾剂
    - 罗氟司特片
- 哮喘
  - 一、带您解密哮喘
  - 二、哮喘药物治疗锦囊
  - 三、哮喘治疗药物面面观
    - 布地奈德吸入剂
    - 沙丁胺醇吸入气雾剂
    - 沙美特罗替卡松吸入粉雾剂
    - 孟鲁司特钠
    - 茶碱
- 支气管扩张
  - 一、带您解密支气管扩张
  - 二、支气管扩张药物治疗锦囊
  - 三、支气管扩张治疗药物面面观
    - 乙酰半胱氨酸
    - 桉柠蒎肠溶软胶囊

第一节 顺畅呼吸的拦路虎——慢性阻塞性肺疾病

 ## 一、带您解密慢阻肺

秋风起，寒露重，烟民们在楼道里吞云吐雾，此起彼伏的咳嗽声响彻楼栋。万先生咳嗽很多年，有人提议胖大海泡水喝缓解不适，也有人提议买点"神奇咳喘灵"试试。万先生发现这几年每当秋冬季，季节变化，气温骤降，就会出现咳嗽、咳痰，咳得久了还会喘气不上，以前可以一口气上五楼，现在是爬两层就觉得特别费力，气喘吁吁，需要休息一会儿才能往上爬。万先生在家扛了半个月，实在是咳喘得受不了了，来到医院呼吸科门诊，医生给他做了肺功能检查，考虑他得了慢性阻塞性肺疾病(俗称慢阻肺)，还告诉他需要入院进一步检查，这可把万先生惊得心里七上八下的，慢阻肺是种什么病？为什么会喘气不上？为什么医生强调戒烟？带着这些疑问，接下来我们将一一解析。

1. 什么是慢阻肺？

首先，可以一起来做个测试：
(1)您每天会频繁咳嗽吗？
(2)您大部分时间都咳嗽带痰或咳黏液痰吗？
(3)您比同龄人更容易上气不接下气吗？
(4)您年龄超过 40 岁了吗？
(5)您是否长期抽烟？
这是"慢性阻塞性肺疾病全球倡议组织"制作的调查问卷，如果您对以上 3 个或更多问题的回答是肯定的，可不要简单地把自己当作慢性支气管炎，最好咨询医生自己是否患有慢阻肺。

慢阻肺是慢性阻塞性肺疾病的简称，是一种常见、可预防和可治疗的慢性呼吸系统疾病。这个病与大家熟知的"慢性支气管炎""肺气肿"有相似之处，但又略有不同。如果病友以前被诊断过慢性支气管炎或哮喘，在咳嗽、咳痰、喘息的情况下，出现了明显和持续的气短、呼吸困难、喘息和胸闷，很有必要前往医院排除慢阻肺。这个病冬季高发，严重时可能还会食欲减退，导致体重下降，甚至连基本的日常生活都存在困难。

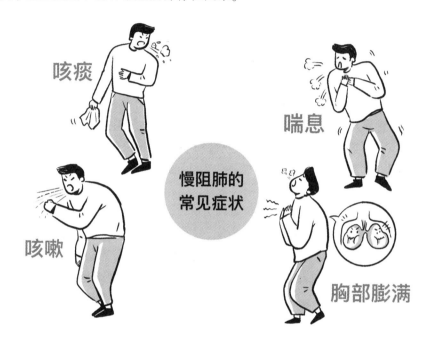

2. 慢阻肺这个病在我们国家常见吗?

根据 2018 年的数据提示，我国有 1 亿人受到慢阻肺的"折磨"，该病已经成为除高血压、糖尿病以外最常见的慢性疾病。其中约有 67% 的患者处于早期阶段，由于仅有咳嗽、咳痰等表现，不少人以为自己只是伤风感冒，往往不去就医，错过了早期诊断、早期治疗和控制该病进一步发展的机会；同时，由于大众知晓率低，重视程度不足，近 90% 的患者未得到明确诊断，很多人不知道为什么就被送进了医院抢救室。因此，慢阻肺又被称为"沉默的杀手"。我国 60 岁以上人群慢阻肺患病率超过 27%，且年龄越大，患病率越高。需要重视的是，慢阻肺并不是老年人的专利，年轻人也可能会得，我国 40 岁以上人群慢阻肺患病率为 13.7%，20 岁以上人群患病率达到 8.6%。

3. 哪些人容易患慢阻肺？

（1）吸烟（包括二手烟或者被动吸烟）是慢阻肺最重要的危险因素。如果一个健康人在 20 岁的时候开始吸烟，可能在 40 岁以后的某次体检时发现肺功能轻度异常。这时候如果他能够戒烟，并且遵从医生建议接受药物治疗，则可以减缓肺功能下降的趋势，维持一个良好的状态。如果他持续吸烟，咳嗽、咳痰、憋喘的现象会越来越频繁，肺功能会持续下降，甚至出现慢阻肺的并发症。据统计，吸烟人群慢阻肺患病率为 19.3%，25% 的重度吸烟者最终会发展为慢阻肺。每日吸烟 40 支以上者，慢阻肺患病率达 75.3%。

（2）其他诱因还包括寒冷，空气污染如使用生物燃料进行烹饪和取暖、长时间在多烟雾和粉尘的地方工作，职业性粉尘接触如二氧化硅、煤尘、棉尘和蔗尘等的吸入，儿时经常有呼吸道感染，父母兄弟姐妹中有患慢阻肺等。

4. 得了慢阻肺有什么危害？

慢阻肺是一种持续发展的慢性疾病，气道和肺长期接触有毒颗粒或气体，会出现炎症反应，初期可能仅表现为咳嗽、咳痰，平路行走时比别人慢，肺功能轻度异常，如未规律诊治，咳嗽、咳痰、憋喘的现象会越来越重，长期反复发作，气道和肺部的结构发生改变，气道越来越狭窄，肺泡弹性回缩力降低，会逐渐出现呼吸越来越不顺畅，活动受限，最终出现气流受限不完全可逆。

慢阻肺随着疾病进展，可能累及骨骼肌肉、心脏等全身多个脏器，发展成肺源性心脏病，甚至出现呼吸衰竭、心力衰竭，严重时需要长期卧床，接受呼吸机治疗，生活质量非常低下。

慢阻肺如果能早期诊断、预防，规律治疗，则对于病情控制的效果是较好的。因此，大家一定要重视，防患于未然。

5. 怎样知道自己得了慢阻肺呢？

除了前面的调查问卷可用于自测，我们还可以到医院咨询呼吸内科专科医生。通常如果医生考虑病友得了慢阻肺，会通过详细了解病史，以及进行肺功能、肺部影像学、抽血化验检查来明确诊断。

6. 医学专家推荐多久做一次肺功能检查？

肺功能检查作为慢阻肺诊断的"金标准"，是筛查慢阻肺比较简便、准确的方法，通过让病友吸入药物"沙丁胺醇"来舒张支气管，计算用药后第一秒肺呼气容积比率，以此来判断是否存在不可逆的气流受限，评估慢阻肺的严重程度，指导下一步治疗。医学专家推荐 40 岁以上人群合并咳嗽、咳痰、喘息、气短、呼吸困难等临床表现，有吸烟史、职业粉尘暴露史、化学物质接触史、生物燃料烟雾接触史、慢阻肺家族史等这些慢阻肺患病高危人群，以及平时慢阻肺控制较好的人群，每年应至少做一次肺功能检查。

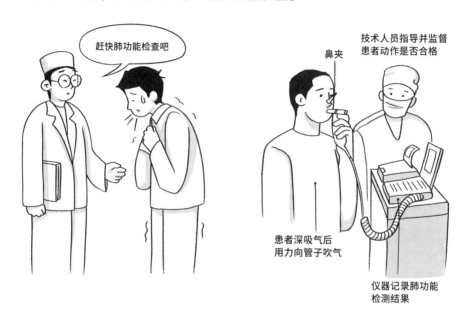

7. 如何评估慢阻肺的严重程度？

据 2018 年的数据显示，很多人一经诊断已是重度甚至极重度慢阻肺，这导致我国慢阻肺病友们治疗效果不佳，医疗费用增加。专科医生通常会结合肺功能检查结果，评估为轻度、中度、重度、极重度，来反映气流受限的程度；同时根据平时咳嗽和出现呼吸困难等现象的状况以及一年内急性加重发作的次数，分为 A、B、C、D 四组，来评估慢阻肺的严重程度；并根据不同的分级、分组，进行相应的治疗和居家护理指导。

8. 如何理解慢阻肺的分期，应当怎样治疗？

事实上，根据疾病发展的过程，慢阻肺通常分为急性加重期与稳定期，治疗的目标和策略稍有区别。

（1）慢阻肺病友在急性加重期时，通常表现为咳嗽较之前频繁，痰量增多，痰液性状变黏稠，活动耐力较之前下降，有些人走路距离稍远或者进行轻微的活动即出现呼吸困难；在规律治疗的情况下，一日使用沙丁胺醇气雾剂超过 8 喷。如果出现以上情况，都提示病友处于慢阻肺急性加重期，应立即就医。医生会给予吸氧、上呼吸机、抗感染、进行激素治疗等手段，通常经过 7~10 日治疗后，咳嗽、咳痰现象会减少，呼吸困难逐步缓解，转入稳定期，可带药出院，回家巩固治疗。

（2）由于每一次急性加重都可能使肺功能受损，不可能恢复到发病前的肺功能状态，因此稳定期的治疗是非常必要的，包括健康的生活方式如戒烟、防止感冒受凉、坚持规律用药、接种疫苗、适量运动等。稳定期管理的目标是缓解咳嗽、咳痰、呼吸困难等症状，改善运动耐量和健康状况，降低因急性加重再次就医的风险，改善健康状况和运动耐力。慢阻肺治疗就像是在跑马拉松，唯有坚持长期治疗才能稳定病情；如果中途放弃，导致病情反复或急性加重，会使之前的治疗成果"付之一炬"。

9. 慢阻肺病友通常还会得哪些疾病？

很多慢阻肺病友也可能同时患肺心病、肺癌、骨质疏松、抑郁、焦虑、胃食管反流等疾病，这些合并症会使得病友的生理和心理健康状况变差，急性加重风险增高，健康状况恶化，应及时诊断和治疗；同时由于合并用药较多，应在医生、药师指导下用药。

10. 对于慢阻肺病友，为何推荐戒烟？

吸烟（包括二手烟或者被动吸烟）是慢阻肺最重要的危险因素，同时吸烟也伴随着慢阻肺病友的病情进程。迄今为止，已经证实戒烟能够有效延缓肺功能下降，各年龄段戒烟均可赢得更长的预期寿命，而且"早戒比晚戒好，戒比不戒好"。如果慢阻肺病友们想要戒烟，可以求助身边的综合医院戒烟门诊的医生，也可以咨询全国戒烟热线 4008885531，4008085531，12320。

11. 慢阻肺病友都需要吸氧吗？

根据医学专家的建议，事实上，慢阻肺稳定期不是都需要常规吸氧。合并慢性呼吸衰竭的病友，应在医生的指导下坚持长期规律吸氧。吸氧是为了提升体内血氧分压，将血氧饱和度维持在 90% 以上，以保证周围组织的氧气供应，维持重要器官的功能，预防再入院，提高生存率。

吸氧时，应经鼻导管吸入氧气，吸氧流量控制在每分钟 1.0~2.0 L，每天保持10~15小时，使用过程应注意用氧安全，防震、防油、防火、防热；注意相关物品的消毒，氧气的湿化，鼻腔的护理。

12. 慢阻肺病友如何通过运动提升肺功能？

有很多病友由于呼吸困难程度较重，会对运动持谨慎和怀疑的态度。事实上，医学专家主张中重度慢阻肺病友应进行肺康复治疗，而运动是肺康复治疗的一部分。运动方式分为有氧训练、阻抗训练、平衡柔韧性训练、呼吸肌训练等。有氧训练又称耐力训练，如快走、慢跑、游泳、打球等；阻抗训练又称力量训练，通常包括器械训练和徒手训练，器械训练主要包括哑铃、弹力带、各种阻抗训练器械，徒手训练采用抗自身重力方式如深蹲、俯卧撑等；平衡柔韧训练常包括太极拳、八段锦、瑜伽等；呼吸肌训练主要包括缩唇呼吸、腹式呼吸及呼吸肌耐力训练。

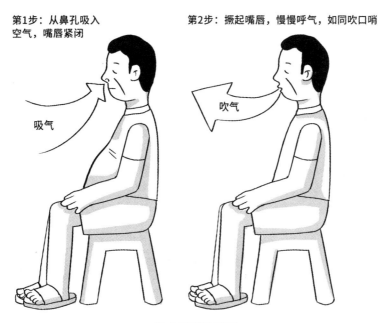

第1步：从鼻孔吸入空气，嘴唇紧闭　　　第2步：撅起嘴唇，慢慢呼气，如同吹口哨

吸气　　　吹气

腹式呼吸示意图

13. 慢阻肺病友的日常生活、饮食需要注意什么？

（1）戒烟，勤戴口罩。

（2）坚持规律吸入药物，必要时遵医嘱规律吸氧、呼吸机治疗。

（3）饮食方面可以适量吃一些富含优质蛋白质、维生素的食物，少食多餐，避免油腻、辛辣和易产气食物（如汽水、啤酒、豆类、马铃薯等），以免腹部饱胀，影响呼吸。便秘者，可多进食富含纤维素的蔬菜和水果，保持大便通畅，避免用力排便。

（4）心、肝、肾功能正常者，每日饮水 1500 mL 以上。

（5）日常进行呼吸肌锻炼、适量运动。

（6）保持情绪稳定，勿大悲大喜。

（7）每年接种流感疫苗，每 5 年接种 23 价肺炎球菌多糖疫苗。

（8）定期至医院进行肺功能、影像学等复查。

温馨提示

1. 40 岁以上，长期抽烟，有慢性咳嗽、咳痰、呼吸困难等不适者建议就医，如诊断为慢阻肺，应在医生指导下服药，以延缓肺功能下降的速度。

2. 慢阻肺高危人群，或已经确诊为慢阻肺的病友，建议每年应至少进行一次肺功能检测。

3. 戒烟、接种疫苗、规律用药、适当运动、保持心情舒畅等健康生活方式有助于控制慢阻肺进展。

二、慢阻肺药物治疗锦囊

经过 10 天的住院治疗，医生告知万先生可以出院了，除了交代出院注意事项，还开具了两种吸入剂：布地奈德福莫特罗吸入粉雾剂、沙丁胺醇吸入气雾剂。住院时，万先生跟病友们交流发现，原来就像得了高血压吃降压药，得了糖尿病用降糖药，治疗慢阻肺使用吸入剂是非常必要的。这些吸入剂为什么要长期坚持用？长期使用的不良反应大不大？为什么用了以后还要漱口？带着这些疑问，接下来我们将一一解析。

1. 慢阻肺稳定期常用的治疗药物包括哪些?

慢阻肺的特征是慢性炎症反应引起人体气道、肺部的结构改变,而药物的作用是舒张支气管平滑肌,对抗气道炎症反应。稳定期常用到的治疗药物包括吸入剂以及祛痰药、抗氧化剂等,其中吸入剂是治疗的基石。

2. 慢阻肺稳定期为何推荐使用吸入剂?

如果将我们的气道比喻成一棵大树,这棵大树在受到害虫侵袭时,会自动分泌黏液,慢阻肺病友的气道也是如此。吸入剂将扩张支气管的药物和(或)糖皮质激素装配在一起,通过特殊的吸入装置吸入,可直接作用于气道与肺部,缓解呼吸困难。由于局部药物浓度高,不良反应大大减小,其独特的优势被首选推荐用于慢阻肺稳定期治疗。

扩张支气管药物通过作用于气道发挥生理作用的上游受体,不同程度地起到舒张支气管的作用。一类称为 β 受体激动药,维持时间较短的药物有沙丁胺醇、特布他林,其中特布他林的作用时间长于沙丁胺醇;维持时间较长的药物,通常称为"××特罗",包括福莫特罗、沙美特罗、茚达特罗、维兰特罗,其舒张支气管效应为沙美特罗<维兰特罗=茚达特罗<福莫特罗。另一类称为 M 受体阻滞药,通常称为××溴铵,维持时间较短的药物有异丙托溴铵,维持时间较长的药物有噻托溴铵、乌美溴铵、格隆溴铵、阿地溴铵,其作用相当。

糖皮质激素通过抑制气道炎症物质释放,对抗气道炎症反应,代表药物主要有布地奈德、氟替卡松、丙酸倍氯米松,前两者的抗炎作用相当,丙酸倍氯米松最弱。

3. 慢阻肺病友常用的吸入剂有哪些?

吸入剂中常含有扩张支气管药物和(或)糖皮质激素类药物。其中,用于预防和缓解呼吸困难的常用的短效扩张支气管药物有沙丁胺醇吸入气雾剂(万托林);如呼吸困难程度较重,一年内急性加重次数较多,常需要使用各种长效吸入制剂如噻托溴铵粉吸入剂(思力华)、布地奈德福莫特罗吸入粉雾剂(信必可都保)、乌美溴铵维兰特罗吸入粉雾剂(欧乐欣)、布地格福吸入气雾剂(倍择瑞),可不同程度缓解呼吸困难,降低急性加重风险,改善肺功能(表3-1)。

表 3-1　慢阻肺患者常用的吸入剂

药品名称	组成	维持时间	用药频次	最佳吸气流速/（L/min）	月费用/元	医保
沙丁胺醇吸入气雾剂	1 种扩张支气管药物	短	必要时<8 喷/日	10~30	19.8	是
异丙托溴铵气雾剂					49.27	
噻托溴铵粉吸入剂		长	1 次/日	30	186.38	是
噻托溴铵喷雾剂				10~30	520	是
沙美特罗替卡松吸入粉雾剂	1 种扩张支气管药物+1 种糖皮质激素		2 次/日	>60	299.74	是
布地奈德福莫特罗吸入粉雾剂				60	296.73	是
乌美溴铵维兰特罗吸入粉雾剂	2 种扩张支气管药物		1 次/日	60	229.50	是
茚达特罗格隆溴铵吸入粉雾剂				50	219	是
氟替美维吸入粉雾剂	2 种扩张支气管药物+1 种糖皮质激素			60	900	否
布地格福吸入气雾剂				10~30	880	否

注：*价格根据 2020 年 12 月湖南省集中采购平台药品价格书写。

　　在慢阻肺治疗的过程中，医生会综合考虑病友的健康状态、使用装置的能力、最大吸气流速、手口协调操作能力、可及性、价格等各方面因素来选择吸入剂方案，用药后还需要评估病友的吸入技术掌握情况、用药依从性和其他非药物治疗情况（包括肺康复和自我管理教育），识别任何可能影响治疗效果的因素，考虑吸入装置及药物的调整，因此可能会出现不同吸入剂的替换。

4.慢阻肺稳定期病友是否可以仅使用万托林（沙丁胺醇吸入气雾剂）或爱全乐（异丙托溴铵气雾剂）？

　　万托林、爱全乐由于采用主动释药技术，用药后可以感到呼吸困难明显缓解，同时价格实惠，受到慢阻肺病友们认可。这类药物由于作用时间较短，一般适用于咳嗽、呼吸困难等现象（症状）较少发生，一年内较少急性加重发作的稳定期病友。当症状较少时，平时按照说明书偶尔使用是可以的；当症状较重,一年内频繁发作时,这两个药物由于持续时间较短,仅用于临时用药缓解呼吸困难不适,此时医生会加用长效吸入剂来控制症状。如果长期使用这类短效药物,可能由于频繁激动支气管平滑肌受体,引起机体内受体上调或下调,最终导致不耐受。

5. 平时没有不适可以不用吸入剂吗?

有部分病友在呼吸困难缓解后,或平日较少发作时,可能会自行停用吸入剂;还有一些病友选择在不适较少发作的阶段,自行调整给药间隔时间,如改为2~3日使用一次,或想到才用。慢阻肺的特征是其气道不可逆的气流受限,需要一个长期持续作用的药物来控制这种疾病,如骤然停药,可能会引起支气管痉挛反应。大量的临床试验也证实,如果按规律地每天吸入长效吸入剂,可以改善肺功能,降低急性加重发作次数,提高生存质量,降低病死率,因此大部分慢阻肺病友需要坚持每日使用长效吸入剂。

6. 吸药时嘴中有甜味就是吸入成功,否则就是没有吸入到位吗?

部分吸入剂如噻托溴铵粉吸入剂、布地奈德福莫特罗吸入粉雾剂、茚达特罗格隆溴铵吸入粉雾剂中含有极微量的乳糖,由于每个人感觉不同,有些人在吸入时可能尝到轻微的甜味,但是大部分吸入剂在吸入时可能感觉不到药物。因此,只要遵照说明书,在医务人员的指导下正确操作,掌握吸入技巧,就能确保已吸入所需剂量,切勿因为没有感觉就多次使用,以免吸入过量引起药品的不良反应。

7. 使用吸入剂治疗时的注意事项有哪些?

(1)来自世界卫生组织的一组数据,出院后只有23%的慢阻肺病友能够坚持正确使用吸入剂。因此提醒大家,可通过咨询呼吸专科医生或药师,观看视频,深入了解这些吸入剂的使用方法,反复练习,坚持用药,正确用药,以控制慢阻肺症状,减少急性加重发作。

(2)当处于中重度慢阻肺稳定期时,应坚持长期规律使用长效吸入剂,随身携带短效扩张支气管药物如沙丁胺醇吸入气雾剂(万托林)"救急";切勿过度使用短效扩张支气管药物,如一日使用万托林超过8喷,持续数日,则应及时就医。

(3)联合使用吸入剂时,如先后开具两种以上,建议咨询身边的医生、药师,避免重复用药,如布地奈德福莫特罗与乌美溴铵维兰特罗联用、噻托溴铵与乌美溴铵维兰特罗联用均不适宜,这种联用同时使用2种同类药物,可能由于发生不良反应叠加，而引起严重不良反应。

（4）有些吸入剂如万托林、能倍乐、信必可都保、倍择瑞，初次使用应进行"初始化、试喷"操作。

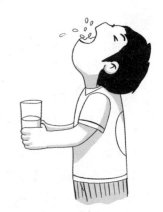

（5）吸入时应按照"深呼气——（按压）深吸入——屏气"3个步骤，以确保药物吸入到位。要点：①呼气不应对准吸嘴。②用力且深长地吸入药物。③吸入后屏气10秒。

（6）吸入完成后必须深部漱口5遍，吐出漱口液，以降低出现真菌性口咽炎的可能性。

（7）应用干纸巾擦拭吸嘴，严禁用水或其他液体擦拭吸嘴，以免药物受潮。

8. 吸入剂用药后可能出现哪些不良反应？

吸入剂的不良反应受到药物成分的影响，整体来说不良反应发生率低于全身给药，但是长期用药尚有如下不良反应需要注意：

（1）口干：吸入剂中如含有"××溴铵"，可出现口干，常较轻微，发生率随年龄增长而增加；由于药物引起唾液分泌减少，使得口腔条件致病菌繁殖，引起口腔黏膜白斑等局部真菌病表现，长期用药可引起龋齿，因此建议用药后漱口。

（2）震颤、头痛：吸入剂中如含有沙丁胺醇、"××特罗"，可表现为持续、严重的头痛，情绪烦躁不安等，通常可在治疗的几天内减弱或消失。

（3）视物模糊、青光眼：吸入剂中如含有"××溴铵"或糖皮质激素如布地奈德、替卡松时，可能引起眼胀、眼痛不适、短暂视力模糊、结膜充血和角膜水肿，既往诊断为闭角型青光眼的病友可能感觉眼部不适现象加重，这时应立即停止使用，并去看医生；同时加喷雾使用时，需注意避免将药物粉末弄入眼内。

（4）心悸：吸入剂中如含有沙丁胺醇、"××特罗"，特别是某些易感人群，容易发生心动过速，还可能出现心律失常。

（5）排尿不畅：老年男性如合并前列腺肥大，使用异丙托溴铵、噻托溴铵等药物后可能会出现尿潴留、排尿不畅，如这一现象加重或不能耐受，可咨询专科医生对症处理。

（6）感染：吸入剂中如含有糖皮质激素如布地奈德、替卡松时，由于激素的免疫抑制作用可引起口咽部黏膜白斑、声嘶、咳嗽、肺炎等，因此建议用药后全面漱口。

（7）其他不良反应：如吸入性支气管痉挛、过敏、皮肤瘙痒、胃痛、呕吐、低钾血症、心动过速、室性期前收缩、高血糖、白内障、骨质疏松等。

用药期间如果出现了上述不良反应，且表现不能耐受，请及时去医院就诊，切忌自行停药、减药或加药。

9. 影响吸入剂治疗效果的因素有哪些?

多种因素可能影响吸入剂治疗的效果，包括手口协调性、吸气流速、年龄、合并用药、合并疾病等。

(1)手口协调性：有些药物如万托林(沙丁胺醇吸入气雾剂)、爱全乐(异丙托溴铵气雾剂)、能倍乐(噻托溴铵喷雾剂)、倍择瑞(布地格福吸入气雾剂)，需要手部按压上药与嘴吸入同步(手与口的协调动作)，否则可能影响吸入效果，因此，上述药物的操作需要平时多加练习，掌握技巧。

(2)吸气流速：吸入装置不同，对于病友吸入时的气流速度要求也不尽相同，沙丁胺醇吸入气雾剂、异丙托溴铵气雾剂、噻托溴铵喷雾剂、布地格福吸入气雾剂这些吸入剂对于吸气流速的要求较低，如果病友存在吸入药物困难时，可结合病情选用。

(3)年龄：由于吸入剂装置复杂，使用时需要了解使用方法，老年人手口协调性可能较年轻人差，更需反复练习。

(4)合并用药：我们日常服用的某些药物与吸入剂中的支气管扩张药、糖皮质激素存在相互作用，可能引起不良反应，建议如需要同时服用其他药物，应告知医生自己正在使用的吸入剂品种，以避免同时用药引起的不良反应。

(5)合并疾病：某些疾病也会影响吸入剂的使用。合并下列疾病、使用下列药物时应咨询医生，谨慎使用：如合并高血压、甲亢、甲状腺毒症、严重心血管疾病(如缺血性心脏病、心动过速或重度心衰)、低钾血症、糖尿病时使用沙丁胺醇、福莫特罗等；如合并闭角型青光眼、前列腺增生、膀胱颈梗阻时使用噻托溴铵、格隆溴铵等；如合并结核或感染性疾病、糖尿病、青光眼、白内障、严重骨质疏松时使用布地奈德、氟替卡松等。

10. 忘记用药了怎么办?

(1)建议每日相对固定时间用药，如吸入剂，可根据需要选择在早或晚刷牙前用药，尽量不要忘记用药。

(2)慢阻肺病友大部分年龄大，更容易忘记用药，建议可以在台历上做标记，或者在手机中设置每日闹钟提醒。

(3)如果发现漏用时间距离本次应服药时间不长，应该立即补用；如果时间较长(接近下一次用药时间才记起漏用),则等待下一次用药时间再使用,不需要加倍剂量。

11. 慢阻肺病友可以用口服药替代吸入剂吗?

有些病友认为吸入药装置复杂,费用较高,不如口服药方便,日常会使用更为便宜的口服药如氨茶碱片、泼尼松片。

茶碱类药物包括氨茶碱、茶碱缓释片、多索茶碱,对呼吸道平滑肌有直接松弛作用,但这类药物在慢阻肺稳定期仅有些许缓解呼吸困难的作用,同时容易引起心动过速等心律失常的不良反应。很多呼吸系统治疗药物如复方甲氧那明片,其中含有茶碱类制剂,应注意避免重复用药。

糖皮质激素类药物如泼尼松片有对抗气道炎症的作用,但是口服药物比吸入药进入体内的药物剂量多,更容易发生胃出血、骨质疏松、高血压、高血糖等风险,不建议长期使用。国内近年的假药案中有报道,厂家在药品中非法添加糖皮质激素类药物,如2016年神奇咳喘灵胶囊(河南省神奇制药厂)被认定为假药,老百姓应予重视。

事实上,吸入药物可以直达肺部,用量小,全身不良反应也小,且比口服药更便于携带,用于慢阻肺治疗的获益会更加明确,因此切勿随意更改治疗方案。

12. 慢阻肺病友家中是否需要常备抗菌药物?

(1)青霉素类、头孢类抗菌药物常用于杀灭细菌或抑制细菌生长,可能是我们日常感染时,用得较多的一类抗菌药物。

(2)慢阻肺稳定期是不需要使用抗菌药物的,因为慢阻肺发病的主要原因是烟雾等有害物质引起的气道、肺泡、肺血管的非特异性炎症,而非细菌性炎症不需要使用抗菌药物。

(3)慢阻肺急性加重期,医生如考虑合并细菌感染,会结合感染的状况和既往用药情况,予以抗菌药物治疗,使用时间一般为5~7天。

(4)盲目自行使用抗菌药物,可能由于无用药指征、选药不适宜、用药剂量不适宜导致治疗失败,或者引起体内细菌对抗菌药物耐受,大量繁殖,给未来的治疗带来挑战,因此,病友家中不需要常备抗菌药物。

温馨提示

1. 吸入剂是慢阻肺稳定期的主要治疗药物。
2. 中重度慢阻肺稳定期应坚持长期规律使用长效吸入剂，随身携带短效扩张支气管药物如万托林。
3. 慢阻肺病友勿长期自行口服抗菌药物、激素、茶碱类药物。

三、慢阻肺治疗药物面面观

（一）沙丁胺醇吸入气雾剂

> 万先生出院后每日坚持吸氧、运动，平时用了药后自我感觉良好。有天在小区跟朋友一起打羽毛球，突然感觉憋喘，呼吸困难，万先生随手掏出口袋里的沙丁胺醇吸入气雾剂（万托林），赶快吸了 1 剂，不久后憋喘迅速缓解，呼吸也顺畅了不少。万先生不禁感叹，幸好听医生的嘱咐，随身携带了"万托林"，这可救了命了。这个药使用时有哪些注意事项呢？让我们一起来了解一下。

1. 慢阻肺病友何时需要使用沙丁胺醇吸入气雾剂？

慢阻肺病友不管是处于急性加重期还是稳定期，通过吸入短效扩张支气管药物如沙丁胺醇吸入气雾剂（万托林），可迅速缓解支气管痉挛、呼吸困难和不适，通常可在数分钟内起效，疗效可维持数小时，为慢阻肺病友首选急救用药，请务必随身携带。

2. 如何清洗沙丁胺醇吸入气雾剂？

（1）说明书建议，应至少一周清洗一次吸入器。
（2）清洗时，需要将药罐拔出，用温水彻底清洁吸入器，彻底晾干，然后把药罐放回原位。
（3）请注意，药罐不可浸入水中。

3. 应该怎样使用沙丁胺醇吸入气雾剂?

（1）用法：使用时需遵循"混匀—吸入"两个步骤。

（2）用量：一般以1喷（1次按压吸入）起始，如有需要间隔1分钟后可增至2喷，每4~6小时重复吸入，一天最大剂量为8喷。

沙丁胺醇吸入气雾剂的使用步骤

（3）用药时间：按需使用或进行剧烈活动前用药。

（4）用药疗程：本品仅供急性加重时缓解呼吸困难，不可长期、单一、过量使用沙丁胺醇，若平时无不适，可能不需要用到沙丁胺醇。

（5）注意事项：

①首次使用前或气雾剂超过一周未使用，应先向空气中试喷。

②建议在镜前练习整个吸入用药步骤，若有喷雾从气雾剂上端或从嘴角漏出，则表示技巧有错误；应练习按压与吸气同步，同时吸入药物后尽可能长时间屏气。

③吸入装置应在30℃下避光保存，避免冷冻和阳光直射；药罐不能弄破、刺穿或火烤。

④该药的不良反应、疗效的影响因素见慢阻肺药物治疗锦囊。

温馨提示

1. 参考说明书、视频，或咨询身边专科医生、药师、护士了解用法，对照镜子熟练掌握吸入技术。
2. 沙丁胺醇吸入气雾剂应随身携带。
3. 沙丁胺醇吸入气雾剂一天最大剂量为8喷，如超过，请及时就诊。

(二) 噻托溴铵吸入剂

万先生的同事王先生也是一位慢阻肺病友，正在使用噻托溴铵粉吸入剂，二人在一次交流时，王先生透露自己曾经闹的一个笑话，有一天医生查房时发现，王先生拿到这个药后，直接将药盒中的胶囊吞服了，医生马上过来纠正，告知王先生这个胶囊可不是用来吞服的，而是需要用装置将其刺破然后吸入使用。万先生顿时觉得非常好奇，这个药中不含有激素，效果如何？是否不良反应也会少一些？哪些人适合使用，自己可不可以换用？带着这些疑问，接下来我们将一一解析。

1. 慢阻肺病友为什么需要使用噻托溴铵吸入剂?

根据医学专家的建议,长效扩张支气管药物噻托溴铵,可缓解呼吸困难,改善肺功能,并减少因急性加重的住院风险,为慢阻肺稳定期的常用药物,病友们应坚持长期吸入。

2. 哪些慢阻肺病友适合使用噻托溴铵吸入剂?

病友们如果平时急性加重发作时咳嗽、咳痰、呼吸困难等现象较多出现,而1年内急性加重发作次数较少,可单用或联用噻托溴铵吸入剂;一旦使用需长期用药。该药有两种剂型,分别是噻托溴铵粉吸入剂、噻托溴铵喷雾剂,噻托溴铵喷雾剂通过改良技术,较粉吸入剂减少了噻托溴铵的剂量,口干、排尿不畅、便秘等不良反应较之减少,必要时可尝试使用噻托溴铵喷雾剂替代粉吸入剂。

3. 应该怎样使用噻托溴铵粉吸入剂?

(1)用法:使用时需遵循"上药—按压—吸入"三个步骤。
(2)用量:每次1粒,一日1次,不应自行调整用药间隔时间,应坚持每日使用。

噻托溴铵粉吸入剂的使用步骤

(3)用药时间:建议固定每天上午使用,可以设定一个闹钟提醒每日用药。
(4)用药疗程:本品应坚持长期使用,如不耐受应咨询专科医生调整,不应自行停用。
(5)注意事项:
①药粉胶囊仅供吸入用,口服无效。
②吸入前勿反复按压刺孔按钮。
③该药不用于急救。
④药粉胶囊平时应该密封于囊泡中保存,仅在用药时取出,取出后应尽快使用,否则药效会降低,长时间暴露于空气中的胶囊应丢弃;应将吸入装置放置于不超过20℃的阴凉处保存。
⑤该药的不良反应、疗效的影响因素见慢阻肺药物治疗锦囊。

4. 应该怎样使用噻托溴铵喷雾剂?

（1）用法：使用时需遵循"转—开—按"三个步骤。

（2）用量：每次 2 喷，应依次"上药—按压—吸入"，一日 1 次；不应自行调整用药间隔时间，应坚持每日使用。

噻托溴铵喷雾剂的使用步骤

（3）用药时间：建议固定每天上午使用，可以设定一个闹钟提醒每日用药。

（4）用药疗程：本品应坚持长期使用，如不耐受应咨询专科医生调整，不应自行停用。

（5）注意事项：

①首次使用时，需要安装药瓶和试喷，请参看示意图、阅读说明书、观看官方视频或咨询您身边的专科医生、药师。

②药瓶一旦插入后不能将其拆下。

③该药不用于急救。

④该药不宜冷冻，常温放置。

⑤该药的不良反应、疗效的影响因素见慢阻肺药物治疗锦囊。

 温馨提示

1. 参考说明书、视频，或咨询身边专科医生、药师、护士了解用法，对照镜子熟练掌握吸入技术。
2. 噻托溴铵粉吸入剂使用时，不需要在按压的同时吸入。
3. 噻托溴铵喷雾剂单次需要吸入 2 喷。
4. 吸入后记得漱口，注意避免重复用药。

（三）布地奈德福莫特罗吸入粉雾剂

万先生平时使用布地奈德福莫特罗吸入粉雾剂（信必可都保），用了后没什么感觉，总是担心药物没有吸进去，没有效果。他用了几天后，照镜子时看到自己嘴巴里长了白斑，这是什么东西，不会中毒了吧？他有点惆怅，自言自语道："哎，我就是个倒霉蛋，病没治好，还弄出了满嘴的疮。"这个白斑跟最近使用的吸入剂有关吗？用药过程还有什么需要注意的？带着这些疑问，接下来我们将一一解析。

1. 慢阻肺病友为什么需要使用含激素的吸入剂?

糖皮质激素具有强大的抑制气道炎症反应的作用,因此在 1 种支气管扩张药的基础上加用糖皮质激素成为慢阻肺稳定期治疗的选择之一;通常医生开了这类药后,需坚持长期吸入。常用的糖皮质激素药物包括布地奈德福莫特罗吸入粉雾剂(信必可都保)、沙美特罗替卡松吸入粉雾剂(舒利迭)等。

2. 哪些慢阻肺病友适合使用含激素的吸入剂?

病友们使用长效支气管扩张药治疗慢阻肺后如仍发生急性加重,如果既往有哮喘病史或哮喘发作,一年内急性加重发作次数较多,血液中嗜酸粒细胞计数较高时,医生会选用含激素的吸入剂方案,但运动员应慎用。

布地奈德福莫特罗吸入粉雾剂的使用步骤

3. 应该怎样使用布地奈德福莫特罗吸入粉雾剂?

(1)用法:需遵循"上药—吸入"两个步骤。

(2)用量:每次 1 吸(320 μg/9 μg),一日 2 次,不应自行调整用药间隔时间,应坚持每日使用。

(3)用药时间:建议固定每天清晨、晚上使用,用后刷牙、漱口,可以设定一个闹钟提醒每日用药。

(4)用药疗程:本品应坚持长期使用,如不耐受应咨询专科医生调整,不应自行停用。

(5)注意事项:

①首次使用时,需要进行初始化,即完成前述第一步"上药"2 次,请阅读说明书或咨询您身边的专科医生、药师。

②药瓶上有剂量指示窗,每 20 吸一个数字标示,记得及时补充药品,当指示为"0"时,表示药品已经使用完毕。

③吸入完成后必须深部漱口 5 遍,漱口液吐出,以降低出现真菌性口咽炎的可能性。

④每次使用完用纸巾清洁吸嘴;室温、密闭保存。

⑤该药的不良反应、疗效的影响因素见慢阻肺药物治疗锦囊。

温馨提示

1. 参考说明书、视频，或咨询身边专科医生、药师、护士了解用法，对照镜子熟练掌握吸入技术。
2. 含激素的吸入剂使用后记得深部漱口。
3. 可考虑利用设置闹钟提醒自己按时服药。

(四) 茚达特罗格隆溴铵吸入粉雾剂

有一天，万先生在一档科普节目中看到正在介绍一个名叫茚达特罗格隆溴铵吸入粉雾剂的药物，看上去装置比信必可都保简单，他想起前段时间自己口里长白斑的事，这个药不含激素，是否更适合自己？如果要用，应该如何操作？电视中的病友还把里面的胶囊一颗颗瓣下来放在随身携带的药盒里，说是方便携带，可是药师指出这样是不合适的，这又是为什么？带着这些疑问，接下来我们将一一解析。

1. 慢阻肺病友为什么需要使用"双支扩药"？

"慢阻肺之药物治疗锦囊"中提到有两类扩张支气管药物可不同程度地舒张支气管，包括β受体激动药(如茚达特罗、维兰特罗等)与M受体阻滞药(如乌美溴铵、格隆溴铵等)，这两类药物作用原理不同。如果有些病友单独使用一种支气管扩张药后仍有咳嗽、咳痰、呼吸困难等，提示效果不佳，这时医生可能会建议使用两种不同的扩张支气管药物，双管齐下，组合拳出击，可进一步舒张支气管，减轻呼吸困难，减少慢阻肺急性加重发作风险。"双支扩药"是慢阻肺稳定期的常用药物，应坚持长期吸入，常用的包括茚达特罗格隆溴铵吸入粉雾剂(杰润)、乌美溴铵维兰特罗吸入粉雾剂(欧乐欣)等。

2. 哪些慢阻肺病友适合使用"双支扩药"？

稳定期的病友们如果平时急性加重发作时咳嗽、咳痰、呼吸困难等现象较多出现，1年内急性加重发作次数较多，"双支扩剂"比"单支扩药"噻托溴铵可更好地减少急性加重发作次数。另外，使用激素与支气管扩张剂联合治疗出现肺炎频发时，医生也会考虑调整为"双支扩药"的治疗。

3. 应该怎样使用茚达特罗格隆溴铵吸入粉雾剂?

（1）用法：使用方法与噻托溴铵粉吸入剂类似，需遵循"上药—按压—吸入"三个步骤。

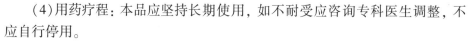

（2）用量：每次 1 粒，一日 1 次，不应自行调整用药间隔时间，应坚持每日使用。

（3）用药时间：建议固定每天上午使用，可以设定一个闹钟提醒每日用药。

（4）用药疗程：本品应坚持长期使用，如不耐受应咨询专科医生调整，不应自行停用。

（5）注意事项：

①药粉胶囊仅供吸入用，口服无效，该药不用于急救。

②吸入前勿反复按压刺孔按钮。

③吸入时会感受到胶囊在中央室旋转，听到嗖嗖的轻微噪声，同时会感到甜香味；如果吸入时没有听到嗖嗖的噪声，可能是胶囊卡住了，应打开吸入器，轻轻敲击吸入器底部使胶囊正位，不要按压刺孔按钮。

④药粉胶囊平时应该密封于囊泡中保存，仅在用药时取出，取出后应尽快使用，否则药效会降低，长时间暴露于空气中的胶囊应丢弃；应将吸入装置放置于不超过 25℃、防潮保存。

⑤该药的不良反应、疗效的影响因素见慢阻肺药物治疗锦囊。

 温馨提示

1. 参考说明书、视频，或咨询身边专科医生、药师、护士了解用法，对照镜子熟练掌握吸入技术。
2. 吸入药使用后记得漱口。
3. 注意避免重复用药。

(五)布地格福吸入气雾剂

> 万先生前两天在慢阻肺的病友群看到这样一则新闻,听说现在有3种药联合的吸入剂布地格福吸入气雾剂,想起病友老李需要同时使用信必可都保加噻托溴铵,左一个吸入剂,右一个吸入剂,常常会忘记,将3种药混合在一起的吸入剂是否效果会比2种药的吸入剂更好?安全性如何呢?这个药如果要用,如何操作?带着这些疑问,接下来我们将一一解析。

1.慢阻肺病友在何种情况下使用"三联吸入剂"?

慢阻肺病友在使用双联制剂后如仍发生急性加重,医生会评估后改用三联制剂,可更为显著地改善肺功能,减少急性加重发作,常用于两药联合治疗时呼吸困难等现象仍明显,急性加重频发的升级治疗。"三联吸入剂"的常用药物有布地格福吸入气雾剂、氟替美维吸入粉雾剂两种。

2.应该怎样使用布地格福吸入气雾剂?

(1)用法:与沙丁胺醇吸入气雾剂类似,使用时需遵循"混匀—吸入"两个步骤。

布地格福吸入气雾剂的使用步骤

(2)用量:每次2吸,一日2次;不应自行调整用药间隔时间,应坚持每日使用。

(3)用药时间:建议固定每天清晨、晚上使用,用后刷牙、漱口,可以设定一个闹钟提醒每日用药。

(4)用药疗程:本品应坚持长期使用,如不耐受应咨询专科医生调整,不应自行停用。

(5)注意事项:

①药瓶顶部有剂量计数显示窗,每20吸一个数字标示,当只剩20吸时,显示窗颜色将变为红色,提醒及时补充药剂。

②首次使用,应向空气中试喷,重复上述"按压上药"步骤4次,此时剂量计数指向"120"右侧,表明预充完成;当重新装置或超过一周未使用,应先向空气中试喷2次。

③建议在镜子前练习整个吸入用药步骤,应练习按压与吸气同步。

④该药不用于急救。

⑤吸入完成后必须深部漱口 5 遍，漱口液吐出，以降低出现真菌性口咽炎的可能性。

⑥建议一周至少清洗一次吸入器，步骤同沙丁胺醇吸入气雾剂。

⑦应将吸入装置 25℃下避光保存；药罐不能弄破、刺穿或火烤。

⑧该药的不良反应、疗效的影响因素见慢阻肺药物治疗锦囊。

 温馨提示

1. 参考说明书、视频，或咨询身边专科医生、药师、护士了解用法，对照镜子熟练掌握吸入技术。
2. 使用后记得漱口。
3. 避免与其他长效吸入剂联合。

（六）罗氟司特片

万先生在病房里看到病友舒先生除了用茚达特罗格隆溴铵，还在用新药罗氟司特，医生说加用这个药可以更好地减少他的呼吸困难发作，但是也叮嘱了不要同时使用茶碱缓释片，以免引起腹泻、心律失常等不良反应的发生。万先生心想这个新药不需要吸入，自己能不能也试试，或许病一下就好了呢？这到底是种什么药？有些什么特点？接下来我们将一一解析。

1. 慢阻肺病友在哪种情况下可能会加用罗氟司特片？

罗氟司特是一种与茶碱类药物类似的新药，具有广泛的对抗气道炎症反应的作用，它舒张支气管的特异性作用更强，同时可改善气道黏液纤毛清除功能，不良反应相对少一些。对于重度慢阻肺并有慢性支气管炎的病友，频繁急性加重发作时，罗氟司特与常用的长效吸入剂联用，可改善肺功能，并减少中度和重度急性加重发作；需注意，该药不能用于急性支气管痉挛。

2. 应该怎样使用罗氟司特片？

(1) 用法：用温水送服罗氟司特片，餐前或餐后都可以。

(2) 用量：每次 1 片（500 μg），一日一次。

（3）服药时间：每天服用一次，建议固定在晚上某个特定时间服用，可以设定一个闹钟提醒每日服药。

（4）用药疗程：本品应坚持遵医嘱使用，如不耐受应咨询专科医生调整，不应自行停用。

3. 用药后可能出现哪些不良反应，应如何处理？

用药后，胃肠道不良反应如腹泻较为常见，也可能出现精神异常如失眠、焦虑、抑郁，体重减轻，应予监测；还可能出现恶心、头痛、背痛、流感、头晕和食欲减退等。

用药期间如果出现了上述不良反应且表现不能耐受，请及时去医院就诊，切忌自行停药、减药或加药！

4. 影响罗氟司特治疗效果的因素有哪些？

有多种因素能影响罗氟司特的治疗效果，包括合并用药、合并疾病等。

（1）合并用药：本品为茶碱类似物，避免同时联用茶碱或含茶碱的复方制剂，如氨茶碱、茶碱、多索茶碱、复方甲氧那明等，以免重复用药，引起药品不良反应；日常服用的西药如红霉素、利福平、西咪替丁、卡马西平、苯巴比妥、苯妥英钠、避孕药等药物会影响罗氟司特的使用，应谨慎；如果因病去医院就诊，应告知医生自己正在服用罗氟司特。

（2）合并疾病：某些疾病会影响罗氟司特的使用，如中、重度肝损病友应禁用。

 温馨提示

1. 服用罗氟司特期间避免与茶碱类制剂同时使用。
2. 很多药物会影响罗氟司特的疗效，注意不要自行服用其他药物，需咨询医生或药师。

第二节 无法正常呼吸的痛——哮喘

 一、带您解密哮喘

李女士事业有成，家庭幸福，并且正在孕育第二个孩子。2019年的一个午夜，李女士妊娠第26周，她不明原因地突发喘息困难，并伴剧烈的咳嗽，丈夫焦急地开车送她去医院，急诊科医生问诊后当即将她收治入院，诊断为支气管哮喘急性发作。经过一系列治疗后，李女士的情况得到了缓解，但她的内心充满了疑惑，哮喘是什么病？为什么会得哮喘？哮喘是否需要长期用药？处在妊娠期使用这些药物对宝宝是否会有影响？如果宝宝也遗传了哮喘，又该如何治疗？带着这些疑问，我们将为您一一解答。

1. 什么是哮喘？

哮喘是支气管哮喘的简称，是一种严重的慢性气道炎症性疾病，通常是因为支气管过敏性炎症引起气道黏膜水肿，黏液分泌增多，并导致气道平滑肌收缩，使气道变窄，就如同水管壁上沾满了污垢，管腔就会变得越来越窄，以至水流不能顺畅地通过。这时空气进出肺部就会受到阻碍，呼吸时感到不畅，产生咳嗽、喘息、胸闷等现象，常在夜间及凌晨发作或加重，多数病友可自行缓解或经治疗后缓解。虽然哮喘发作的时候表现重，但是可控制、可预防，坚持规范治疗非常重要。

2. 哮喘这个病在我们国家常见吗？

支气管哮喘是一个全球性的严重健康问题，根据2015年全球调查结果，全球哮喘病友达3.58亿人，患病率较1990年增加了12.6%。2012—2015年，在我国10个省市进行的调查显示，20岁以上人群的哮喘患病率为4.2%，其中26.2%的哮喘病友已经存在气流受限，不排除进展为慢性阻塞性肺疾病的可能。按照2015年的全国人口普查数据推算，我国20岁以上人群可能有4570万哮喘病友。

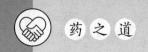

3. 哪些人群易患哮喘？

哮喘的发病是遗传和环境两者共同作用的结果，很多过敏原和触发因素会导致哮喘急性发作。常见的诱发因素包括：

(1)室内过敏原：如尘螨、家养宠物、霉菌、蟑螂等。

(2)室外过敏原：如花粉、草粉等。

(3)职业性因素：如面粉加工、动物饲养、大棚种植及塑料、纤维、橡胶制造等。

(4)食物：如鱼、虾、蛋类、牛奶等。

(5)药物：如阿司匹林、青霉素、链霉素等。

(6)非过敏原因素：如寒冷、运动、精神紧张、焦虑、过劳、香烟、厨房油烟、空气污染、刺激性食物等。

4. 哮喘有哪些危害？

(1)肺部感染：约一半病友是因为上呼吸道病毒感染诱发哮喘发作，进而引发下呼吸道和肺部感染，并导致哮喘加重。

(2)猝死：猝死是哮喘最严重的并发症，且常常无明显先兆表现，一旦发生，往往来不及抢救而导致死亡。为此，坚持规范哮喘治疗，加强长期哮喘管理，才能减少哮喘急性加重的风险。

(3)呼吸骤停和呼吸衰竭：哮喘严重发作时通气不足、治疗用药不当，并发气胸、肺不张和肺水肿等，都会导致呼吸衰竭。

(4)沉重的经济负担：在全世界范围内，哮喘相关的经济花费较高，其中80%的费用是重症哮喘和哮喘急性发作的相关经济负担。

5. 怎样知道自己患了哮喘？

如果病友出现反复发作性喘息、气促，或伴有胸痛、咳嗽，以夜间及晨间多见，而且通常与接触过敏原、冷空气、化学刺激或上呼吸道感染、运动有关，此时需要警惕哮喘的可能。另外，有些病友无喘息、气促表现，但出现反复咳嗽、胸闷等也需要警惕哮喘的可能。

6. 慢阻肺的表现与哮喘的表现有相似之处，这两种病有什么区别？

哮喘通常以慢性气道炎症为特征，肺通气功能是可逆的，与过敏原相关，在消除过敏原，给予吸氧、解痉平喘等治疗后病情通常可以得到控制，肺功能大多可以恢复正常。

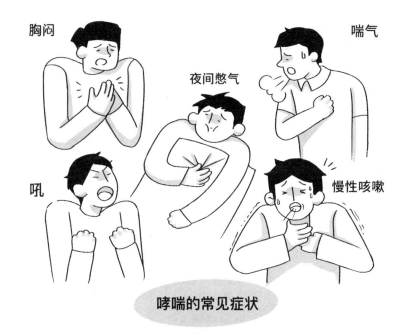

胸闷   夜间憋气   喘气

吼   慢性咳嗽

哮喘的常见症状

慢阻肺则是一种可预防、可治疗的疾病，其特征是存在持续的、不可逆的肺通气功能障碍，且与病友的气道和肺部对有毒颗粒或气体增强的慢性炎症反应相关，肺功能恢复不可逆，发病年龄通常在 40 岁以后。哮喘病友如控制不佳反复发作，可进展成慢阻肺。肺功能检查有助于早期筛查并发现疾病进展。

7. 如何识别哮喘急性发作?

(1)哮喘病友需要学会识别哮喘急性发作的预警信号，当察觉到喘息、气急、胸闷、咳嗽等现象突然发生或加重时，就需要提高警惕。哮喘常因接触过敏物质、刺激物或呼吸道感染诱发。

(2)发作时程度轻重不一，可在数小时或数天内出现，偶尔可在数分钟内危及生命。

(3)急性期通常采用吸入药物(如短效支气管扩张药、糖皮质激素)的方式来缓解，若不能缓解，则可能需要用到全身糖皮质激素;若合并细菌感染，同时还需使用抗菌药物(也就是老百姓常说的"消炎药")。

8. 只是偶尔发作就不需要长期治疗了吗?

(1)最轻微的哮喘病友，可能只要按需使用沙丁胺醇吸入气雾剂，也可能需要长期非常小剂量的吸入激素，但不可自行停药。

(2)建议每年规律就诊呼吸内科门诊以评估病情,积极治疗。

9. 妊娠期哮喘病友在治疗过程中应注意什么问题?

(1)控制体重:1/3 的哮喘病友因妊娠而加重,多发生在妊娠第 24~36 周;妊娠期前 3 个月体重增加超过 5 kg 与哮喘急性加重风险相关,且风险会随体重增长而进一步增加。妊娠期如哮喘未得到控制,可能会导致孕妇发生妊娠高血压以及并发症,还可增加围产期病死率、早产率和低体重儿的发生率。

(2)药物:在妊娠过程中停用吸入用糖皮质激素,可能导致哮喘急性发作。妊娠期哮喘治疗原则与非妊娠期哮喘治疗相同,应基于妊娠安全性考虑,药物选择要慎重;白三烯受体调节剂如孟鲁司特钠可减少急性发作,且不增加早产的风险。

(3)全程化管理:妊娠期哮喘的全程化管理可以减少哮喘急性发作给孕妇和胎儿带来的负面影响。全程化管理包括:①及时评估病情。②避免接触诱发因素。③急性发作时,应立即每 20 分钟吸入 2~4 吸沙丁胺醇,观察 1 小时,无改善需立即就诊;若急性发作严重,且胎儿已成熟,可考虑终止妊娠。哮喘的控制是减少母体和胎儿风险的保证。

10. 哮喘病友的孩子会不会遗传哮喘?

哮喘的发病机制尚未完全明确,而影响儿童哮喘发生、发展和发作严重程度的危险因素较为复杂,通常存在遗传和环境两个方面的影响。在众多危险因素中,要进一步关注环境污染物,尤其是细颗粒物对儿童呼吸健康的多重负面影响,环境污染物可加重哮喘儿童发病时的表现,增加哮喘急性发作和住院的风险。如果孩子的爸爸或妈妈有哮喘病史,出生后确实存在遗传哮喘的可能,但更重要的是关注环境污染物如细小颗粒、二氧化氮、二氧化硫、黑炭、烟雾等对儿童气道的影响。

11. 哮喘儿童在治疗过程中应注意什么问题?

(1)注意识别儿童的发病表现:在表现上与成人类似,尤其注意反复咳嗽的儿童应及时就诊,判断是否为哮喘。

(2)掌握吸入装置技能很关键:很多小朋友不能够正确掌握吸入用药技巧,故药效大打折扣,家长须认真掌握吸入装置使用技巧,帮助小朋友更好地使用吸入剂。

(3)定期监测气道炎症情况：即使发病的表现不经常出现，也要到医院定期监测气道炎症情况，酌情使用控制性药物。

(4)家长参与管理学习：家长在医生的指导下，了解孩子哮喘可能的诱发因素以及避免方法，了解孩子出现咳嗽、喘息、胸闷、气短等常见症状时家庭的处理措施，包括快速起效的缓解药物的名称和剂量，熟悉急救中心的电话、医生的联系电话等；家长可将上述内容用表格形式列出，定期医疗随访，最大限度减少加重风险和药物的使用。

12.哮喘病友是不是不可以运动？

(1)有些病友觉得运动可能诱发哮喘，所以认为哮喘病友应该远离运动。但这种看法是一种常见的认识误区，适当运动能够增强自身免疫力、提高肺活量，从而改善心肺功能，有助于预防哮喘急性发作。

(2)哮喘病友在缓解期可以选择一些比较舒缓的运动，比如慢跑、游泳，不建议剧烈运动，避免过度刺激或者兴奋导致哮喘发作。

(3)运动时一定要随身携带急救药物，如沙丁胺醇吸入气雾剂，如果运动时感到胸闷、呼吸困难应立即停止运动，吸入用药以缓解不适。

13. 如何预防哮喘的发作？

(1)注重营养：①怀孕期间孕妈妈的饮食不要做重大改变。②孕期控制体重。③尽可能母乳喂养。④可在孕期适当补充维生素 D。

(2)远离过敏原：避免过敏原暴露是哮喘治疗的关键，如尘螨、动物毛发等。

(3)避免使用可能诱发哮喘的药物：某些药物如阿司匹林、对乙酰氨基酚等可能诱发哮喘发作。

(4)避免儿童暴露于污染物中：孕妇吸烟对胎儿影响较大，婴儿出生后长期暴露于 PM2.5 与严重哮喘发作密切相关，并且与 2~10 岁儿童的喘息发作次数呈正相关。

(5)注意缓解心理压力：儿童接触的社会环境也可能促进哮喘的发展和加重。怀孕期间或产后早期的母亲压力与儿童患哮喘的风险增加有关。

温馨提示

1. 哮喘控制不佳存在呼吸衰竭、呼吸困难、猝死等风险。
2. 减少哮喘发作需注意远离过敏原、调整饮食结构、注意有可能诱发哮喘的药物等。
3. 遵医嘱正确使用吸入剂是控制哮喘急性发作的关键。

 二、哮喘药物治疗锦囊

> 经过几天的治疗，李女士发病的表现得到了明显缓解。与她同病房的病友是一位 70 多岁的王奶奶，她看到王奶奶在使用一种叫做沙美特罗替卡松吸入粉雾剂时，只是简单地将吸入剂放入嘴中吸一下，而且王奶奶根本不记得这盒吸入剂使用了多长时间。李女士帮着翻看说明书感觉这样用药应该是不对的，可总也说不上来哪里不对。带着这些疑问，接下来我们为大家一一解答。

1. 常见的哮喘治疗药物包括哪些?

治疗哮喘的药物可以分为控制药物和缓解药物，以及重度哮喘的附加治疗药物。医生根据哮喘发作时的严重程度，一般会选择 5 级依次加强的治疗方案。

(1)控制药物：需要每天使用并长时间维持的药物，这些药物主要通过抗炎及扩张支气管的作用使哮喘维持临床控制，包括糖皮质激素(吸入、静脉、口服)如布地奈德、泼尼松，白三烯受体调节剂如孟鲁司特钠，长效支气管扩张剂如沙美特罗，茶碱类药物。

(2)缓解药物：又称急救药物，这些药物在有发病表现时按需使用，通过迅速解除支气管痉挛从而缓解哮喘发病表现，包括短效支气管扩张剂(沙丁胺醇、特布他林)和静脉用激素等。

(3)重度哮喘的附加治疗药物：主要为生物靶向药物，如奥马珠单抗、美泊利单抗、贝那利珠单抗。

2.短效控制药物与长效控制药物有什么区别?

如果将我们的气道比喻成一根水管,当水管堵塞的时候便会出现水流不畅,而哮喘病友是因过敏性炎症而致气道黏膜水肿,黏液分泌增多使气道变窄。同时,我们的气道上分布着两种受体β与M,当β受体在药物沙丁胺醇的作用下,气道的平滑肌会舒张;而受体M在药物异丙托溴铵的作用下,其收缩支气管的作用会被抑制,哮喘病友收缩的支气管会打开,可缓解呼吸困难。

作用于气道β受体的药物中,维持时间较短的药物有沙丁胺醇、特布他林,其中特布他林的作用时间长于沙丁胺醇;维持时间较长的有福莫特罗、沙美特罗。

我们将起效时间较快、维持时间较短的药物称为"短效控制药物",作用时间较慢、维持时间较长的药物称为"长效控制药物"。

3.治疗哮喘有没有停药的可能?

如果病友在使用最低剂量的控制药物(如吸入激素)达到哮喘控制1年,并且哮喘没有再发作,这时候就可以考虑停用药物治疗了。但具体是不是真的能停药,还得持续观察,且必须在医生的监督指导下停药,切莫擅自停药! 如果停药后发病表现重新出现,那还是得重新用药。

4.不少病友"谈激素色变",为什么还要选用激素来治疗哮喘?

有些病友为了避免使用激素,在网上看到或者听朋友说某些偏方或秘方可以有效地治疗哮喘,结果导致自己哮喘急性发作次数越来越多,肺功能越来越差,这些都是不恰当的行为。

激素一般是指糖皮质激素,是控制哮喘气道炎症最有效的药物,无论哮喘处于哪一级的治疗,激素均为首选药物。慢性持续期哮喘主要通过吸入和口服途径给药,吸入为首选途径。因为吸入给药气道的局部抗炎作用强,药物直接作用于呼吸道,所需剂量较小,全身性不良反应较少。吸入糖皮质激素可有效控制气道炎症,降低气道高反应,减少哮喘发作的频率和减轻发作时的严重程度,改善肺功能,提高生活质量,降低病死率。

若大剂量吸入糖皮质激素联合长效支气管扩张剂仍不能控制的慢性重度持续性哮喘,会考虑附加小剂量口服激素维持治疗,一般使用半衰期较短的激素如泼尼松等,推荐采用每天或隔天清晨顿服给药的方式,泼尼松的维持剂量最好小于等于 10 mg 每日。

5. 为什么会使用不同包装剂量的吸入用激素?

根据哮喘严重程度不同,所需要使用的吸入激素剂量也不一样,每次剂量为 100~400 μg,一日 1~2 次。一定要知晓自己目前阶段使用的是何种规格吸入剂和每次的用量,不要用错。

6. 用了这些吸入的药物后要及时漱口是什么原因?

吸入用的制剂中有些药物含有糖皮质激素,俗称"激素",如布地奈德、氟替卡松、倍氯米松,长期吸入激素可能会导致声音嘶哑,咽部不适,口腔内部还会出现白斑。另外,其中一类扩张支气管药物如异丙托溴铵、噻托溴铵等,会不同程度引起口腔唾液分泌减少,故用药后需及时用清水或漱口水含漱咽部,最好多次含漱,以保证残留的药物被清洗干净。

7. 最近新出来一种叫"奥马珠单抗"的药,是什么药? 什么样的人适合使用?

奥马珠单抗主要用于难治性哮喘,当传统的糖皮质激素、抗白三烯药物不能有效控制哮喘时,可考虑使用奥马珠单抗。在使用该药的过程中,若存在支气管痉挛、低血压、晕厥、荨麻疹的情况,在治疗开始后第一剂至给药后一年以上任何时刻均可发生过敏反应,需密切监测其反应;另外还存在一些如动脉血栓栓塞风险、血小板持续下降、低血压风险。该药需要医生充分评估风险和获益来选择,病友切莫自作主张。

8. 既然感染容易引起哮喘发作,家里是否可以常备抗菌药物?

抗菌药物如阿莫西林、头孢呋辛,可杀灭或抑制细菌等病原微生物生长,而哮喘诱发因素中由细菌感染所导致的情况比较少,抗菌药物不能消除支气管黏膜的炎症,不能解决根本问题,如果滥用还可能引起耐药,导致超级细菌,故不能自己在家随意使用抗菌药物。

9. 孕妈妈哮喘急性期缓解出院后适合用什么药物进行控制?

孕妇哮喘治疗原则与非孕妇哮喘治疗一样,在怀孕过程中坚持使用糖皮质激素吸入制剂可减少急性发作,比较安全的糖皮质激素吸入制剂是布地奈德吸入粉雾剂;白三烯受体调节药如孟鲁司特钠为哮喘维持治疗的重要药物,可减少发病时的表现,不增加早产风险,可与吸入糖皮质激素联合使用;急性加重

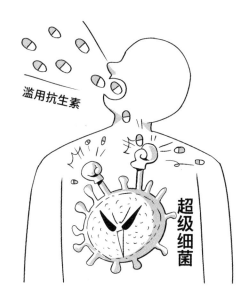

滥用抗生素

超级细菌

期亦可选择短效支气管扩张药沙丁胺醇，但由于沙丁胺醇致畸性的研究结果存在分歧，故需根据病情酌情使用。

怀孕时哮喘一定要积极控制，虽然目前无绝对安全的药物，但是医学专家建议，怀孕时积极控制哮喘的益处要明显大于常用哮喘治疗药物可能带来的弊端。未控制的妊娠期哮喘会导致孕妇发生子痫或妊高症，增加围产期病死率、早产率和低体重儿的发生率。

10. 哺乳期妈妈使用哪些药物控制哮喘对婴儿影响较小?

布地奈德吸入制剂在哺乳期可安全使用，此药全身吸收少，体内清除迅速，对婴儿不良反应比较小，基本不会影响其生长发育。

沙丁胺醇气雾剂吸入后进入母亲血浆的药物量小于10%，可能有少量药物分泌至乳汁中。但研究认为使用常规剂量的沙丁胺醇气雾剂后，该药不太可能通过乳汁转运至婴儿体内，因此，如果哺乳期母亲出现哮喘急性加重，可以使用沙丁胺醇气雾剂。

其他药物如口服糖皮质激素、茶碱类药物若长时间使用则最好暂停哺乳。

11. 哮喘病友不宜使用哪些药物?

(1)应禁用的药物:

① 普萘洛尔(心得安)：由于其可引起支气管平滑肌痉挛和鼻黏膜毛细血

管收缩，哮喘病友使用后可使病情急剧变化。

② 新斯的明、加兰他敏、有机磷酸酯、毛果芸香碱：可使支气管收缩，均可诱发和加重支气管哮喘。

③ 还有一些镇静、镇痛药物可引起呼吸抑制，加重哮喘，哮喘发作时应禁用。

（2）应慎用的药物：

① 青霉素、头孢菌素、红霉素、四环素、利福平等抗菌药物；抗血清、疫苗、血浆、含动物异性蛋白的中成药制剂，均可引起过敏反应，使支气管收缩而诱发哮喘。

② 阿司匹林及含阿司匹林的复方制剂，部分病友使用后可诱发哮喘。

③ 美托洛尔（倍他乐克）。

④ 异丙肾上腺素和肾上腺素气雾剂。

12. 如果儿童得了哮喘该如何用药？

如果患儿临床表现复发，应根据发作强度和频率确定进一步治疗方案。

（1）长期治疗方案：

① 12岁以上青少年治疗同成人。

② 6~11岁儿童：分为5级，医生通过对儿童哮喘控制水平及急性发作次数和严重度的综合评估，考虑适时升级或降级治疗。吸入糖皮质激素与长效支气管扩张剂的联合治疗是该年龄段儿童哮喘强化治疗或初始治疗控制不佳时的优选升级方案。

③ 6岁以下儿童：分为4级，大多数儿童可使用低剂量吸入糖皮质激素（第2级）或白三烯调节剂如孟鲁司特钠治疗；如低剂量吸入糖皮质激素不能控制，则可能需要加倍其剂量（中剂量）。

（2）急性发作期的治疗：儿童哮喘急性发作起病缓急和病情轻重不一，可在数小时或数天内出现，偶尔也在数分钟内危及生命，主要临床表现为突然发生或加重的咳嗽和喘息，肺部可闻及哮鸣音。因大多数哮喘急性发作发生在院外，故家长需掌握如何在出现发作表现时及时吸入沙丁胺醇。如经吸入沙丁胺醇治疗后喘息未能有效缓解或缓解持续短于4小时，应即刻前往医院就诊。

（3）关于吸入糖皮质激素的争议：吸入糖皮质激素对儿童身高的影响存在争议。但与严重哮喘带来的风险相比，激素对身高影响的作用较小。另外，哮喘控制不良对儿童身高也有不良影响，应尽可能使用低剂量吸入糖皮质激素达到哮喘良好控制，并定期检测儿童的生长发育状况。

13. 宝宝太小, 这些吸入的药不能很好地吸进去怎么办?

由于宝宝年纪小(5岁以下), 不能很好地掌握吸入技巧, 可以采用储雾罐配合定量吸入气雾剂如丙酸氟替卡松雾化吸入用混悬液(辅舒酮)、沙丁胺醇气雾剂或雾化器给药。

药物通过储雾罐时, 药物颗粒和罐内的空气充分混合, 解决了喷药与吸气不同步的问题; 还可将一剂用药分次吸入, 吸入气道和肺组织的药量较单用气雾剂增加, 停留在口咽部的药量明显减少, 疗效明显增加, 对口咽部的刺激作用也大大减少。哭闹不止、不配合的儿童, 可在其入睡后家长帮助使用。

14. 怎样正确使用储雾罐?

储雾罐的使用方法, 请记住以下口诀:
一看二摇连接好, 罩住口鼻密封牢;
按压深吸三五次, 一吸一屏节奏好;
取下面罩定期洗, 清洗口鼻很重要;
两揿用药要牢记, 中间休息三十秒。

一看: 检查储雾罐体内壁是否有异物, 部件是否完整, 各连接口是否有松动。

二摇: 充分摇匀药物, 时间约为5秒, 如果气雾剂首次使用或间隔一段时间后再次使用, 应在使用前摇匀并在远离脸部的空气中试喷几次。

连接好: 将面罩与罐体相连接(面罩方向与口鼻方向吻合), 气雾剂与储雾罐底座相连。

罩住口鼻密封牢: 面罩必须罩住患儿口鼻, 不留缝隙。

按压深吸三五次, 一吸一屏节奏好: 按压同时年纪稍长的患儿可嘱其深慢呼吸一口气, 然后屏气5~10秒, 再正常呼出, 重复三到五次; 不会屏气的患儿可慢而深地吸气20秒~1分钟; 不会慢而深呼吸的患儿可平静呼吸。

取下面罩定期洗: 每周清洗一次, 垂直摆放, 勿暴晒, 勿用烘干机烘干, 不能用毛刷和粗糙硬布清洁。

清洗口鼻很重要: 吸入药物前清洁口鼻分泌物, 避免分泌物堵塞影响药物吸收。

两揿用药要牢记, 中间休息三十秒: 如需2揿(2次按压吸入)用药, 应在用完第一揿药物后, 取下储雾罐休息30秒以上, 再次摇匀药物, 重复吸入一次。

注意：

(1)储雾罐应专人专用，不可交叉使用。

(2)储雾罐应存储在-5℃~40℃的环境中，湿度不宜过高，通风良好。

(3)定期更换储雾罐，一般建议半年更换一次，破损时立即更换。

15.宝宝干咳不止，医生诊断为哮喘发作，需要长期规范治疗，这种情况能否居家进行雾化治疗？

为了节省往返医院的交通时间、门诊等待的时间，避免医院内的交叉感染，在诊断明确的情况下，长期家庭雾化治疗确实有其优势。家庭雾化药物主要以糖皮质激素(布地奈德)为主。

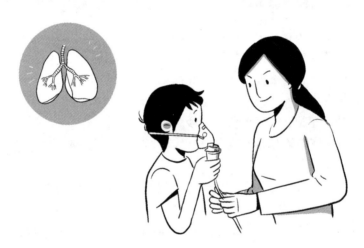

居家雾化操作步骤：

(1)消毒后备用。

(2)打开药液包装。

(3)将药液加入雾化罐。

(4)连接装好药液的雾化吸入装置。

(5)连接动力装置。

咬住吸嘴或戴上面罩，平静呼吸并开启动力装置，待雾化管内药液用完后关闭动力装置。

注意事项：

(1)雾化前：雾化前半小时尽量不要进食，要清除孩子的口水和鼻涕等分泌物。

（2）雾化时：面罩应贴紧孩子口鼻部，手持雾化器应与地面垂直。

（3）雾化后：要给孩子拍背，以帮助孩子排痰，给孩子洗脸或漱口。

建议每3个月去医院复诊和评估。

16. 接种疫苗是否能有效预防哮喘发作?

由于流感病毒可导致一些急性哮喘发作，而每年接种流感疫苗可降低流感感染的风险，故建议中重度哮喘病友每年接种流感疫苗。

 温馨提示

1. 哮喘分级治疗为规范化治疗的主要评估手段。

2. 哮喘规范治疗是减少哮喘急性发作的有效手段。

3. 对于无法较好掌握吸入技术的儿童可采用定量吸入气雾剂联合储雾罐吸入。

4. 居家雾化可成为控制儿童哮喘的治疗方式之一。

5. 接种流感疫苗可降低由流感引起的哮喘急性发作。

 三、哮喘治疗药物面面观

（一）布地奈德吸入剂

李女士回家后每天都遵医嘱按时使用布地奈德吸入粉雾剂，可过了一段时间她照镜子时发现咽喉部位出现了些许白斑，她挺纳闷，这好像是出院时药师跟她说过的"鹅口疮"，可是她每次用药后都漱了口。带着疑问她又去了医院，找到了那位给她做过用药教育的药师，交流后得知原来光把水含在嘴里简单漱一漱还不行，得仰头深部位漱口。原来一个小小的吸入剂这么讲究。那么布地奈德吸入剂到底是什么样的药物，在使用过程中还有哪些注意事项，接下来我们将为您一一道来。

1. 哮喘病友为什么需要使用布地奈德吸入剂?

吸入糖皮质激素是哮喘的控制药物，通过抑制气道内炎症反应来预防哮喘发作，但必须每日规范使用才能减少哮喘急性发作的次数。布地奈德是吸入糖皮质激素中非常重要的药物，常用剂型包括长期吸入的粉雾剂、气雾剂，以及雾化用药吸入用混悬液。

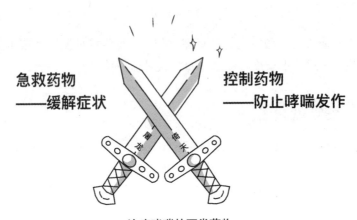

治疗哮喘的两类药物

2. 哪些人适合使用布地奈德吸入剂？

布地奈德吸入剂是哮喘控制药物中最为重要的吸入用糖皮质激素药物。

布地奈德吸入剂安全性相对较高，因此适合成人、儿童、老年人、孕妇、哺乳期妇女。

3. 怎样使用布地奈德吸入粉雾剂？

（1）用法：需遵循正确的使用步骤。

（2）用量：成人及 6 岁以上儿童一次 1~2 揿（200~400 μg），一日 1~2 次；中度至重度成人哮喘病友，日剂量可增加至 1600 μg。

（3）用药时间：每天使用 1~2 次，建议固定时间使用，可以设定一个闹钟提醒每日服药。

（4）用药疗程：如果病友在使用最低剂量的布地奈德吸入粉雾剂后达到哮喘控制 1 年，并且哮喘没有再发作，这时候就可以考虑停用药物治疗了，但具体疗程需医生把握。

（5）注意事项：

①吸入后，务必用水深部漱口；每次用完后要盖好瓶盖。

②因为药粉剂量很小，每次吸入时可能感觉不到，但只要按照上述指导操作，即可确定已吸入所需剂量。

③定期用干纸巾擦拭吸嘴外部。

④若使用布地奈德混悬液居家雾化可参考哮喘治疗药物锦囊。

 温馨提示

1. 参考说明书、视频，或咨询身边的专科医生、药师、护士以了解用法，对照镜子熟练掌握吸入技术。
2. 吸入剂使用后记得漱口。
3. 规律吸入药物。

(二) 沙丁胺醇吸入气雾剂

一直到孕 37 周，李女士的哮喘都控制得不错，有一次天气突然变冷，她逐渐出现咳嗽、呼吸频率加快，还伴有明显的喘息声。于是，她像往常一样吸了沙丁胺醇吸入气雾剂，可不知道为什么，情况却没有好转。李女士以为是药量不够，一紧张连续喷了十几下，结果不仅喘没有止住，反而出现了面红耳赤、烦躁不安、心跳加快等。李女士吓坏了，赶紧叫爱人将自己送进了医院。医生诊断，这是药物过量所致。那么沙丁胺醇为什么能救命，用得不好有哪些不良反应？请听我们跟您一一道来。

1. 为什么需要使用沙丁胺醇吸入气雾剂？

当哮喘急性发作时，沙丁胺醇通过气雾剂给药可迅速缓解支气管痉挛，通常可在数分钟内起效，疗效可维持数小时，故其为哮喘病友的首选急救用药。

2. 哪些人适合使用沙丁胺醇吸入气雾剂？

沙丁胺醇吸入气雾剂是哮喘急性发作时最为重要的急救药物，适合成人、儿童、老年人；妊娠及哺乳期女性必须由医生在评估其对母亲预期的受益大于任何可能对胎儿以及对新生儿的危害后，方可考虑使用。

3. 怎样使用沙丁胺醇吸入气雾剂?

（1）用法：使用时需遵循正确的使用步骤。

（2）用药疗程：由于哮喘的本质是气道炎症，故抗炎治疗是哮喘治疗的根本。不可长期、单一、过量使用沙丁胺醇，应联合控制性药物吸入糖皮质激素，若平时哮喘情况控制佳，甚至可以不需要用到沙丁胺醇。

沙丁胺醇吸入气雾剂的使用步骤

该药的用法、用量、服药时间、注意事项、药物不良反应、药物相互作用参见慢阻肺治疗药物面面观：沙丁胺醇吸入气雾剂。

若沙丁胺醇吸入气雾剂与储雾罐联合使用，其方法及注意事项见哮喘治疗药物锦囊。

 温馨提示

1. 参考说明书、视频，或咨询身边的专科医生、药师、护士以了解用法，对照镜子熟练掌握吸入技术。
2. 沙丁胺醇气雾剂应随身携带。
3. 急性期使用，一天最大剂量为 8 揿，如超过请及时就诊。

（三）沙美特罗替卡松吸入粉雾剂

李女士某天复诊时听到病友说自己每天使用的沙美特罗替卡松吸入粉雾剂不到半个月指示窗便到底了，医生发现是由于他在使用过程中会无意地拨动滑杆，医生告知其用药方式错误，让同诊室的临床药师认真地给他示范了好几遍，病友终于掌握了方法。那么沙美特罗替卡松到底是什么药？使用过程中需要掌握什么技巧？请大家接着往下看。

1. 为什么哮喘病友需要使用沙美特罗替卡松吸入粉雾剂?

沙美特罗替卡松吸入粉雾剂中的沙美特罗是一种长效支气管扩张药，替卡松为吸入糖皮质激素。我们在前面提到，吸入糖皮质激素是哮喘最重要的控制药物，与长效支气管扩张药制成复方制剂后，适合用于严重哮喘病友的控制治疗。

由于沙美特罗起效较慢，故不能作为急救用药，病友还需随身携带一种急救药物如沙丁胺醇吸入气雾剂以预防突然出现的哮喘急性发作。

2. 哪些人适合使用沙美特罗替卡松吸入粉雾剂？

哮喘分级为 3 级以上的成人病友，4 岁以上哮喘患儿（医生评估后使用）。

3. 怎样使用沙美特罗替卡松吸入粉雾剂？

（1）用法：需遵循"打开—推开—关闭—吸入—关闭"5 个步骤。

沙美特罗替卡松吸入粉雾剂的使用步骤

（2）用量：12 岁以上儿童及成人，每次 1 吸（50/500 μg 或 50/250 μg）；4 岁以上儿童，每次 1 吸（50/100 μg），每日 2 次。一瓶吸入剂一共 60 吸，在吸嘴附近有一个剂量指示窗提示剩余药物。

（3）服药时间：每天使用两次，建议固定时间，早、晚刷牙前使用，使用后务必记得漱口，可以设定一个闹钟提醒每日服药。

（4）用药疗程：本品应坚持长期使用，如不耐受应咨询专科医生调整，不应自行停用。

（5）注意事项：

①不要对着准纳器呼气；只有在准备吸入药物时才可推动滑动杆，不要超过推荐剂量。

②需保持准纳器干燥：不用的时候，保持关闭状态。

③漱口：用药 5~10 分钟后漱口，漱口水吐掉。

④该药的不良反应、疗效的影响因素见慢阻肺药物治疗锦囊。

 温馨提示

1. 参考说明书、视频，或咨询身边的专科医生、药师、护士以了解用法，对照镜子熟练掌握吸入技术。
2. 使用后应彻底漱口。
3. 急性期不可使用，控制期规律用药。

(四)孟鲁司特钠

李女士在怀孕期间加入了一个"妊娠哮喘管理群",群里一位有经验的妈妈分享了大宝出现哮喘的救治经历。医生为防止哮喘复发,为其开具了"孟鲁司特钠颗粒",叮嘱这个妈妈按时给孩子连续服用 3 个月。现在小孩 6 岁了,这期间哮喘再未发作过。那么,孟鲁司特钠到底是什么药?为什么可以预防哮喘急性发作?请大家往下看。

1. 为什么哮喘病友需要使用孟鲁司特钠?

孟鲁司特钠为白三烯受体调节药中的重要代表药物,可减轻哮喘发病时的表现,改善肺功能,减少哮喘的恶化,但其抗炎作用不如吸入用糖皮质激素。然而,由于孟鲁司特钠有口服剂型,服用方便,故应用广泛。白三烯受体调节药是除吸入糖皮质激素外可单独使用的长期控制性药物之一,可作为轻度哮喘的替代治疗药物和中重度哮喘的联合用药。

2. 怎样服用孟鲁司特钠?

(1)用法:
①片剂:用白开水送服。
②咀嚼片:咀嚼后吞服。
③颗粒剂:可与一勺室温或冷的软性食物混合服用,或溶解于一茶匙室温或冷的婴儿配方奶粉或母乳服用。
(2)用量:
①片剂(10 mg):每日 1 次,一次 1 片(10 mg,15 岁以上)。
②咀嚼片(5 mg、4 mg):每日 1 次,一次 1 片(6~14 岁:5 mg/片,2~5 岁:4 mg/片)。
③颗粒剂(0.5 g、4 mg):每日 1 次,一次 1 袋(4 mg,1~5 岁)。
(3)用药时间:每天服用 1 次,建议固定在晚上某个特定时间服用,可以设定一个闹钟提醒每日服药。
(4)用药疗程:可长期使用。

3. 孟鲁司特钠的不良反应有哪些?

孟鲁司特钠于 1998 年被批准上市,常见不良反应包括腹痛、腹泻、头痛、

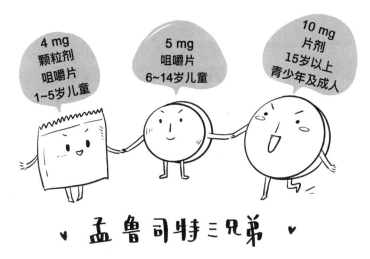

孟鲁司特三兄弟

家长在选择的时候一定要看清楚规格和剂型，避免用错药给宝宝造成伤害。

咽痛、流涕等，由于不良反应发生率不高，故整体来说孟鲁司特钠是一种安全性比较高的药物。但2008年，美国食品药品监督管理局（FDA）发布了关于孟鲁司特钠与精神系统事件风险增加相关的警示。2018年7月，澳大利亚治疗产品管理局发布信息称孟鲁司特钠与精神系统事件（如兴奋、睡眠障碍和抑郁症）之间有已知的关联。患者初次给药或加大剂量时，应密切观察，一旦出现行为异常，应及时就医并停药。

4.影响孟鲁司特钠疗效的因素有哪些？

（1）合并用药：总体而言，在推荐剂量使用本药与其他药物相互作用较少，加用本药后，可适当减少糖皮质激素用量。

（2）合并疾病：有心理疾病或精神疾病的病友可能会加重其表现。

 温馨提示

1. 孟鲁司特钠规范、长期用药可降低哮喘急性发作风险。
2. 孟鲁司特钠初次给药或加大剂量时需密切观察是否出现精神异常。
3. 孟鲁司特钠颗粒剂可溶于软食、母乳、配方奶粉中给儿童使用。

(五) 茶碱

李女士在住院期间认识的一个病友老王刚刚在哮喘急性发作期得到了控制，医生叮嘱他需要长期使用沙美特罗替卡松吸入粉雾剂。但是老王常年在皮鞋厂打工，收入不高，去年还碰到疫情，一年到头根本存不下几个钱。他计算了一下费用，如果每天使用沙美特罗替卡松吸入粉雾剂，一个月光买药的钱就要 200 元左右，想想就肉疼。医生考虑到他的实际情况，认为他目前的情况属于哮喘 3 级，就给他改成了布地奈德吸入粉雾剂联合茶碱缓释片，费用一下降低了一半，他开心地接受了这个方案。那么，茶碱是什么药？这种药有些什么特点？请大家往下看。

1. 为什么需要使用茶碱类制剂？

茶碱类药物包括氨茶碱、茶碱、多索茶碱。茶碱类药物可以扩张呼吸道，有益于改善呼吸功能。但由于其支气管扩张作用弱，不良反应多，茶碱类药物的地位在逐渐下降。最新研究发现低剂量茶碱具有抗炎作用，与吸入激素联用可增强激素的抗炎作用，且价格便宜，故临床上还是有不少患者在使用。不过，使用时应尽量选用缓释片。

2. 哪些人适合使用口服茶碱类药物？

处于哮喘控制期以及需要控制夜间哮喘的病友，成人、儿童、老年人、孕妇(小剂量)、哺乳期(小剂量)。

3. 怎样使用茶碱缓释片？

(1)用法：白开水送服，不可压碎或咀嚼。

(2)用量：成人或 12 岁以上儿童，起始剂量 0.1~0.2 g(1~2 片)，一日 2 次，早晚用 100 mL 温水送服，日剂量不超过 0.9 g(9 片)，分两次服用。

(3)服药时间：空腹(饭前或饭后 2 小时)状态下服药。

(4)用药疗程：可能需要长期用药，切勿自行停药或更改剂量。

4. 茶碱缓释片的不良反应有哪些？

由于茶碱类药物治疗剂量与中毒剂量较为接近，故学会识别不良反应非常重要。茶碱的毒性反应：在治疗开始时，早期多见恶心、呕吐、易激动、失眠等，甚至可出现心动过速、心律失常；严重时可发生发热、失水、惊厥等表现，甚至呼吸、心跳停止致死。

5. 影响茶碱类药物剂量的因素有哪些?

（1）生活习惯：喝茶、喝咖啡、可乐、巧克力或抽烟可能影响茶碱的作用。

（2）可能发生重复用药的情况：当同时服用号称"纯天然"治疗气喘、呼吸问题的中成药及减肥药时，可能存在违规添加茶碱的情况，同时因其可能含有麻黄碱、伪麻黄碱、肾上腺素等成分，同样会增强茶碱的不良反应。

（3）合并用药的情况：治疗心律失常的药物如美西律、氟喹诺酮类抗菌药物如××沙星、抗癫痫药物如苯巴比妥、苯妥英钠可能影响茶碱在体内的代谢，造成其不良反应增加。

（4）合并疾病：肝肾功能不全、高龄、伴发慢性肺部疾病、心衰、持续发热，可能会使茶碱浓度的维持时间延长。

 温馨提示

1. 茶碱类药物治疗剂量与中毒剂量较近，学会识别不良反应非常重要。
2. 一些生活习惯如喝茶、喝咖啡、可乐、巧克力等，以及合并用药可能影响茶碱在体内的代谢。

第三节 恼人的"咳咳咳"——支气管扩张

一、带您解密支气管扩张

黎阿姨今年55岁，她一直以来就有咳嗽、咳痰的情况，也没有去医院治疗过，严重的时候就自己买点阿莫西林胶囊吃。近一年来，她注意到自己咳的痰更加浓稠了，颜色由黄色变成了黄绿色，前两天还发现痰里好像有一点血丝，第二天早起咳嗽的时候直接咳出了一大口血，黎阿姨吓坏了，赶紧去了医院呼吸科。医生做了一系列的检查，告诉黎阿姨她的病是支气管扩张。那么支气管扩张是什么病？为什么会得这种病？能治好吗？咯血这么可怕，以后再出现，应该怎么办？带着黎阿姨的这些疑问，我们来一一解答。

1. 什么是支气管扩张？

支气管扩张（简称支扩）是由于感染、误吸、肺部肿瘤等各种复杂原因引起的人体支气管的病理性、永久性扩张的慢性呼吸系统疾病，大多数继发于急、慢性呼吸系统感染和支气管阻塞后。

支气管扩张的主要表现为持续或反复的咳嗽、咳脓痰，反复发作的咯血，有时伴有呼吸困难，以及反复呼吸系统感染，可引起呼吸功能障碍及慢性肺源性心脏病，严重影响病友的生活质量。

CT报告上描述的支气管扩张并不能诊断本病，而且慢性支气管炎、慢阻肺病友常易合并支气管扩张。

2. 支气管扩张这种病在我们国家常见吗？

在我国，支气管扩张是常见病，据统计，2013年我国40岁以上居民中，每10万人中就有1200人有支气管扩张，患病率高达（1200/10万）。但长期以来，我们对这个疾病缺乏重视，我国暂时没有大型的流行病学调查数据，支气管扩张在普通人群中的患病率仍不清楚，可能要远高于我们的预估数据，需要加以重视。

3. 哪些人更容易得支气管扩张?

（1）感染：包括细菌、病毒、分枝杆菌等引起的呼吸道感染，比如小时候得过百日咳、肺结核、麻疹或是流感后肺炎等人群。

（2）免疫功能缺陷：包括原发性和继发性免疫缺陷人群，继发性免疫缺陷人群如接受器官移植后需要长期服用免疫抑制药物的病友，以及艾滋病患者。

（3）气道阻塞：气道异物、恶性肿瘤以及外源性的压迫等。

（4）吸入毒性物质：氨气、氯气等气体的吸入能使气道直接受损，从而出现结构和功能的改变，长期大量吸入可能会导致支气管扩张。

（5）其他：还包括一些支气管先天因素，如大气道异常、纤毛功能异常等。

4. 得了支气管扩张有什么危害?

支气管扩张是一种常见的慢性呼吸道疾病，病程长，病变不可逆转，由于容易反复感染，特别是广泛性支气管扩张可严重损害病友肺功能，可导致呼吸功能障碍及慢性肺源性心脏病，严重影响病友的生活质量，造成沉重的社会经济负担。

5. 怎样知道自己得了支气管扩张?

支气管扩张通常表现为慢性咳嗽、脓痰、反复咯血等。每天早上起床、傍晚以及睡觉前是痰量最多的三个时间段，每一天的咳痰量能达到 $100\sim400$ mL，咳出的痰可能是黄色或黄绿色脓痰。咳痰通畅时，则感觉轻松，但如果咳痰不畅，就会感觉呼吸困难、胸闷。还有部分病友随着疾病进展，可能出现杵状指，表现为手指或脚趾头部增生、肥厚，像杵状膨大。

如果平时有反复咳嗽、咳大量脓痰或者咯血、杵状指等现象，而且小时候有过如麻疹、百日咳、肺结核等呼吸系统感染性疾病的病史，误吸史或者全身性的疾病病史，就需要及时到医院咨询呼吸内科专科医生。一旦诊断为支气管扩张，病友们应该积极配合治疗。

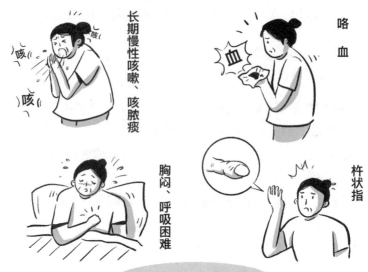

长期慢性咳嗽、咳脓痰

咯血

胸闷、呼吸困难

杵状指

支气管扩张的常见症状

6. 怎样知道支气管扩张出现了急性加重?

病友们常由于感染导致咳嗽较平时更加频繁,咳痰量增加或出现脓性痰、呼吸困难等不适加重,咯血量或者次数增加,疲劳乏力加重,或出现发热、胸闷等,往往提示出现了急性加重,这时候应该及时就医。

7. 支气管扩张的病友如何排痰?

支气管扩张病友可根据自身情况选择单独或联合应用祛痰技术,每日 1~2 次,每次持续时间不应超过 20~30 分钟,急性加重期可酌情调整持续时间和频度。

(1)震动拍击:家属屈曲手腕部,使手呈碗形,在病友的胸部进行拍打,也可以借助机械震动器,使聚积的气道分泌物易于咳出或引流,可配合应用体位引流。

(2)体位引流:在医生、护士的指导下,病友采用适当的体位,依靠重力的作用促进

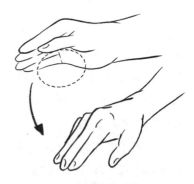

正确的排痰手势

某一肺叶或肺段中分泌物的引流,适合在饭前或饭后 1~2 小时内进行。但如无法耐受所需的体位、无力排出痰液、正在进行抗凝治疗、胸廓或脊柱骨折、近期出现过大咯血和严重骨质疏松时,不建议进行。

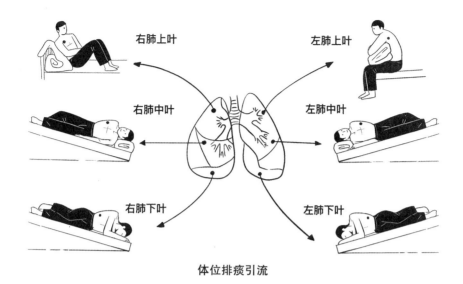

右肺上叶　左肺上叶

右肺中叶　左肺中叶

右肺下叶　左肺下叶

体位排痰引流

(3)主动呼吸训练：每次循环应包含三步，第一步是胸部扩张练习，即深呼吸，第二步是用力呼气，第三步是放松及呼吸控制。深吸气使气流能够通过分泌物进入远端气道；用力呼气有利于远端分泌物清除；呼吸控制，即运动膈肌缓慢呼吸，可避免用力呼气加重气流阻塞。

(4)还可以采取辅助排痰技术，包括雾化、无创通气、胸壁高频震荡技术等。

8. 支气管扩张什么时候考虑手术治疗？

大多数支气管扩张病友是不需要手术治疗的，以下几种情况可以考虑手术：

(1)经过积极药物治疗，依旧无法有效控制者。

(2)大咯血危及生命或者经过药物、介入治疗无效者。

(3)局限性支气管扩张，而非柱状支气管扩张、痰培养铜绿假单胞菌阳性时，是不能手术治疗的。

9. 支气管扩张病友出现咯血时应该如何处理？

支气管扩张有50%~70%的病友可能会出现咯血。咯血是支气管扩张致命的并发症，一次咯血量超过200 mL或24小时内咯血量超过500 mL就是大咯血，严重时可引起窒息，十分危险。

咯血，特别是大咯血时，应保持冷静，立即就医。情况紧急时首先应保证气道通畅，一定不要挣扎着坐起，最好是采取侧卧位，让血液沉积在病友的一侧，不要剧烈咳嗽，尽量缓慢，有规律地将血液咳出，避免血液流入健康的一侧，从而凝固后形成血栓引起窒息。出现呼吸不畅时采取头低脚高 45°的俯卧位，清除口中的血块，轻拍侧背部促进气管内的血液排出，最重要的仍然是及时就医。

10. 如何预防支气管扩张?

我国支气管扩张最常见的病因是儿童时期下呼吸道感染及肺结核，所以应积极防治儿童时期下呼吸道感染，积极接种麻疹、百日咳疫苗、肺炎疫苗及流感疫苗等，注意预防肺结核，加强锻炼提高自身免疫力，去人群密集地的时候佩戴口罩，确诊肺结核后要积极配合治疗，以预防支气管扩张的发生。免疫球蛋白缺乏者推荐定期应用免疫球蛋白以预防反复感染。

11. 得了支气管扩张，除了吃药，生活保健方面需要注意什么?

支气管扩张病友应该听从医生的建议积极治疗，自行监测、定期随访，生活中需注意以下几点：

(1)心理疏导：增加对疾病的认知，避免焦虑、悲观等情绪，树立战胜疾病的信心，病友家属要尽量及时对其进行解释、疏导、鼓励，使其情绪保持稳定。

(2)饮食：应均衡饮食，保证每日摄入足够蛋白质、热量以及维生素。含有维生素 A 的食物有猪肝、鱼肝油、蛋黄、胡萝卜等。含有维生素 C 的食物有番茄、大枣、青椒等。高蛋白食物包括家禽、瘦肉、豆制品、蛋等。咯血时应避免食用过热或过冷的食物。咳痰后及进食前后要漱口，多喝水，建议每天不少于 1500～2000 mL，喝水可稀释痰液，有助于排痰。

(3)适当运动：应养成良好的锻炼习惯，劳逸结合，散步、慢走等比较适宜，避免过量活动诱发咯血。

(4)预防呼吸道感染：减少刺激性气体的吸入，吸烟者应尽早戒烟，温差大的季节或空气质量不佳时减少出门或者佩戴口罩，少去人群密集的地方，避免吸入二手烟，注意日常保暖，流感季节注射疫苗。

 温馨提示

1. 有慢性咳嗽、咳痰、咯血的病友应及时就医，明确诊断，如确诊为支气管扩张，应遵医嘱积极配合治疗。
2. 支气管扩张病友及其家属应该对该病有所了解，并积极进行排痰训练，养成良好的生活习惯。

二、支气管扩张药物治疗锦囊

> 经过 10 天的住院治疗，医生告知黎阿姨可以出院了，除了交代出院注意事项，还开了乙酰半胱氨酸颗粒和桉柠蒎肠溶软胶囊。黎阿姨问医生："听病友说吃云南白药胶囊可以止血，而且是中成药，没有不良反应，我害怕再出现咯血，可以时不时吃一点吗？病友还说可以用吸入的化痰药，不良反应比较小，是这样的吗？"带着这些疑问，接下来我们来为您一一解答。

1. 支气管扩张病友平常可以自行使用抗菌药物吗？

支气管扩张急性加重一般是由气管内定植的细菌引起的，医生会综合病友的年龄、基础疾病、感染严重程度以及抗菌药物暴露情况等选择抗菌药物，不建议自行用药。

未出现急性加重时不建议自行使用抗菌药物，避免出现细菌对抗菌药物不敏感等情况。另外，医学专家建议，每年恶化≥3 次的成人支气管扩张可长疗程（>3 个月）使用抗菌药物治疗，选用吸入性抗菌药物或口服大环内酯类抗菌药物如阿奇霉素、红霉素等，具体药物的选择、用法用量、用药疗程应该遵循医生的建议。

2. 支气管扩张病友如果需要使用阿奇霉素，有什么需要注意的地方？

近年的一些研究表明，长期小剂量服用大环内酯类抗菌药物对慢性呼吸系统疾病有效，如慢阻肺、支气管扩张、哮喘等，可减轻病情，延缓肺功能的下降，包括阿奇霉素、红霉素、罗红霉素等。使用时注意事项如下：

（1）若医生开具的药物是阿奇霉素肠溶片，则食物会影响它的吸收，建议在饭前 1 小时或饭后 2 小时服用。

（2）肝毒性是阿奇霉素常见的不良反应，严重肝功能损害的患者应慎用。如果出现不明原因的乏力、腹胀、厌食、面黄，甚至恶心、呕吐等，应立即停止使用本品。用药期间应每月去医院复查肝功能。

（3）合并用药：华法林、茶碱、多潘立酮、氢氧化铝等药物会干扰阿奇霉素的疗效，应避免同时服用；阿奇霉素与地高辛合用可能会增加地高辛的疗效，应谨慎联合用药。

(4)阿奇霉素可能引起不同程度的心律失常。有心脏问题的病友，正在服用抗精神病药物(如氯丙嗪、利培酮等)及抗抑郁药物(如阿米替林)或氟喹诺酮类药物(如左氧氟沙星、莫西沙星)治疗的病友，应主动告知医生自己的基础疾病和用药情况。

(5)既往对红霉素、阿奇霉素及其他大环内酯类或酮内酯类药物过敏的病友禁用。

3. 支气管扩张病友常用的祛痰药有哪些?

痰液是人体呼吸道和肺部的分泌物，少量痰液能促进呼吸道的自净功能，人体通过咳嗽可将痰液排出。但是如果痰液增多、难以咳出就会造成呼吸困难，而且容易导致呼吸道感染，感染后会进一步引起痰液增多，形成恶性循环。祛痰药通过稀释或者液化痰液、降低痰液黏度等机理，使痰液易于排出，包括刺激性祛痰药和黏液溶解剂两类。

(1)刺激性祛痰药:通过刺激胃黏膜引起轻度恶心，反射性促进支气管分泌，使痰液稀释，主要包括氯化铵、愈创甘油醚等，临床较少单独使用，常为各类复方止咳药物成分，有肺出血及胃肠道疾病时禁用。

(2)黏液溶解剂:稀释痰液，使痰液黏稠度下降，从而起到祛痰作用。其中，乙酰半胱氨酸、羧甲司坦、福多司坦主要是降低痰液的黏度;氨溴索、溴己新与桉柠蒎肠溶软胶囊可促痰液排出。

4. 使用祛痰药有哪些注意事项?

(1)临床常用的止咳药物中，西药成分包括右美沙芬、喷托维林等，中药成分包括甘草、桔梗等。疾病早期应尽量避免祛痰药跟止咳药同时使用，因为祛痰药使痰液稀释变多，而止咳药抑制咳嗽反射，二者合用会导致稀化的大量痰液滞留在体内，甚至堵住气管，发生危险。

(2)咳嗽无力的支气管扩张病友，使用祛痰药的同时，需要结合震动拍击、深呼吸、体位引流等物理治疗促进稀释的痰液排出。

(3)祛痰药是对症治疗药物，支气管扩张病友还需要从情绪管理、生活保健等方面做好自我管理。

(4)祛痰药一般使用7天左右，具体取决于病友实际病情及治疗效果，建议遵医嘱。

5. 支气管扩张病友可以用吸入的祛痰药吗？

支气管扩张主要表现为慢性咳嗽、咳大量脓痰，可以用祛痰药使痰液更易排除，从而减少急性加重、改善生活质量。与口服和静脉给药等方式相比，吸入疗法的药物直接作用于呼吸道，可减轻全身作用，具有起效快、疗效好、安全性高的优点，常用的吸入用祛痰药有乙酰半胱氨酸、氨溴索等，病友家中可以自备雾化器，具体需咨询医生。

6. 支气管扩张出现咯血时可以使用哪些止血药？

咯血发作时用到的止血药主要通过促进血液凝固而停止出血，临床常用的止血药有氨基己酸、氨甲苯酸、酚磺乙胺、白眉蛇毒血凝酶、垂体后叶素，以及云南白药、裸花紫珠片等中成药，使用时应遵医嘱用药，没有咯血发作时不建议使用止血药。

7. 支气管扩张可以长期用云南白药止血吗？听说中成药没有不良反应，是真的吗？

（1）云南白药能够化瘀止血、活血止痛、解毒消肿，可用于支气管扩张及肺结核咯血；临床常与其他止血药联合治疗支气管扩张引起的咯血，能够有效减少咯血量，缩短咯血的持续时间，但是没有咯血发作时不建议长期服用云南白药。

（2）云南白药是中成药，为国家保密配方，主要成分有草乌（制）等，也是有不良反应的，如极少数病友服药后导致过敏性药疹，出现胸闷、心慌、恶心、呕吐、全身奇痒、躯干及四肢等部位出现荨麻疹，服药后若出现不良反应应立即停药，必要时及时就医。

 温馨提示

1. 支气管扩张病友应遵医嘱服用化痰药。
2. 支气管扩张病友不建议自行服用抗菌药物。
3. 支气管扩张病友无咯血发作时不建议自行服用止血药。

三、支气管扩张治疗药物面面观

(一)乙酰半胱氨酸

黎阿姨出院后每日坚持排痰训练，平时痰量较为稳定而且较易咳出，所以黎阿姨出院一周以后就停服了乙酰半胱氨酸。有一天早上起床，黎阿姨痰量突然增多了一些，黎阿姨想知道可以自行服用乙酰半胱氨酸吗？有什么需要注意的呢？让我们一起来了解一下。

1. 支气管扩张病友为什么需要使用乙酰半胱氨酸？

支气管扩张病友长期持续咳脓痰，尤其痰液增多、难以咳出会严重影响病友生活质量，加速肺功能的下降。乙酰半胱氨酸为黏液溶解性祛痰药，能降低痰液黏度，使痰容易咳出，常用的有片剂、颗粒剂、泡腾片、雾化溶液。

2. 哪些病友适合使用乙酰半胱氨酸？

咳嗽有黏痰而且不易咳出的病友适合使用乙酰半胱氨酸。乙酰半胱氨酸片剂和泡腾片仅用于成人，儿童用药可选择颗粒剂。

3. 应该怎样使用乙酰半胱氨酸口服制剂？

(1)用法：
①片剂：直接口服。
②泡腾片：先溶于半杯温开水中(≤40℃)，等泡泡消失以后再服用，如有必要可用汤匙搅拌，最好在晚上服用；注意泡腾片千万不能直接口服。
③颗粒剂：临用前加少量温开水溶解，混匀服用，或直接口服。
(2)用量：
①片剂/泡腾片：成人一次 1 片(600 mg)，一日 1~2 次，或遵医嘱。
②颗粒剂：成人一次 2 包(600 mg)，一日 3 次；小儿一次 1 包(300 mg)，一日 2~4 次。
(3)服药时间：建议每天在相对固定的时间服药。
(4)注意事项：
①肝功能不佳时，应适当减量。

②颗粒性状发生改变时，如潮解、结块、霉变时不得使用。

4. 乙酰半胱氨酸的不良反应有哪些?

(1)呛咳或支气管痉挛：由于对呼吸道黏膜有刺激作用，故有时可以引起呛咳或支气管痉挛。

(2)恶心、呕吐：药品可能有类似硫磺的气味，这并不是产品变质引起的，而是这种制剂中含有活性成分的一种特征，部分病人可引起恶心、呕吐，甚至出现流涕、胃炎等。

(3)咯血：偶可引起，注意区分其与支气管扩张引起的咯血。

5. 影响乙酰半胱氨酸疗效的因素有哪些?

(1)药物因素：不得与糜蛋白酶配伍用药；不可与酸性药物同用，会降低疗效。总之，如果需要同时使用其他药品，应向医生或药师咨询。

(2)合并疾病：有严重呼吸功能不全的老年人、消化道溃疡者、哮喘者，应咨询医生，谨慎使用。

(3)药物储存：与铁、铜等金属及橡胶、氧气、氧化物接触可发生不可逆性结合而失效，应避免接触。

 温馨提示

1. 支气管扩张可遵医嘱服用化痰药。
2. 乙酰半胱氨酸不同剂型的用法及适用人群不同，服用前需阅读说明书。
3. 影响乙酰半胱氨酸疗效的因素包括药物因素、合并疾病、药物储存等，应注意。

(二) 桉柠蒎肠溶软胶囊

黎阿姨这段时间发现自己咳嗽咳痰比以前有所加重，咳嗽的次数增加了，痰量也有点增多，想起出院的时候医生还开了桉柠蒎，翻出来吃了一两天，感觉没什么效果。黎阿姨在互联网医院找了个药师咨询，药师仔细了解了黎阿姨的病情，发现黎阿姨每次服用这个药时都是餐后服药，热水送服，药师马上告知黎阿姨由于桉柠蒎是肠溶胶囊，应该餐前服用，同时应用凉开水送服。那么吃这个药的时候还有什么需要注意的吗? 让我们一起来了解一下。

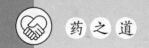

1. 支气管扩张病友为什么需要使用桉柠蒎肠溶软胶囊?

支气管扩张病友长期咳脓痰,痰液增多导致难以咳出,易引起感染,会严重影响病友的生活质量,加速肺功能的下降。桉柠蒎肠溶软胶囊为黏液溶解性祛痰药,能使气管多分泌一些痰液,黏液移动速度增加,有助痰液排出;而且它还具有抗炎作用,能够减轻支气管黏膜肿胀。

2. 哪些人适合使用桉柠蒎肠溶软胶囊?

(1)急、慢性支气管炎,肺炎,支气管扩张和肺脓肿等呼吸道疾病的止咳化痰。

(2)慢性阻塞性肺疾病、肺部真菌感染、肺结核等病友的痰液排出。

(3)支气管造影术后,促进造影剂排出。

(4)急、慢性鼻炎,鼻窦炎。

3. 桉柠蒎肠溶软胶囊怎么服用?

(1)用法:凉开水送服,禁用热开水送服;不可打开或嚼破后服用。

(2)用量:慢性病友一次 1 粒,一日 2 次;急性期一次 1 粒(0.3 g),一日 3~4 次。

(3)服药时间:餐前半小时服用较好。

4. 桉柠蒎肠溶软胶囊的不良反应有哪些?

桉柠蒎的不良反应轻微,可能会有胃肠道不适和过敏反应,如皮疹、面部浮肿、呼吸困难等。

 温 馨 提 示

1. 桉柠蒎肠溶胶囊需餐前半小时服用,凉开水送服,禁用热开水送服;不可打开或嚼破后服用。
2. 桉柠蒎肠溶胶囊不良反应较轻微,请阅读说明书了解。

第四章　消化系统疾病

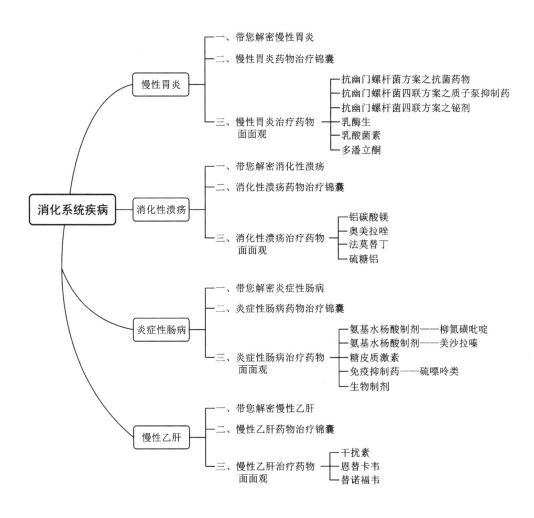

消化系统疾病

慢性胃炎
- 一、带您解密慢性胃炎
- 二、慢性胃炎药物治疗锦囊
- 三、慢性胃炎治疗药物面面观
  - 抗幽门螺杆菌方案之抗菌药物
  - 抗幽门螺杆菌四联方案之质子泵抑制药
  - 抗幽门螺杆菌四联方案之铋剂
  - 乳酶生
  - 乳酸菌素
  - 多潘立酮

消化性溃疡
- 一、带您解密消化性溃疡
- 二、消化性溃疡药物治疗锦囊
- 三、消化性溃疡治疗药物面面观
  - 铝碳酸镁
  - 奥美拉唑
  - 法莫替丁
  - 硫糖铝

炎症性肠病
- 一、带您解密炎症性肠病
- 二、炎症性肠病药物治疗锦囊
- 三、炎症性肠病治疗药物面面观
  - 氨基水杨酸制剂——柳氮磺吡啶
  - 氨基水杨酸制剂——美沙拉嗪
  - 糖皮质激素
  - 免疫抑制药——硫嘌呤类
  - 生物制剂

慢性乙肝
- 一、带您解密慢性乙肝
- 二、慢性乙肝药物治疗锦囊
- 三、慢性乙肝治疗药物面面观
  - 干扰素
  - 恩替卡韦
  - 替诺福韦

第一节 胃，你好吗？——慢性胃炎

一、带您解密慢性胃炎

> 30岁出头的徐先生是一名专车司机，工作强度大，饮食不规律，出车经常错过饭点。最近徐先生总是感觉胃不舒服，隐隐作痛、反酸、嗳气，还时常伴有恶心甚至是呕吐。徐先生自己去药店买了一些药，吃了一段时间感觉不到明显的效果。徐先生闲暇之余就在百度上查询自己的病情，越查就越感觉自己的病情严重，像是得了胃癌。朋友建议徐先生到正规医院看看，在消化内科医生的指导下，徐先生做了胃镜和呼气实验，结果为慢性非糜烂性胃炎，且幽门螺杆菌感染阳性，虚惊一场，徐先生心里的一块大石头终于落地了。那么为什么徐先生把慢性胃炎当成了胃癌呢？慢性胃炎是一种怎样的疾病？需要吃药吗？日常可以预防吗？下面我们就与您一起开启慢性胃炎的认识之旅。

1. 什么是胃炎？

胃炎是胃黏膜对胃内各种刺激因素的炎症反应，当炎症使胃黏膜屏障及胃腺结构受损时，会出现中上腹部疼痛、消化不良、上消化道出血甚至癌变。胃炎可分为急性、慢性和特殊类型胃炎。

慢性胃炎是由多种病因引起的胃黏膜慢性炎症或萎缩性病变，是胃黏膜上皮反复受到损害使黏膜发生改变。慢性胃炎分为非萎缩性胃炎（浅表性胃炎）和萎缩性胃炎两大类。萎缩性胃炎分为自身免疫性和多灶性萎缩性胃炎。

2. 是不是很多人都有慢性胃炎？

我国慢性胃炎患病率在消化系统疾病中居于首位，其中将近90%的胃病为慢性胃炎，所谓"十个胃病，九个慢性胃炎"。而这其中又以慢性非萎缩性胃炎最常见，约占50%。慢性胃炎尤其是慢性萎缩性胃炎的发生与幽门螺杆菌感染密切相关，年龄越大越容易患病。

3. 得了慢性胃炎有什么危害?

(1)长期胃部不适,会影响吃东西,有些严重的病友会因此导致营养不良。

(2)慢性胃炎如果治疗不规范,有可能引起胃出血、严重贫血,甚至发展为胃癌。

(3)慢性胃炎病友因为经常胃不舒服,还可能引起精神方面的问题,如焦虑或抑郁,影响生活质量。

4. 怎样知道自己得了慢性胃炎?

慢性胃炎病友多数情况下会出现上腹部不适、上腹部疼痛、腹胀、食欲不振、饱胀、嗳气、反酸、恶心、口苦等,约半数病友表现为胃部隐痛、烧灼痛,疼痛无明显规律性,进食后加重。

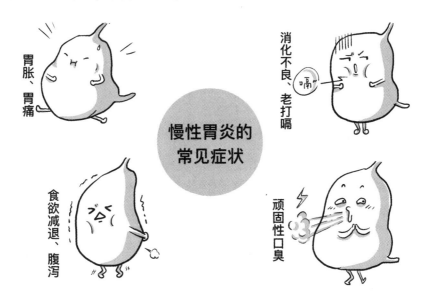

慢性胃炎病友中有胃黏膜糜烂者可出现少量上消化道出血,而长期少量出血会引起缺铁性贫血。自身免疫性慢性胃炎可在长时间内不表现出任何症状,首次出现的症状常为胃体萎缩引起的贫血和维生素 B_{12} 缺乏导致的神经系统症状。部分慢性胃炎病友会伴有焦虑、抑郁等精神心理症状。

常用的慢性胃炎诊断方法有以下三种,各有特点。

(1)内镜诊断:就是俗称的胃镜检查,可以帮助发现胃的情况,如黏膜充血、水肿、糜烂、萎缩等表现。

（2）活检组织学诊断：又称为病理检查，可以发现胃黏膜上皮的炎症、萎缩和肠化等变化。

（3）症状诊断：病友有上腹不适、饱胀等，但内镜检查并未发现有胃黏膜局部病变，病理检查炎症反应也不严重。

5. 引发慢性胃炎的病因有哪些？

（1）幽门螺杆菌、病毒或其他毒素感染：是慢性胃炎的主要病因；多见于急性胃炎之后，胃黏膜病变经久不愈而发展为慢性胃炎。

（2）刺激性物质：长期饮烈性酒、浓茶、浓咖啡等刺激性物质，破坏胃黏膜保护屏障而发生胃炎。

（3）药物：长期服用抗血小板药物、非甾体抗炎药物等，胃黏膜损伤因子持续存在，导致长期慢性炎症。

（4）口腔、咽部的慢性感染。

（5）胆汁反流：会导致胃黏膜慢性炎症。

（6）环境变化：当环境或气候变化，人若不能在短时间内适应，就可引起支配胃的神经功能紊乱，胃液分泌和胃的运动不协调，产生胃炎。

（7）长期精神紧张，生活不规律。

6. 得了胃炎，医生建议查有没有幽门螺杆菌感染，这是什么细菌？

幽门螺杆菌是在20世纪80年代初期被发现的。之前医学界普遍认为，胃里面是高酸环境，细菌在胃里都会被消化掉，不可能有细菌存活在胃里。澳大利亚柏斯医院的病理学家沃伦注意到胃黏膜上有一些弯弯曲曲的长得像细菌的东西，于是他邀请消化科医生马歇尔一起来研究这些细菌。通过35次细菌培养，他们终于找到了"日思夜想的细菌"。为了证明幽门螺杆菌会导致胃炎和溃疡，马歇尔甚至拿自己当小白鼠，喝下了细菌液，让自己得了严重的胃病，后来通过抗菌药物治好了自己的胃病。由于他们杰出的发现，2005年他们俩一起获得诺贝尔医学奖，发现幽门螺杆菌的故事也成为医学史上的美谈。

幽门螺杆菌（helicobacter pylori，HP），一种螺旋形革兰阴性杆菌，是微需氧的细菌，固定分布在胃黏膜表面。幽门螺杆菌感染是慢性胃炎最主要病因，它经口进入胃，部分会被胃酸杀灭，部分附着于胃黏膜表面引起胃黏膜层持续炎症。

幽门螺杆菌感染者，多数没有身体不适，但几乎都存在慢性活动性胃炎，其中15%~20%的感染者发生消化道溃疡，5%~10%的感染者发生消化不良，约1%的感染者发生胃恶性肿瘤。

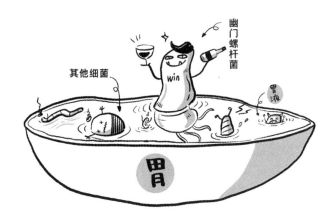

其他细菌

幽门螺杆菌

win

胃液

胃

7. 幽门螺杆菌是怎么传播的?

幽门螺杆菌可以通过粪口途径、口口途径传播。感染了幽门螺杆菌的病友，他们的粪便中也存在幽门螺杆菌，如果这些粪便污染了水源，健康人饮用了含幽门螺杆菌的水，也会被传染。另外，感染了幽门螺杆菌的病友的口腔中也可能存在幽门螺杆菌，因此，聚餐、接吻、使用不洁餐具等都有可能传染幽门螺杆菌。

8. 幽门螺杆菌检查有哪些?

(1)碳13(^{13}C)和碳14(^{14}C)尿素呼气试验法：两种测试方法没有本质上区别，^{14}C 呼气试验是目前国际公认的检查"金标准"。^{14}C 正常值为 < 100 (dmp/mmolCO$_2$)。^{14}C 呼气试验有一定辐射危险，正常人群可以忽略不计，但妊娠、哺乳期女性和未成年人，建议采用没有放射性的^{13}C 呼气试验。

(2)幽门螺杆菌抗体：抽血检测血液中的幽门螺杆菌抗体。

(3)胃镜下尿素酶检测：快速，同时可观察胃内情况。

(4)粪便检测：适宜婴幼儿。

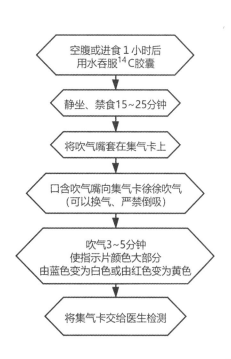

空腹或进食1小时后用水吞服^{14}C胶囊

静坐、禁食15~25分钟

将吹气嘴套在集气卡上

口含吹气嘴向集气卡徐徐吹气（可以换气、严禁倒吸）

吹气3~5分钟使指示片颜色大部分由蓝色变为白色或由红色变为黄色

将集气卡交给医生检测

检测前必须停用质子泵抑制药至少 2 周，停用抗菌药物、铋剂和某些具有抗菌作用的中药至少 4 周。评估根除治疗后结果的最佳方法是 ^{14}C 呼气试验，粪便抗原试验可作为备选，评估应在治疗完成后不少于 4 周时进行。

9. 如何预防幽门螺杆菌感染？

(1)幽门螺杆菌可以经口传染，应保持良好的卫生习惯，餐具消毒，分餐进食，使用公筷、公勺盛饭菜，不相互夹菜，饭前便后要洗手。

(2)不吃生冷食物，因为除了会感染幽门螺杆菌，还有可能会感染寄生虫；此外，还应少在外面聚餐或是在不卫生的小吃店吃饭。

(3)家长不要"口对口"给孩子喂饭。

(4)注意口腔卫生，经常更换牙具、口杯、水杯，经常蒸煮消毒。

(5)伴有幽门螺杆菌感染的慢性胃炎病友应与家人分餐或使用公筷，防止交叉感染。

(6)幽门螺杆菌不耐高温，高温煮沸消毒，或者用洗碗机、消毒柜，均可杀灭。

(7)幽门螺杆菌高危人群应每 2~3 年进行一次胃镜检查。

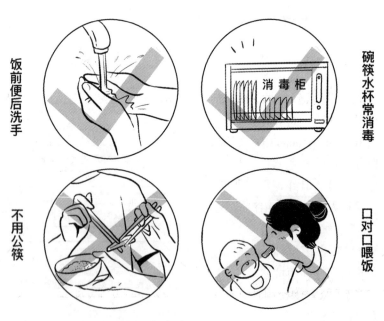

预防幽门螺杆菌的"要"与"不要"

10. 得了慢性胃炎需要吃什么药?

一是去除病因,慢性胃炎绝大多数是由幽门螺杆菌引起的,因此根除细菌是最主要和有效的治疗,抗幽门螺杆菌的联合方案已成为世界共识。其中,四联疗法为抑制胃酸药+铋剂+两种抗菌药物,口服治疗,疗程为10天或14天。抑制胃酸的药一般选择质子泵抑制药,铋剂常用的有果胶铋、枸橼酸铋等;常用的抗菌药物类药物包括阿莫西林、呋喃唑酮、克拉霉素、左氧氟沙星等。

对于绝大多数儿童,重点是预防感染,就算有幽门螺杆菌感染,如果没有消化道症状,生长发育正常,一般也不需要治疗,成年后再治疗更安全有效。高龄老人如果同时患有多种基础疾病,或者肝肾功能不全,则需要和医生商量幽门螺杆菌治疗的利与弊,权衡之后再做决定。

二是对症治疗,分为以下四种:

(1)胃运动功能不全型:有食欲不振、上腹部饱满感、恶心、呕吐等,主要服用促胃动力药。

(2)溃疡型:空腹痛、夜间痛等上腹部症状,主要服用抑制胃酸分泌的药物。

(3)非特异型:无明显且固定的症状,有焦虑神经症;伴有心理因素,建议辅助使用抗抑郁药或抗焦虑药治疗。

(4)吞气症:频繁嗳气,转移注意力或睡眠的时候症状消失;伴有心理因素,建议辅助使用抗抑郁药或抗焦虑药治疗。

11. 得了慢性胃炎,饮食和生活习惯需要注意什么?

(1)慢性胃炎的病友食物应多样化,避免偏食,注意补充多种营养物质。

(2)不吃霉变食物,少吃熏制、腌制、富含硝酸盐和亚硝酸盐的食物,多吃新鲜黄绿色果蔬。

(3)温和饮食,避免刺激、浓烈、辛辣、高纤维素、不容易消化的食物。

(4)定时定量,少量多餐,细嚼慢咽,进餐时保持心情愉快。

(5)避免大量长期饮酒。

(6)戒烟。

(7)保持良好心理状态及充足的睡眠;保持心情舒畅,避免不良情绪的刺激,必要时可向心理医生咨询;避免长期过度劳累;在冬春季节尤需注意保持生活作息规律,可适当运动。

(8)不宜过分强调饮食禁忌而影响生活乐趣,如长期吃柔软无渣饮食,也会引起胃的运动和分泌功能减弱，不利于胃黏膜营养因子释放；处于生长发育期的病友，如儿童，尤其不适宜饮食限制。

12. 慢性胃炎治愈了还会复发吗？

慢性胃炎治好了有可能会复发。慢性胃炎是一种顽固性疾病，造成慢性炎症复发的因素包括未能根除幽门螺杆菌、没有按照医嘱服药、饮食不规律、经常吃一些辛辣刺激的食物等。

13. 防胃癌，防患于"胃"然！

百分之七八十的慢性胃炎病友没有症状，有些病友即便有症状也不会重视和预防，延误治疗会导致其发展成慢性萎缩性胃炎，甚至有一些病友会转成胃癌。因此，定期检查对预防胃癌显得尤为重要。建议慢性胃炎病友随着年龄增加，加强胃镜检测，及时发现早期胃癌。在胃癌高发地区，40 岁以上人群无论是否有胃部不舒服的症状，均建议进行胃镜筛查，没有肠胃道症状或者浅表性胃黏膜的人群，可以 3 年做一次胃镜检查；慢性萎缩性胃炎一年到一年半复查一次；轻度异型增生半年到一年复查一次；重度异型增生建议胃镜下治疗。

 温馨提示

1. 胃镜检查、病理检查和症状诊断是慢性胃炎的三个主要诊断方法。
2. 幽门螺杆菌感染是慢性胃炎的主要病因。
3. 日常生活中要保持良好的卫生习惯，做到餐具消毒、使用公筷等，从而预防幽门螺杆菌感染。
4. 慢性胃炎的病友食物应多样化，补充多种营养物质；不吃霉变食物；少吃熏制、腌制食物，控盐，多吃新鲜食物；避免粗糙、浓烈、辛辣食物，避免大量长期饮酒；戒烟；保持良好的心理状态及充足的睡眠。

二、慢性胃炎药物治疗锦囊

程阿姨今年62岁了，近一段时间经常感到上腹部不适，食欲也有些下降。由于身体一直都很健康，她并没太在意这些小症状。但前几天得知朋友突然查出胃癌之后，她开始担心自己的胃是不是也出了问题。于是，她到医院做了胃镜检查，诊断为慢性萎缩性胃炎及幽门螺杆菌感染。医生为她开了根除幽门螺杆菌的药物，她拿到药物后发起愁来：慢性萎缩性胃炎是不是离胃癌不远了？这些药都是分别用来治疗什么的？吃这么多药能治好吗？会不会把身体吃坏？

1. 得了慢性胃炎需要使用哪些药物治疗呢？

慢性胃炎病因不同，治疗方式也存在差异，在治疗时应尽可能针对病因选择最佳的个体化方案，以达到去除病因、缓解症状和改善胃黏膜炎症反应的目的。伴有幽门螺杆菌感染的慢性胃炎，无论有无临床症状及并发症，均应行根除治疗；非幽门螺杆菌感染的慢性胃炎，主要是缓解症状。具体如下：

（1）以反酸、上腹痛为主要症状的病友：质子泵抑制药（如奥美拉唑、泮托拉唑等），作用较强，抑酸作用持久，应饭前半小时服用；胃黏膜保护药（如替普瑞酮、瑞巴派特等）具有增加黏液分泌、调节黏膜下血流及促进黏膜上皮修复等多重作用；抗酸药（如氢氧化铝、铝碳酸镁制剂等），起效迅速，餐后2小时及睡前给药最佳。

（2）以上腹饱胀、恶心、呕吐为主要症状的病友：可服用胃肠动力药如多潘立酮、莫沙必利、伊托必利等。

（3）以腹胀、食欲不振为主要症状的病友：可服用助消化药如复方消化酶、阿嗪米特等，最好进餐时服用。

2. 怎样根除幽门螺杆菌？

幽门螺杆菌感染是慢性胃炎最主要的病因，感染者几乎均存在慢性活动性胃炎。根除幽门螺杆菌有利于胃黏膜的修复，甚至有可能部分逆转萎缩。

临床上证实幽门螺杆菌感染的慢性胃炎病友，无论有无临床症状及并发症，均应行根除治疗，除非存在抗衡的因素。最常用的是四联根除方案：质子泵抑制药+铋剂(餐前半小时口服)+2 种抗菌药物(餐后口服),疗程为 10 天或 14 天。此方案的根除率可达到 85%~94%,作为主要的经验性治疗根除方案,特别适用于发达城市、中心地区幽门螺杆菌耐药较高的地方。对于广大农村、边远地区和社区基层的幽门螺杆菌耐药较低的人群,也可采用质子泵抑制药或铋剂+2 种抗菌药物组成的三联疗法。

对于老年人,根除幽门螺杆菌治疗药物的不良反应风险增加,因此对老年人的根除治疗应该进行综合评估,个体化处理。不推荐对 14 岁以下儿童进行常规检测幽门螺杆菌;推荐对消化性溃疡儿童进行幽门螺杆菌检测和治疗,因消化不良进行内镜检查的儿童建议检测与治疗。

3. 根除幽门螺杆菌,应当注意哪些方面?

(1)选用抗菌药物时需注意,幽门螺杆菌对克拉霉素、甲硝唑和左氧氟沙星的耐药率(包括多重耐药率)高,对阿莫西林、四环素和呋喃唑酮的耐药率很低。

(2)推荐的经验性铋剂四联治疗方案疗程应为 14 天,除非当地的研究证实 10 天治疗有效(根除率>90%)。

(3)有心脏 Q-T 间期延长或有 Q-T 间期延长风险者,不推荐克拉霉素和左氧氟沙星的铋剂四联疗法的治疗方案;同时使用氯吡格雷的病友,推荐质子泵抑制药选择雷贝拉唑或泮托拉唑。

4. 治疗胃黏膜糜烂和(或)胃灼热(烧心)、反酸、上腹痛等症状,常用药物有哪些?

可根据病情或症状严重程度选用抑酸药、抗酸药和胃黏膜保护药。质子泵抑制药抑酸作用强、抑酸时间长,极少发生耐药现象;而 H2 受体拮抗药对夜间基础胃酸的分泌有较强的抑制作用,但对饭后抑酸作用不如质子泵抑制药,其易受饮食影响,抑酸持续时间短,且易快速耐受。常见的抑酸药、抗酸药和胃黏膜保护药见表 4-1。

5. 治疗胆汁反流的慢性胃炎,常用药物有哪些?

伴胆汁反流的慢性胃炎可选用促动力药物、有结合胆酸作用的胃黏膜保护药和降胆酸类药物。另外,也可选择抑酸治疗。抑酸药物可以提高胃内的 pH,使反流到胃内的胆汁不能被完全激活,从而减少胆汁对胃黏膜的损伤。

表 4-1　常见的抑酸药、抗酸药和胃黏膜保护药

分类	药物	特点
抑酸药	质子泵抑制药：奥美拉唑、兰索拉唑、泮托拉唑、雷贝拉唑和艾司奥美拉唑、艾普拉唑等	①可减轻胃酸和胃蛋白酶对黏膜屏障的破坏，促进糜烂胃黏膜的愈合，对缓解上腹痛和上腹烧灼感具有明显作用，抑酸药用较强、抑酸作用持久；②老年人同时服用两种抗血小板药物治疗时，首选质子泵抑制药护胃治疗，当同时服用氯吡格雷时，推荐选用泮托拉唑或雷贝拉唑，口服标准剂量即可
	H2 受体拮抗药：西咪替丁、雷尼替丁、法莫替丁、尼扎替丁等	适于以上腹痛和上腹烧灼感为主要症状，尤其是伴有胃黏膜糜烂的慢性胃炎病友；也适用于非进餐相关的消化不良、中上腹痛、烧灼感为主要症状者
抗酸药	铝碳酸镁制剂等	能快速中和胃酸、保护胃黏膜，可结合胆酸；起效迅速，但作用相对短暂
胃黏膜保护药	替普瑞酮、铝碳酸镁制剂、瑞巴派特等	①有增加黏液分泌、调节黏膜下血流及促进黏膜上皮修复等多重作用，是老年人慢性胃炎的常用治疗药物；②对伴有胆汁反流者，选用有结合胆酸作用的铝碳酸镁制剂，通过结合胆酸减轻或消除反流胆汁导致的黏膜损伤。其还有抗酸作用，起效迅速，但作用相对短暂；③可减轻消化不良症状

6. 治疗上腹饱胀、早饱、恶心呕吐等症状为主的慢性胃炎，常用药物有哪些?

胃肠动力药物可改善腹胀、嗳气、早饱等症状，减轻十二指肠胃反流对胃黏膜的损害；通过加速胃排空、降低内脏高敏感、促进胃窦动力、止吐等多种机制，改善消化不良进餐相关的上腹部症状；适用于以上腹饱胀、恶心或呕吐等为主要症状慢性胃炎病友，如餐后上腹饱胀、早饱等。

其代表药物包括伊托必利、莫沙必利、多潘立酮、西尼必利、胃复安等。

7. 治疗伴胃黏膜糜烂、出血，或症状明显的慢性胃炎，常用药物有哪些?

胃黏膜保护药可中和胃酸、增加黏液分泌、调节黏膜下血流、促进黏膜上皮修复及黏膜损伤愈合、增强胃黏膜防御能力、保护胃黏膜等，适用于有胃黏膜糜烂、出血或症状明显者；一般分为外源性(如硫糖铝、铝碳酸镁等)和内源性(如替普瑞酮、瑞巴派特片等)两种，内源性胃黏膜保护药作用更为广泛，可增加黏膜的防御功能。

8. 治疗伴胃酸偏低或食欲减退、消化功能低下等症状为主的慢性胃炎，常用药物有哪些?

助消化药物可改善与进食相关的中上腹部饱胀、食欲不振等，联合促动力药物效果可更明显，尤其适用于存在与进食相关的上腹饱胀、食欲不振等消化功能低下症状的老年慢性胃炎病友，推荐餐中服用；也可作为治疗消化不良的辅助用药，改善与进餐相关的腹胀、食欲缺乏等症状，尤其是老年人肠道菌群老化、胰酶分泌减少，更为适用。

其代表药物包括多酶片、乳酶生、乳酸菌素、胰酶肠溶胶囊、复方消化酶胶囊、复方阿嗪米特肠溶片等。

9. 治疗伴睡眠差、有明显精神因素的慢性胃炎，常用药物有哪些?

精神心理因素与部分病友焦虑或抑郁症状相关，会加重消化不良症状。抗抑郁药或抗焦虑药可作为伴有明显精神心理因素者以及常规治疗无效和疗效差者的补救治疗。三环类抗抑郁药或5-羟色胺再摄取抑制药，适用于有消化不良症状且伴明显精神心理因素的老年慢性胃炎病友，伴有明显精神心理障碍的消化不良病友。这类药物有锥体外系反应，不宜与胃复安等合用。

10. 治疗药物相关性慢性胃炎，常用药物有哪些?

临床常见的致胃黏膜损伤的药物主要有抗血小板药物、非甾体抗炎药等。治疗时，应首先全面评估病友病情，必要时停用相关致胃黏膜损伤药物。对于须长期服用上述药物者，应筛查幽门螺杆菌，如为阳性，根除可降低慢性胃炎的发生；如为阴性，可选用质子泵抑制药、H2受体拮抗药、胃黏膜保护药治疗。质子泵抑制药是预防和治疗非甾体抗炎药相关性消化道损伤的首选药物，效果优于H2受体拮抗药和胃黏膜保护药。

11. 慢性胃炎治疗药物要吃多久?

慢性胃炎治疗药物并无严格的疗程,服药时间的长短因人而异。总的来说,治疗慢性胃炎用药时间较长,要坚持用药,不随意更换药物,除非出现不能耐受的不良反应。服药期间,应根据医生要求定期到医院进行相关检查。

12. 老年慢性胃炎病友如何选药?

老年人慢性胃炎的常见病因包括幽门螺杆菌感染、长期服用非甾体抗炎药、胆汁反流及其他生物、理化因素,衰老也可加速胃黏膜萎缩的发生。

部分老年慢性胃炎病友有多种消化不良症状同时存在,治疗上联用抑酸药、胃黏膜保护药、促动力药物、消化酶制剂或抗焦虑/抑郁药等若干种药物,但一般针对病友主要症状,选择2~3种药物联用为宜。

13. 儿童与青少年患慢性胃炎怎么办?

在很多人的观念里,慢性胃炎应该只会发生在成人身上,可是近年来在儿科门诊发现慢性胃炎的患儿并不少见,而且有逐年增多的趋势,尤其是3~6岁的学龄前儿童较多见。孩子的不良饮食习惯和长期无节制进食使胃酸和胃蛋白酶分泌增多,导致胃黏膜水肿和糜烂;或者过量饮入冷饮使胃黏膜下血管收缩和黏膜层变薄,再加上孩子的内脏器官很娇嫩,胃更容易受到伤害,进而发展成慢性胃炎。

小儿慢性胃炎的腹痛多为持续隐痛或阵发性痉挛腹痛,有的发生在餐前或餐后,有的发生在夜间,还有的则毫无规律性。由于小儿慢性胃炎的临床表现往往不典型,因此,若家长发现孩子常有原因不明的腹痛,应尽早带孩子去医院检查。儿童慢性胃炎可以遵医嘱服用胃动力药物以及帮助胃肠道吸收和消化的药物进行治疗。

孩子慢性胃炎的形成与长期的不良饮食习惯有很大关系,比如贪食冷饮、饮食无节律、挑食、爱吃油煎食品等。所以要养成良好的饮食习惯,不要给孩子过多压力,注意休息,保证孩子有充足的睡眠,加强体格锻炼。另外,预防幽门螺杆菌感染的重点是把好"进口"关,进食最好实行分餐,餐具定时消毒,教导孩子在幼儿园不要跟其他小朋友互相借用餐具。

温馨提示

1. 慢性胃炎病因不同，治疗方式也存在差异，病友不要自己随便买"胃药"吃，应该去正规医院，按照医生的建议选择最佳的个体化治疗方案。
2. 幽门螺杆菌引发的慢性胃炎，无论是否有症状和并发症，均应行根除治疗；通常使用四种药物的联合根除方案，疗程为 10 天或 14 天，一个月后再复查。
3. 儿童也可能会得慢性胃炎，家长注意让孩子形成良好的饮食习惯，并注意预防幽门螺杆菌感染。

 # 三、慢性胃炎治疗药物面面观

（一）抗幽门螺杆菌方案之抗菌药物

美丽和男朋友正在热恋期，感情非常好，天天如胶似漆地黏在一起，就连吃饭，也是你一口我一口，互相喂饭，旁人看起来真是蜜里调油。可是最近这段时间，美丽感觉身体有点不对劲，总是觉得胃里饱饱的，还经常打嗝，与男朋友近距离接触时，男朋友经常说她嘴巴有味道，太尴尬了。她赶紧去医院检查了一下。美丽在医生的指导下进行了 ^{14}C 呼气试验，结果显示幽门螺杆菌阳性，她又做了胃镜，诊断为慢性浅表性胃炎。医生详细询问了美丽是否有青霉素过敏史，是否在服用其他药物等问题后，制订了抗幽门螺杆菌四联根除方案。美丽对这四种药产生了疑惑，为什么要吃两种抗菌药物？抗菌药物耐药又是什么意思？为什么吃完药一个月后还要复查呢？下面让我们为大家一一解惑。

1. 抗幽门螺杆菌四联方案中的抗菌药物有哪些？

抗幽门螺杆菌四联方案中抗菌药物主要是青霉素类药物阿莫西林，大环内酯类药物克拉霉素、氟喹诺酮类药物左氧氟沙星、呋喃类药物呋喃唑酮、四环素类药物四环素、硝基咪唑类甲硝唑。常见组合见表4-2。

表4-2　抗幽门螺杆菌四联方案中抗菌药物组合

方案	抗菌药物1	抗菌药物2
1	阿莫西林	克拉霉素
2	阿莫西林	左氧氟沙星
3	阿莫西林	呋喃唑酮
4	四环素	甲硝唑
5	四环素	呋喃唑酮
6	阿莫西林	甲硝唑
7	阿莫西林	四环素

2. 各种抗菌药物有什么特点?

（1）阿莫西林：在酸性环境中较稳定，但抗菌活性明显降低，当胃内 pH 升至 7.0 时杀菌活性明显增强。药物不良反应主要为胃肠道不适，如恶心、呕吐和腹泻等，其次为皮疹。

（2）克拉霉素：在胃酸中较稳定，但抗菌活性会降低。药物不良反应包括恶心、腹泻、腹痛或消化不良等。

（3）甲硝唑：在胃酸性环境下可维持高稳定性和高活性。药物不良反应有口腔异味、恶心、腹痛、头痛、一过性白细胞降低等。

（4）四环素：抗幽门螺杆菌效果较好。在补救治疗措施中，四环素是常被选用的抗菌药物之一。

（5）呋喃唑酮：不易产生耐药性，长期用药可引发末梢神经炎，存在严重不良反应风险。2018 年 7 月，国家药品监督管理局发布公告，要求将其适应证修改为"仅用于难以根除的幽门螺杆菌感染"；2019 年 2 月，国家药品监督管理局再次发文，要求停止含呋喃唑酮复方制剂在我国的生产、销售和使用。尽管呋喃唑酮单药制剂尚未停用，且允许用于难以根除的幽门螺杆菌治疗，但临床应参照病友用药史、药物来源、病人情况等权衡利弊。

（6）其他抗菌药物：在目前幽门螺杆菌对克拉霉素、甲硝唑等常用抗菌药物耐药率越来越高的情况下，其他抗菌药物如阿奇霉素、左氧氟沙星、莫西沙星等也开始用于幽门螺杆菌感染的治疗。

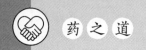

3. 抗菌药物耐药是什么意思?

抗菌药物耐药指病原微生物对原本敏感的抗菌药物产生了耐受的特性,部分原因是微生物本身具有快速复制和变异的内在能力,不断进化,对抗菌药物产生耐药;还有一部分原因跟人类滥用抗菌药物有关。幽门螺杆菌对抗菌药物耐药率上升是其根除率下降的主要原因。目前幽门螺杆菌对克拉霉素、甲硝唑和左氧氟沙星耐药率高,分别为 20%~50%、40%~70% 和 20%~50%,而且呈上升趋势;对阿莫西林、四环素和呋喃唑酮的耐药率较低,为 0~5%。

4. 服用抗菌药物时需要注意什么?

服用抗幽门螺杆菌四联方案中的抗菌药物时,均应在饭后 1~2 小时服药。幽门螺杆菌主要寄生在胃黏膜表面,餐后服用抗菌药物可增加胃局部的药物浓度,提高根除率。我国抗幽门螺杆菌疗程推荐为 10 天或 14 天,如果某些方案 10 天疗程的根除率接近或达到 90%,则可选择 10 天疗程,否则尽可能将疗程延长至 14 天,以获得更高的根除率。

5. 青霉素过敏的病友治疗幽门螺杆菌感染时可以服用什么抗菌药物?

青霉素过敏的病友不能使用青霉素类药物阿莫西林,可用四环素替代阿莫西林。目前四环素与甲硝唑或呋喃唑酮的组合方案已得到推荐,与左氧氟沙星的组合也被证实有效。四环素难以获得或四环素有禁忌时,可选择其他抗菌药物组合方案。目前推荐的青霉素过敏者铋剂四联方案抗菌药物组合方案有以下六种:①四环素+甲硝唑。②四环素+呋喃唑酮。③四环素+左氧氟沙星。④克拉霉素+呋喃唑酮。⑤克拉霉素+甲硝唑。⑥克拉霉素+左氧氟沙星。

第⑤、⑥两种组合的 2 种抗菌药物耐药率已很高,如果选用,应尽可能将疗程延长至 14 天,具体选择哪种方案需根据医生的推荐。

6. Q-T 间期延长的病友治疗幽门螺杆菌感染时可以服用什么抗菌药物?

Q-T 间期延长是指心电图上 Q 波和 T 波之间的时间超过正常值范围,预示心率缓慢,如果 Q-T 间期过度延长,会导致生命危险。而克拉霉素和左氧氟沙星均会引起 Q-T 间期的明显延长。克拉霉素还可能导致尖端扭转性室速,甚至室颤或猝死,虽然罕见,但致死性强。因此,基础心血管疾病风险较高者,包括充血性心力衰竭、脑血管病和周围血管病者,应避免使用克拉霉素。左氧氟沙星严重的不良反应为 Q-T 间期延长,易发生在一些特殊的高危人群中,如女性病友、老年病友、联用其他延长 Q-T 间期的药物、有心脏基础疾病、低钾或低镁血症、肾功能不全的病友等。有 Q-T 间期延长或有 Q-T 间期延长风险者，不推荐使用含有克拉霉素和左氧氟沙星的抗幽门螺杆菌四联方案。

 温馨提示

1. 目前最常用的抗幽门螺杆菌方案为四药联用方案。
2. 服用抗幽门螺杆菌四联方案中的抗菌药物时，均应在饭后 1~2 小时服药。
3. 青霉素过敏者不能使用阿莫西林，可用四环素替代阿莫西林。
4. 有 Q-T 间期延长或有 Q-T 间期延长风险者，不推荐使用含有克拉霉素和左氧氟沙星的抗幽门螺杆菌四联方案。

（二）抗幽门螺杆菌四联方案之质子泵抑制药

美丽服用的抗幽门螺杆菌四联方案中，还有大名鼎鼎的质子泵抑制药，就是我们通常所说的"XX 拉唑"这一类药物。医生说这类药物可以高效快速地抑制胃酸分泌和清除幽门螺杆菌，建议美丽每天早饭前半小时服用。美丽很疑惑，为什么需要早餐前服用呢？有这么多拉唑类药物，它们有什么区别？如果胃痛，自己可以随便买来吃吗？美丽的这些疑惑，也是很多病友的疑惑，让我们一起来了解一下吧。

1. 什么是质子泵抑制药？

我们的胃壁细胞上分布了很多种酶，其中一种叫做 H^+-K^+-ATP 的酶就像一个水泵，能泵出 H^+（质子）进入胃液，提高胃内的酸度，促进食物的分解，医生把这种酶称为质子泵。因为大部分胃病病友，如消化性溃疡、胃食管反流者，他们胃内的质子泵分泌了过多的质子，导致胃酸过多，所以医生通常会给他们开抑制胃酸分泌的药物。质子泵抑制药能够特异性和非竞争性地作用于质子泵，不仅能减少胃酸分泌，还可以保护胃黏膜、直接杀灭幽门螺杆菌。

2. 常用的质子泵抑制药有哪些？

常用的口服质子泵抑制药有奥美拉唑、艾司奥美拉唑、雷贝拉唑、泮托拉唑、兰索拉唑、艾普拉唑等，它们的抑酸强度排序为：艾司奥美拉唑>奥美拉唑>兰索拉唑>泮托拉唑>雷贝拉唑>艾普拉唑。

3. 服用质子泵抑制药时要注意什么?

质子泵抑制药为弱碱性药物,因胃内酸性环境中不稳定,所以均做成了肠溶片或肠溶胶囊。肠溶制剂需蠕动到小肠的碱性环境中才会溶解、释放、吸收。如果饭后服用质子泵抑制药,胃液会被食物稀释,从而使胃内 pH 提高,肠溶片可能在胃中提前释放,影响药效。质子泵抑制药对激活的质子泵作用强,对静息的质子泵作用弱,而进餐时才会激活质子泵,所以餐前服用作用最强。因此质子泵抑制药应在餐前或睡前服用,通常医生会建议在早餐前半小时服用。

4. 为什么说质子泵抑制药不能长期服用?

长期使用(通常 6 个月以上)质子泵抑制药,可能会出现以下不良反应,包括骨质疏松与骨折、萎缩性胃炎、小肠细菌过度生长、自发性细菌性腹膜炎、肺炎、艰难梭状芽孢杆菌感染、低镁血症、肾脏疾病、维生素 B_{12} 和铁吸收不良、肿瘤、痴呆、心肌梗死等。所以胃病病友不能自己随意买质子泵抑制药服用,应该按医生的要求服用。

 温馨提示

1. 质子泵抑制药在餐前服用作用最强,因此应在早餐前或睡前服药。
2. 长期使用(通常 6 个月以上)质子泵抑制药,容易出现很多不良反应,不能随意乱用。

(三)抗幽门螺杆菌四联方案之铋剂

一天早上,正在厕所里的美丽突然尖叫一声,"天啊,我的胃该不会是出血了吧?"吓得她妈妈赶紧跑过来,一问,原来美丽的大便变成了黑色。美丽妈妈也很担心,赶紧咨询了楼下药店的一位药师。药师告诉她,如果只是大便颜色变黑,并没有腹痛等其他不舒服,很可能是她正在服用的抗幽门螺杆菌四联方案中的铋剂引起的。那么铋剂为什么会导致大便变黑?服药过程中还要注意什么事项?让我们一起来了解一下吧。

1. 铋剂在抗幽门螺杆菌四联方案中有哪些作用？

铋剂应用于临床已有 200 多年的历史，目前最常用的铋剂有胶体果胶铋、枸橼酸铋钾、复方硫酸铋等。铋剂在胃酸作用下形成铋盐和黏性凝结物的保护层，附着在胃表面，在保护胃黏膜的同时有明显抑制幽门螺杆菌的作用，可额外增加抗幽门螺杆菌治疗 30%~40% 的根除率。

2. 怎样服用铋剂？

铋剂由于需要与胃黏膜直接接触才能很好地覆盖在胃黏膜表面，如果有食物的存在则会影响这一过程导致效果下降，所以最好在餐前半小时至 1 小时服药。铋剂的服用在 24 小时内不应超过 4 次，用于抗幽门螺杆菌时，疗程为 2 周；用于胃溃疡的治疗时，疗程为 4~6 周，连续服药最好不要超过 6 周。

3. 铋剂可以长期服用吗？

铋剂类药物形成的不溶性胶沉淀很难被消化道吸收，微量的铋吸收后主要分布在肝、肾及其他组织中，以肾脏分布居多，主要通过肾脏排泄。如果长期服用这类药物，可能造成铋在体内的累积，引起铋中毒。铋属于重金属物质，如果铋大量沉积于脑部和肾脏，会引起尿毒症、记忆力变差等症状。由于重金属铋对脑部和肾脏的损害是悄无声息的，所以铋剂也是不能长期服用的。

4. 服用铋剂有哪些注意事项？

(1)铋是一种黑色的重金属，服药时口中可能有氨味，并可使舌、粪染成黑色，由于其在胃肠道内不会被吸收，会随着粪便排出体外，所以会导致大便呈黑色，这是一种服药后的正常现象。

(2)不良反应有便秘、恶心、一过性血清转氨酶升高等，停药后可消失；严重肾病者禁用。

(3)铋剂不宜大剂量长期服用，血铋浓度超过 $0.1\ \mu g/mL$ 时有发生神经毒性的危险。

(4)抑酸药会抑制胃酸分泌，而铋剂在酸性环境下才会更好地形成薄膜，起到最佳的保护胃黏膜作用，同时铋剂对抑酸药也有一定的吸附作用，因此，除了根治幽门螺杆菌的四联用药方案以外，一般不推荐同时服用抑酸药；服用铋剂和抑酸药时应当有时间间隔。

(5)牛奶会干扰铋剂的作用，不能同服。阿司匹林、水杨酸盐药物过敏者及体温升高的病友不宜服用铋剂。铋剂与四环素、丙磺舒、甲氨蝶呤、华法林等药物有相互作用，不宜合用。

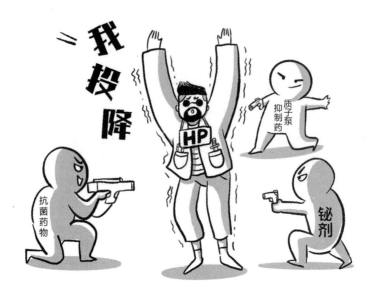

 温馨提示

1. 铋剂在保护胃黏膜的同时有明显抑制幽门螺杆菌的作用，可增加根除率。
2. 铋剂最好在餐前半小时至1小时服用。
3. 服用铋剂时口中可能有氨味，并可使舌、粪染成黑色，会导致大便呈黑色，这是一种服药后的正常现象。
4. 铋剂不宜大剂量长期服用，因为可能会导致铋中毒。

(四) 乳酶生

近日，老吴食欲减退、腹胀、反酸，他凭借经验自行购买了胃舒平和乳酶生。一位在市医院工作的老朋友却告诉他，不要将乳酶生与复方氢氧化铝(胃舒平)合用，否则会失去治疗效果。老吴大惑不解，他的医生朋友好好给他上了一课。

1. 乳酶生是一类什么药？

乳酶生为活乳酸杆菌的干制剂，是助消化药，用于消化不良、肠道菌群失调引起的腹胀、腹泻，也用于小儿饮食不当引起的腹泻、绿便等。

2. 乳酶生怎么服用？

(1)用法：冷水送服，不可用热开水冲服，以免杀灭乳酸杆菌。
(2)服药时间：饭前1~2小时服药。
(3)用药疗程：短期使用，如果连续使用症状仍不缓解，应及时就医。

3. 服用乳酶生要注意什么？

乳酶生不宜与抗酸药如碳酸氢钠、氢氧化铝及其复合制剂如胃舒平等合用，因为抗酸药会使肠液碱性增大，造成乳酶生中的乳酸杆菌分解作用受到抑制，难以发挥助消化、减轻腹胀和止泻的作用，从而使乳酶生失去疗效。

 温馨提示

1. 乳酶生是助消化药，主要用于消化不良以及肠道菌群失调引起的腹胀、腹泻。
2. 用冷水送服，不可用热开水冲服；饭前1~2小时服药，短期使用。
3. 乳酶生不宜与抗酸药如碳酸氢钠、氢氧化铝及其复合制剂如胃舒平等合用。

（五）乳酸菌素

"如何预防新冠肺炎"已成为人们日常关心的焦点话题，互联网上流传着各种号称能预防新冠肺炎的"妙招秘籍"，比如"乳酸菌素可以治疗新冠肺炎"。真相来了，乳酸菌素的作用类似于酸奶，对肠道菌群可能有一定作用，但对病毒却无能为力。下面我们来进一步了解一下乳酸菌素吧。

1. 乳酸菌素是一类什么药？

乳酸菌素是以鲜牛乳为原料经生物发酵后制备而成的一种助消化药，用于消化不良、肠内异常发酵、肠炎、腹泻等。

2. 乳酸菌素怎么服用?

(1)用法：片剂可咀嚼服用，咀嚼过程中药品可与唾液充分混合形成糊状，从而使药品进入胃肠道后迅速分解。嚼服乳酸菌素片后，宜用温水送服口内的残留药糊，水温以不超过40℃为宜。送服水温切忌过高，因为乳酸菌为生物活性物质，水温过高会抑制其活性从而降低药效。颗粒剂可用温水冲服。

(2)服药时间：饭前1~2小时服药。短期使用，如果连续使用症状仍不缓解，应及时就医。

3. 服用乳酸菌素要注意什么?

(1)乳酸菌素不宜与抗菌药物同时服用，乳酸菌素是生物活性物质，抗菌药物可抑制或减弱其生物活性，降低其疗效。所以应在服用抗菌药物至少2小时后再服用。

(2)乳酸菌素不宜与有收敛作用的药物合用，当病友腹泻次数过多或时间过长时，有可能会使用鞣酸蛋白、碱式碳酸铋、药用炭、复方地芬诺脂等药物。这些药物都有吸附或收敛作用，通过阻止肠道内的异常发酵来减少毒物在肠道内的吸收及对肠黏膜的刺激，从而发挥止泻作用。但是，由于这类药物较强的吸附和收敛作用会降低乳酸菌素的活性，故一般不与乳酸菌素片合用。

 温馨提示

1. 乳酸菌素是助消化药，用于消化不良及肠内异常发酵、肠炎、腹泻等。
2. 片剂可咀嚼服用，用温水送服口内的残留药糊，水温以不超过40℃为宜；饭前1~2小时服药，短期使用。
3. 乳酸菌素不宜与抗菌药物同时服用，应在服用抗菌药物至少2小时后再服用；乳酸菌素也不宜与有收敛作用的药物合用。

（六）多潘立酮

"消化不良找吗丁啉""恢复胃动力，找吗丁啉帮忙""快速缓解胃胀、胃痛"……这些熟悉的广告词，很多人都能背下来。其实，吗丁啉就是多潘立酮，多潘立酮是这类药品的通用名，吗丁啉是它其中的一个商品名。在我国。这类药物应用广泛，许多家庭的备用小药箱中都有一盒。大家会认为，饭后不消化就吃"吗丁啉"，这是对的吗？现在咱们来聊聊这个"熟悉的陌生药"——多潘立酮。

1. 多潘立酮是什么药？

多潘立酮是一种胃肠动力药，通过促进上消化道蠕动，使胃排空，但对下消化道，特别是结肠的作用较弱。多潘立酮可用于胃排空延缓、胃食管反流及食管炎引起的消化不良症状（如上腹部胀闷感、腹胀、上腹疼痛、嗳气、恶心、呕吐、口腔和胃的灼烧感），也可用于功能性、器质性、感染性、饮食性、放射性治疗或化疗引起的恶心、呕吐，还可用于治疗帕金森病药物所引起的恶心和呕吐。

2. 多潘立酮应该怎么服用？

（1）用法：温开水送服。

（2）服药时间：饭前 15~30 分钟服用。饭前胃空，药品更容易与胃壁细胞接触，从而被快速吸收，之后在进餐时正值药效发挥最强的时候，更有利于改善症状。

（3）用药疗程：用药 3 天，如症状未缓解，请咨询医生，药物使用时间一般不得超过一周。

3. 多潘立酮可能引起什么不良反应？

（1）头痛、头晕、嗜睡、倦怠、神经过敏等。

（2）乳房胀痛、月经失调等。

（3）口干、便秘、腹泻或者腹部痉挛性疼痛。

（4）皮疹和皮肤瘙痒（偶发）。

（5）严重不良反应：心律失常、心脏骤停、猝死。

尽管多潘立酮是甲类非处方药，还是建议病友要得到医生明确肯定需要用药时再购买。请记住两点：一是不要长期使用，不要大剂量使用；二是在使用过程中务必注意观察心脏是否有不舒服。

4. 多潘立酮和其他胃药能否一起吃?

(1)多潘立酮与抗酸药、抑酸药物同时使用可降低多潘立酮的生物利用度，建议间隔使用。

(2)多潘立酮与甲氧氯普胺(胃复安)的作用基本相似，应避免联用。

(3)多潘立酮与助消化药在胃内酸性环境中作用较强，而多潘立酮又具有加速胃排空的作用，可以使助消化药迅速到达肠内的碱性环境中而降低疗效，因此这两种药物应避免联用。

5. 特殊人群在服用多潘立酮时应当注意什么?

(1)妊娠与哺乳期女性：慎用。

(2)儿童：年龄小于12岁或体重不足35 kg的儿童禁用。

(3)老人：60岁以上的老年病友应在医生指导下使用。

(4)肾功能不全者：在医生指导下使用，根据肾功能不全的严重程度将用药频率减为每日1~2次，同时要降低剂量。

(5)中重度肝功能不全者：禁用。

 温馨提示

1. 多潘立酮是胃肠动力药，可促进上消化道蠕动和胃排空，但对下消化道，特别是结肠的作用较弱。

2. 应该在饭前15~30分钟服用多潘立酮，药物使用时间一般不得超过一周。

3. 多潘立酮与抗酸药、抑酸药物应间隔使用；应避免与甲氧氯普胺(胃复安)联用；应避免与助消化药联用。

第二节 拒溃疡，"胃"健康——警惕消化性溃疡

一、带您解密消化性溃疡

> 小李工作繁忙，经常忙得忘了吃饭，久而久之，每次一饿，肚子就会隐隐作痛。别外，巨大的工作压力还让他养成了吸烟的习惯。最近，因为公司一个大项目，小李废寝忘食地加了好多天班，好不容易完成任务松了一口气，他感到肚子又饿又痛，还有一种奇怪的烧灼感。小李这才感觉有些不对劲，赶忙去了医院。医生仔细地问了他的生活和饮食习惯后，建议他做个胃镜了解一下胃内情况。小李一听要做这个检查，就觉得直犯恶心，连忙问医生能不能不做检查。
>
> 那么医生到底怀疑小李得了什么病？这种病和他的生活习惯有关系吗？又为什么要做胃镜检查呢？

1. 什么是消化性溃疡？

消化性溃疡是指胃肠道黏膜在致病因子的作用下发生炎症反应与坏死，而形成的局限性(圆形或椭圆形)缺损。消化性溃疡与口腔溃疡类似，大小从几毫米至几厘米不等，常发生于胃、十二指肠，分别称为胃溃疡和十二指肠溃疡，是常见的消化系统疾病。

2. 怎样知道自己得了消化性溃疡？

消化性溃疡的典型表现为中上腹痛，这种腹痛常常反复出现，可以是钝痛、隐痛、烧灼痛或者饥饿痛。胃溃疡的腹痛可能发生于餐后半小时至一小时。经典的十二指肠溃疡的腹痛则更多在空腹时发作，吃东西或者服用抗酸药物可以缓解。晚上十一点到凌晨二点是胃酸分泌的高峰时间段，有些十二指肠溃疡病友能在夜间痛醒。另外，由于阿司匹林、对乙酰氨基酚等非甾体抗炎药具有镇痛作用，这些药物引起的消化性溃疡通常没有明显症状，或表现为恶

心、厌食、食欲不振、腹胀等常见症状。

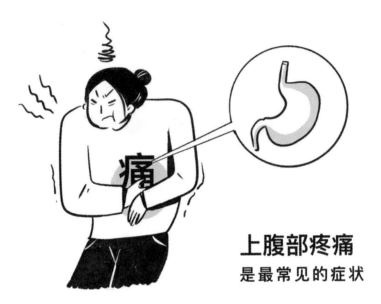

上腹部疼痛
是最常见的症状

3. 老年消化性溃疡病友有什么不同的地方?

老年人患消化性溃疡的情况比年轻人群要多,但老年人对疼痛的敏感性降低,所以可能疼痛的感觉不明显。同时因为血供减少、防御因子减少,老年人消化道黏膜的总体防御能力降低,更容易出现出血或穿孔,症状更为严重。

4. 得了消化性溃疡有什么危害,会癌变吗?

得了消化性溃疡可能会发生出血,症状包括呕血(呕鲜血或"咖啡色样"物质),解血便或柏油样黑便(分别称为便血或黑便),因失血所致乏力、晕厥、口渴和出汗等。消化性溃疡并发穿孔则多见于老年病友,其可以引发腹部严重感染和剧烈疼痛,大多需要手术治疗。

由幽门螺杆菌感染引起的溃疡病友发生胃癌的风险增加;但其他病因所致溃疡与胃癌的关系尚不确定。

5. 哪些人容易得消化性溃疡?

任何年龄都可能发生消化性溃疡,其中以 20~50 岁的中青年病友居多,男性多于女性。临床上十二指肠溃疡更多见,是胃溃疡的 3 倍。消化性溃疡的发病原因主要与胃、十二指肠黏膜的损伤和黏膜自身防御——修复之间失去平衡有关。幽门螺杆菌感染、长期服用非甾体抗炎药是消化性溃疡最主要的病因，吸烟、饮酒、家族史、应激反应与心理因素等在消化性溃疡的发生中也起一定作用。

6. 哪些药物会引起消化性溃疡？

非甾体抗炎药是引起消化性溃疡最常见的损伤因素之一，可通过局部和系统两个方面作用于胃肠道黏膜，破坏防御与修复功能，使黏膜更易受到胃酸侵蚀。调查显示，大约每 10 个服用非甾体抗炎药的人中有 1~3 个人会发生消化性溃疡。常用的非甾体抗炎药包括阿司匹林、对乙酰氨基酚、吲哚美辛、布洛芬、双氯芬酸钠、塞来昔布等，这些药具有抗炎、抗风湿、解热、镇痛的作用，主要用于治疗关节炎、风湿性疾病、心脑血管疾病和发热、疼痛症状。除此之外，糖皮质激素（如甲泼尼龙、泼尼松、地塞米松等）、抗血小板药物（如氯吡格雷等）也可诱发消化性溃疡，甚至引起消化道出血。

7. 为什么老年人容易得非甾体抗炎药相关性消化性溃疡？

老年消化性溃疡病友中服用非甾体抗炎药的比例比中青年病友更高。在非甾体抗炎药的作用下，老年病友的消化道黏膜损伤发病率更高，而且老年病友修复能力更差，有胃肠道溃疡病史、高龄（>65 岁）、合并其他疾病（糖尿病、肝硬化、缺血性心脏病、肿瘤、脑血管病变等）、合并用药（抗血小板药物、抗凝药物、糖皮质激素等）、慢性肾功能不全及血液透析的病友使用非甾体抗炎药后更容易发生胃肠道损伤。因此长期服用非甾体抗炎药的老年病友尤其需要注意可能发生消化性溃疡的风险。

8. 诊断消化性溃疡需要做什么检查？

如果怀疑得了消化性溃疡，需行胃镜检查进行诊断。通过一条直径约 1 厘米的细长管子，前端装有内镜，由病友口中进入食管、胃、十二指肠，使医生可以直接观察到溃疡部位、大小、数量、严重程度，还可以行活组织检查，用于鉴别良恶性溃疡。检查前会给予局部麻醉药物以减轻咽部不适。一般检查时间约 10 分钟，如做活检则所需时间更长一些。另外，对消化性溃疡还应常规检测是否感染幽门螺杆菌，检测方法包括核素标记 ^{13}C 或 ^{14}C 呼气试验、粪便检测等。

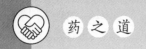

9. 消化性溃疡怎么治疗?

消化性溃疡的治疗目的是消除病因、控制症状、促进溃疡愈合、预防复发和避免并发症。因此,对于幽门螺杆菌阳性的消化性溃疡,应常规行幽门螺杆菌根除治疗;如果是药物引起的消化性溃疡则需停用该药,并在医生指导下调整用药,尽量避免非甾体抗炎药。同时,使用抑酸药物可以降低胃内酸度,缓解症状,愈合溃疡;其他抗酸药、黏膜保护药也可以帮助缓解消化性溃疡的腹痛、反酸等症状,促进溃疡愈合。

10. 除了吃药,消化性溃疡病友的饮食和生活需要注意什么?

(1)消化性溃疡活动期,要注意休息,避免剧烈运动。

(2)保持心情舒畅,及时调节不良情绪,避免过度劳累。

(3)注意进餐规律,定时定量,细嚼慢咽。

(4)避免刺激性饮食和加重疼痛、腹胀的食物,如咖啡中的咖啡因,茶中的茶多酚、鞣酸等,都可以促使胃酸分泌,并兴奋神经,使胃黏膜缺血,减弱胃黏膜的保护能力。

(5)戒烟、戒酒。

(6)平时出外就餐时应使用公筷、公勺,如果有幽门螺杆菌感染,其家人应该同时检查和治疗。

11. 消化性溃疡治疗药物吃完后需要注意什么?

幽门螺杆菌感染阳性的病友完成根除治疗停药至少一个月后,需要再次做呼气试验,检查幽门螺杆菌感染是否已消除。其他原因引起的消化性溃疡病友病情好转后,通常不需要再做检查。但是,如果出现以下情况,医生可能会根据情况建议病友做一些检查:症状持续很长时间、症状严重或不是溃疡的典型症状、症状在45岁后才出现、服药后没有好转。

12. 消化性溃疡治愈了还会复发吗?

消化性溃疡治愈后有复发可能。复发的主要原因仍是消化性溃疡的病因,例如未能根除幽门螺杆菌、治愈后由于不当的饮食生活习惯再次感染,或者持续服用非甾体抗炎药。其他原因包括吸烟、饮酒、不良生活习惯等。

温馨提示

1. 消化性溃疡主要指胃溃疡和十二指肠溃疡，任何年龄均可发生，以中青年病友居多。
2. 幽门螺杆菌感染或非甾体消炎药可影响人体胃肠道抵抗胃酸的能力，使黏膜受到酸的侵蚀，导致消化性溃疡。
3. 消化性溃疡的常见症状为上腹部痛。老年病友症状不明显，但更易发生胃肠道出血和穿孔。
4. 诊断消化性溃疡需行胃镜检查，并行幽门螺杆菌感染相关检查。
5. 除了药物治疗之外，消化性溃疡病友要注意休息，避免剧烈运动，避免刺激性饮食，同时戒烟、戒酒。

 # 二、消化性溃疡药物治疗锦囊

74 岁的孙大爷近日于家中突然晕倒在地，家人赶紧把他送到医院抢救并脱离生命危险。医生告诉孙大爷和他的家人，这次是因为胃溃疡出血导致的失血性休克，主要出血原因是他每天服用的阿司匹林引起的。医生叮嘱他回家还需要口服一段时间的药物让胃溃疡愈合。此外孙大爷还需要到心内科就诊，请医生将阿司匹林调整为其他药物。

那么治疗消化性溃疡要吃什么药？怎么吃？吃多久？阿司匹林还能吃吗？孙大爷和家人有好多疑惑，接下来我们来逐一解答。

1. 常见的消化性溃疡治疗药物有哪些?

目前临床常用的消化性溃疡治疗药物主要分为四大类：

（1）抑酸药物：这类药物可以减少胃酸的生成，作用强大，是治疗消化性溃疡最重要的药物。抑酸药物主要包括两类，一类是 H2 受体拮抗药（H2RA），如西咪替丁、法莫替丁、雷尼替丁等，这类药通常称为××替丁；另一类叫做质子泵抑制药（PPI），包括奥美拉唑、兰索拉唑、泮托拉唑、雷贝拉唑等，这类药通常称为××拉唑。

（2）抗酸药物：抗酸药是一类碱性药物，可以通过酸碱中和的化学作用直接中和胃酸，一般通过临时给药以暂时缓解症状，常与抑酸药联用。这类药包括铝碳酸镁、氢氧化铝等。

（3）黏膜保护药物：黏膜保护药物就好比给胃增加了一道保护膜，可以减少有害因素对胃的伤害，包括硫糖铝、吉法酯、替普瑞酮、枸橼酸铋钾等。

（4）抗菌药物（治疗幽门螺杆菌感染时）：与抑酸药物等一起杀死幽门螺杆菌，常用抗菌药物包括阿莫西林、克拉霉素、甲硝唑等。

2. 抗酸药和抑酸药有什么区别？该怎么选？

胃内酸度与消化性溃疡的愈合直接相关。抗酸药通过中和胃酸，解除胃酸对胃、十二指肠黏膜的刺激，迅速减轻消化性溃疡引起的腹痛、反酸、胃灼伤等症状。但中和胃酸只能缓解症状，解决一时的问题，并不足以治疗消化性溃疡，而抑酸药物可以减少胃酸的生成。就好比渗水的水管，虽然用纸巾可以暂时吸干渗出来的水，但想要不出水，还是得先把这段水管的总阀门关了。所以，想要治疗消化性溃疡还是需要选择作用更强大的抑酸药。

3. 抑酸药物里"拉唑"和"替丁"，哪个更好？

胃酸分泌跟三种物质相关：乙酰胆碱、胃泌素和组胺。这三种物质都可以分别和它们的搭档（又称受体）一起作用于释放胃酸的最后一个阀门——质子泵，使机体分泌胃酸。"替丁"类药物（即 H2 受体拮抗药）可以通过阻止组胺和它的搭档组胺-2（H2）受体发挥作用，间接影响胃酸阀门出水。"拉唑"类药物，又称为质子泵抑制药，得名于它们的作用，是通过关闭胃酸阀门——质子泵来减少胃酸生成。与 H2 受体拮抗药相比，质子泵抑制药可以在更短的时间内达到更强的抑酸效果，症状控制更好，溃疡愈合率更高，还能更有效地预防和治疗非甾体抗炎药所致胃十二指肠损伤。经过 30 多年的使用，质子泵抑制药已成为目前消化性溃疡及其他胃酸相关疾病治疗的首选药物，也是根除幽门螺杆菌的必选药物之一。

4. 这些抑酸药、抗酸药会影响其他药物的作用吗？能不能一起吃？

很多药物需要在酸性的胃内环境中溶解后才能被吸收，而抑酸药、抗酸药降低了胃内酸度，可能影响这些药物的疗效。如使用抗肿瘤药物克唑替尼、达沙替尼、吉非替尼等，应尽可能避免同时使用抑酸药（质子泵抑制药、H2 受体拮抗药）或抗酸药，或者按照药品说明书"药物相互作用"项中标识的间隔时间服用。

铁剂只有在胃酸作用下才可以转化为被吸收的形式，因此抑制胃酸也会在一定程度上影响铁剂的吸收。其他与抑酸药合用会减弱自身效果的药物还包括抗真菌药伊曲康唑、抗菌药物头孢呋辛、丙肝治疗药索磷布韦维帕他韦等。

地高辛等药物则相反，提高胃内酸度会增加地高辛的吸收，增强药效，而超过预期药效也是有害的。如果需要同时服用，应减少地高辛的剂量，具体情况建议咨询医生或药师。

5. 消化性溃疡治疗药物要吃多久？

治疗消化性溃疡通常需要口服标准剂量的质子泵抑制药，其中治疗十二指肠溃疡需要服药 4~6 周，胃溃疡需要服药 6~8 周；对于存在高危因素和巨大溃疡的病友，可能还需要适当延长疗程。H2 受体拮抗药的抑酸效果逊于质子泵抑制药，因此如果使用 H2 受体拮抗药治疗的疗程更长。

6. 幽门螺杆菌感染引起的消化性溃疡应如何治疗？

首先应根除幽门螺杆菌感染，目前我国普遍采用的是四联疗法，即同时服用四种药物 10~14 天：两种抗菌药物+一种抑酸药物+一种铋剂（如枸橼酸铋钾）。常见的药物组合请见本章第一节。四联疗法完成之后继续服用质子泵抑制药，直至消化性溃疡的疗程结束。

7. 非甾体抗炎药相关性消化性溃疡好了以后还能吃阿司匹林吗？

小剂量阿司匹林可以抑制血小板聚集，老年病友常服用阿司匹林预防心脑血管缺血事件，但阿司匹林常会导致消化道相关损伤。溃疡治愈之后是否继续使用阿司匹林等药物，要由医生先进行心血管危险风险评估，如因原发病需要继续使用抗血小板药，医生通常会将阿司匹林换为对胃肠道刺激较小的药物，同时用质子泵抑制药减少并预防溃疡及出血的发生。

8. 如何预防非甾体抗炎药相关性消化性溃疡？

经过医生评估，仍需服用有消化道损伤风险的药物时，可提前根除幽门螺杆菌。但仅根除幽门螺杆菌不能降低已接受长期非甾体抗炎药治疗病友消化性溃疡的发生率，此类病友除杀菌外，还应用质子泵抑制药降低消化道损伤风险。H2 受体拮抗药在预防非甾体抗炎药引起的胃肠道损伤方面，作用比质子泵抑制药弱。另外，在用药期间应注意观察大便颜色，定期检查大便常规和血常规。

温馨提示

1. 消化性溃疡主要的治疗药物包括抑酸药物、抗酸药物和黏膜保护药。
2. 溃疡治疗首选质子泵抑制药，抑酸作用最为强大；但也可能因为升高胃内酸度而影响其他药物的吸收。
3. 治疗消化性溃疡一般需要 4~8 周，如有幽门螺杆菌感染需先四联治疗 14 天。
4. 是否继续服用阿司匹林等药物要由医生先进行风险评估，如果需要用药又有出血风险，可视情况调整用药，并同时服用质子泵抑制药。

三、消化性溃疡治疗药物面面观

(一) 铝碳酸镁

凡凡最近总是胃痛，他懒得跑医院排队看病，记起电视广告里常说"达喜一嚼，速治胃痛"，便去家附近的药店买了一盒回来试试看，发觉还挺有用，刚吃下去没多久肚子就舒坦了。连着吃了几天，他突然想起来以前听说过"用铝锅铝盆久了人会变傻"，内心忐忑了起来。那么吃这类药是不是会变傻，还能吃吗？接下来让我们揭开"达喜"(铝碳酸镁)的面纱，一起看看它有什么作用。

1. 吃铝碳酸镁有什么作用？

铝碳酸镁属于抗酸药，可直接中和胃酸，并且能在胃内表面形成一层保护膜，减轻胃酸和胆汁对胃黏膜的刺激，迅速缓解胃痛、胃灼热、酸性嗳气、饱胀等症状。抗酸药相对价格较为便宜，而且不需要医生处方就可以买到(非处方药)，是常用的胃药之一。抗酸药通常作为抑酸药的帮手，在消化性溃疡治疗早期阶段帮助短期缓解症状。

2. 铝碳酸镁怎么服用？

(1)用法：咀嚼后咽下。

（2）用量：一次 0.2~1 g，一日 3~4 次，每日服用剂量不应超过 6 g。

（3）服药时间：饭后 1~2 小时、睡前服用，此时胃运动减弱，服药可延长抗酸药在胃内发挥作用的时间；也可以在胃部不适时服药。

（4）用药疗程：短期使用，如果连续使用症状没有缓解，应及时就医。

3. 使用抗酸药，有什么注意事项？

抗酸药可使胃酸浓度下降，并在溃疡表面形成保护膜，从而影响质子泵抑制药、H2 受体拮抗药发挥药效，因此应在服用抑酸药物后隔开 1~2 小时再服用抗酸药物。另外，食用酸性食物时也应提前或延后 1~2 小时，以免影响抗酸药物发挥作用。在服用抗酸药之前应咨询药师关于药物之间可能的相互作用。

4. 抗酸药有什么不良反应？

抗酸药可以分成两类，可吸收性抗酸药和不可吸收性抗酸药。其不良反应取决于总用量和治疗持续时间。

（1）可吸收性抗酸药包括碳酸氢钠（小苏打）、碳酸钙等。因为药物可被吸收入血，长期或大剂量使用会导致血液碱化（碱中毒），引起恶心、头痛和乏力，所以这类抗酸药一般只能短期应用（1~2 天）。

（2）不可吸收抗酸药相对安全，如氢氧化铝、氢氧化镁、铝碳酸镁等，使用也更普遍。含铝的抗酸药可引起便秘，含镁的抗酸药则可能导致腹泻，而铝碳酸镁等一些专利抗酸药同时含有镁与铝，可减少腹泻或便秘的产生。

5. 吃含铝的抗酸药会变傻吗？

铝是日常生活中使用最广泛的金属之一，常用于药物、炊具、餐具、食品包装材料、食品添加剂等。研究显示，人体长期摄入过多的铝会沉积在脑、肺、肝、骨等脏器中，累积到一定量后会对人体产生慢性毒性作用，导致脑神经病变、骨骼疾病、血液系统疾病等。世界卫生组织（WHO）和联合国粮食及农业组织（FAO）于 1989 年起将铝作为食品污染物加以控制，并在 2011 年将铝的每周可容许摄取量修正为每人 2 mg/kg。对于一个 60 kg 的成年人，按照这个标准，每天铝摄入量不能超过 17 mg。含铝抗酸药胃肠吸收差，其中的大部分铝不会被人体吸收，会随粪便、尿液排泄出体外。对于肾功能正常的病友，按照医生指导或说明书要求服用治疗剂量的铝，不会导致铝蓄积中毒。

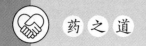

6. 哪些病友不宜使用抗酸药物？

因为铝在胃肠道内可与磷酸盐结合，形成不溶性磷铝而沉积，长期服用可使得磷酸盐从粪便中丢失而导致磷缺乏，营养不良、肾脏疾病（包括正在接受血液透析）的病友尤其需要注意。肾功能不全的病友由于体内内环境易受到影响，所以需慎用含镁的抗酸药物。另外，有些抗酸药含钠，心力衰竭、高血压或须遵循低盐饮食的病友需在医生指导下用药。

 温馨提示

1. 铝碳酸镁是常用的抗酸药物，通过中和胃酸，迅速缓解消化性溃疡引起的腹痛、胃烧灼感等不适。
2. 铝碳酸镁可在饭后 1~2 小时、睡前或在胃部不适时嚼服。
3. 抗酸药物可以影响其他药物吸收，如需同时服用可咨询医生或药师。

（二）奥美拉唑

凡凡后来还是去了医院，听医生的话做了胃镜，发现自己十二指肠有个溃疡。于是，医生给凡凡开了和孙大爷一样的药——奥美拉唑，一天一次，一次一粒。凡凡吃了药之后症状明显缓解，可没过两三个星期，这难受的胃疼席卷重来了。这次肚子不舒服的时间变成了半夜，凡凡只好又到医院报到了。医生告诉凡凡，他这是出现了夜间酸突破，还需要调整一下用药。

是不是所有的消化性溃疡都要吃奥美拉唑？服药需要注意些什么？夜间酸突破是怎么回事？和奥美拉唑有关系吗？该怎么办呢？

1. 为什么要服用奥美拉唑？

奥美拉唑诞生于 1988 年，是第一种应用于临床的质子泵抑制药。在它之后出现了很多新的质子泵抑制药，按上市的时间来划分，奥美拉唑、兰索拉唑、泮托拉唑为第一代质子泵抑制药，雷贝拉唑、艾司奥美拉唑等是第二代质子泵抑制药（表4-3）。两代药物最大的差别是体内代谢过程的不同，也就是说不同的人服用第一代药物，可能药效不太一样。但总的来说，两代药物没有特别大的差异，而奥美拉唑也因为它良好的性价比在全世界被广泛使用。

表4-3　常见的质子泵抑制药

分类	质子泵抑制药	上市时间
第一代	奥美拉唑	1987 年
	兰索拉唑	1992 年
	泮托拉唑	1994 年
第二代	雷贝拉唑	1998 年
	艾司奥美拉唑	2000 年
	艾普拉唑	2007 年

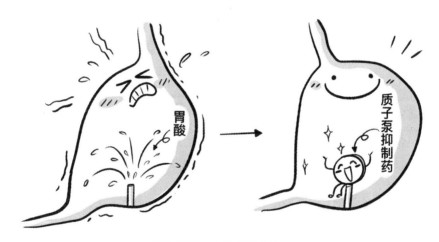

质子泵抑制药抑制胃酸分泌

2. 怎样服用奥美拉唑?

（1）用法：用水送服，整粒/整片吞服，不能被压碎、咀嚼。

（2）用量：一般来说，大部分消化性溃疡采用标准剂量的质子泵抑制药，每天服用一次。具体标准剂量见表4-4。

表 4-4　质子泵抑制药的标准剂量

质子泵抑制药	标准治疗剂量/（mg/日）
奥美拉唑	20
兰索拉唑	30
泮托拉唑	40
雷贝拉唑	20
艾司奥美拉唑	20
艾普拉唑	5 或 10

（3）服药时间：质子泵抑制药对长时间禁食后食物刺激引起的胃酸分泌最有效，因此应在早餐前 30～60 分钟服药。大多数人一日服药一次就足以获得所期望的抑制胃酸水平；偶尔需要一天服用两次质子泵抑制药时，第二次应在晚餐前半小时用药。

（4）用药疗程：胃溃疡需要治疗 6～8 周，十二指肠溃疡需要治疗 4～6 周。对幽门螺杆菌阳性的病友先进行幽门螺杆菌根治，然后继续服用质子泵抑制药直到疗程结束。使用阿司匹林+氯吡格雷双联抗血小板治疗，而且存在消化道出血风险高的病友，可以联合使用质子泵抑制药 3～6 个月，6 个月后可改为 H2 受体拮抗药或间断服用；同时根据缺血风险评估，尽量减少双联抗血小板治疗时程，具体用法遵医嘱。

3. 为什么质子泵抑制药都是肠溶片/胶囊？服药时要注意什么？

因为质子泵抑制药在酸性环境中不稳定，所以这些药物被包裹在特制的材料中，到达小肠部位后才被人体吸收发挥作用。如果把这个特制材料破坏，药物提前在胃中释放，将会失去药效。对不能整颗吞下的病友，应参考药品说明书，选用有微囊工艺的肠溶胶囊/片，溶于水或果汁（不含碳酸盐）中搅拌，并在 30 分钟内服用，不可留作下次服用。

4. 奥美拉唑的不良反应有哪些？

奥美拉唑等质子泵抑制药通常安全性良好，但也可能出现腹泻、便秘、恶心、呕吐和头痛等不良反应，长期使用可能影响维生素 B_{12}、铁、镁和钙吸收。所以不宜随意服用质子泵抑制药，只有在适合所治疗疾病时才用，用药也要尽量使用最低有效剂量和最短疗程。

5. 奥美拉唑能和氯吡格雷同时服用吗?

氯吡格雷是冠心病病友经常使用的一种预防心肌梗死的抗血小板药物,该药虽然与阿司匹林有着不同的作用方式,但是它也可能引发消化性溃疡甚至出血。对于有出血危险因素的病友,通常在服用氯吡格雷的同时合用质子泵抑制药。但质子泵抑制药与氯吡格雷都需要体内一个名叫 CYP2C19 的酶代谢,二者联用会让 CYP2C19 酶"忙不过来",不能让氯吡格雷充分发挥作用,可能会有心肌梗死等风险。不过,各类质子泵抑制药对氯吡格雷的影响程度不同,若必须同时使用氯吡格雷和质子泵抑制药,可考虑选择对氯吡格雷影响小的雷贝拉唑或泮托拉唑等。

6. 还有哪些药物不能与奥美拉唑一起服用?

与氯吡格雷相反,华法林、地西泮、甲氨蝶呤等药物在体内则需要 CYP2C19 酶将其变成没有作用的物质后排出体外。当它们与奥美拉唑同用时,会因为来不及排出而累积在体内,使药效增强,因此使用时需要监测并根据需要调整剂量。

除了 CYP2C19 酶,还有一种名为 CYP3A4 的酶也会影响奥美拉唑与其他药物一起使用的效果。例如:苯巴比妥、利福平可通过诱导 CYP3A4 酶的活性,降低奥美拉唑的抑酸作用;伏立康唑则可通过抑制 CYP2C19 酶和 CYP3A4 酶的活性增强奥美拉唑的作用。

但这并不意味着质子泵抑制药不能与这些药物合用,而是提示我们需要谨慎。当必须合用时,可根据医生或药师的专业意见,调整用药或者选择影响较小的质子泵抑制药。

7. 什么是夜间酸突破?

夜间酸突破现象是指应用质子泵抑制药(一般指标准剂量)的病友在夜间(当晚 22:00 至次日早上 6:00)胃内胃酸过多且持续超过 60 分钟的现象。夜间酸突破发生率较高,表现为夜间出现腹痛、胃灼热等。长时间夜间酸突破可使消化性溃疡难以愈合、根除幽门螺杆菌的药物疗效降低、病情反复和产生耐药性,甚至使得消化性溃疡转为难治性溃疡。其产生原因可能包括夜间基础胃酸分泌增加,而且夜间睡眠时缺少食物刺激,质子泵抑制药的抑酸作用降低。治疗方法有以下两个方面:

(1)药物调整:抑酸治疗依然是夜间酸突破的首选方法。如有夜间酸突破,可在医生指导下加大剂量，早晚服用两次奥美拉唑，或者换用其他抑酸作用时间更长的质子泵抑制药，或者在晨服奥美拉唑的基础上，睡前加服小剂量的 H2 受体拮抗药。

(2)生活习惯调整：饮食注意不要过于油腻，夜间不要饮酒；保持良好精神状态和心情舒畅。除了消化性溃疡，其他的酸相关疾病（例如胃食管反流病）也会出现夜间酸突破。对于胃食管反流病的病友，睡前空腹可以减少夜间酸反流，应避免睡前 2~3 小时进食；睡觉时左侧卧位能减少反流频率。

 温馨提示

1. 质子泵抑制药可以抑制胃酸，奥美拉唑是代表药物之一，可以用来治疗消化性溃疡、幽门螺杆菌感染、胃食管反流病等。
2. 奥美拉唑一般一天服用一次，一次 20 mg，早餐前 30~60 分钟口服可最大程度发挥药物作用。
3. 奥美拉唑总体安全性较好，长期服用可能影响维生素 B_{12}、钙、镁等吸收，所以用药要遵照医嘱，尽量用最低有效剂量和最短疗程。
4. 奥美拉唑与某些药物合用时可能会影响药物疗效，建议咨询医生或药师，根据情况间隔给药或选择其他影响较小的质子泵抑制药。

(三) 法莫替丁

医生给凡凡开了法莫替丁，让他睡前吃一粒。凡凡觉得这药眼熟，记得以前吃过雷尼替丁，还有半盒放在家里，但不记得放了多久了。他想这药的名字差不多，就问医生能不能吃。医生告诉他雷尼替丁中可能有一种叫做 NMDA 的杂质，有健康隐患，建议他还是吃这次开的药。用上法莫替丁后，很快凡凡半夜的腹痛症状消失了。凡凡完成整个疗程后，再经过一段时间的生活和饮食调整，整个人精神都好多了。

下面我们一起来看看，法莫替丁是什么药？为什么一开始医生不用这个药呢？医生为什么不建议凡凡用剩了很久的雷尼替丁呢？

1. 为什么消化性溃疡不首选法莫替丁？

我们人体内有三条途径可以通知胃酸阀门打开，法莫替丁可以通过阻止其中最主要的一条途径——组胺和它的搭档组胺-2（H2）受体，来减少胃酸生成，这类药物还包括西咪替丁、雷尼替丁、尼扎替丁等。但它们无法阻止另外两条途径传来的分泌胃酸通知，所以论抑制胃酸的能力，还是质子泵抑制药最厉害。另外，长期应用 H2 受体拮抗药会"越吃越没用"，这是因为这类药物容易出现耐药现象。因此如果治疗需要长期抑制胃酸分泌的疾病，还应首选质子泵抑制药。

2. 法莫替丁怎么服用？

（1）用法：用水送服。

（2）用量：治疗消化性溃疡时一日两次，一次标准剂量 20 mg；或者一日一次，一次 40 mg，睡前口服。肾功能受损病友如肌酐清除率小于 50 mL/min，应减少一半剂量或延长给药间隔至 36~48 小时。

（3）服药时间：服药不受食物影响。

（4）用药疗程：治疗十二指肠溃疡需 8 周，胃溃疡需更长时间。

3. 法莫替丁有什么不良反应？

最早上市的西咪替丁可引起乳房增大和男性勃起功能障碍，这种不良反应与剂量、用药时间有关，症状会在停药后消退；其他的 H2 受体拮抗药，包括法莫替丁，相对较为安全，通常不会导致严重不良反应，但这类药都有可能引起腹泻、皮疹、发热、肌肉疼痛和精神恍惚。

4. 法莫替丁会影响其他药物的使用吗？

西咪替丁可影响某些药物的代谢，造成药物在体内的血药浓度增加，增加药物中毒和不良反应发生风险，如防止血栓形成的华法林和治疗抽搐的苯妥英钠。法莫替丁等其他 H2 受体拮抗药的影响程度比西咪替丁轻，同时使用时应咨询医生或药师。另外，它们和质子泵抑制药一样，可能会因为减弱了胃内酸性环境而影响其他药物吸收。

一般来说，奥美拉唑的抑酸作用足够强大，无须同时联合使用法莫替丁，只有在出现夜间酸突破的现象时，可以考虑睡前加用 H2 受体拮抗药，降低夜间酸突破的发生率。

5. NDMA 是什么？雷尼替丁还能吃吗？

NDMA 是 N-亚硝基二甲胺，属于一种亚硝胺杂质——在世界卫生组织国际癌症研究机构 2017 年 10 月公布的致癌物清单中，被归为 2A 类致癌物质（对动物致癌的证据充分，对人类致癌的证据不足），也就是说，可能对人致癌。作为一种已知的环境污染物，NDMA 可存在于水和食物中，当摄入量非常低时，一般不会对人体健康造成危害。2020 年，由于在雷尼替丁中检出污染物 NDMA，且随着温度的升高和储存时间的延长，某些雷尼替丁产品中的 NDMA 含量增加，甚至可以高于每日 96 μg 的人类可以接受的最高剂量，从而可能带来健康风险，因此美国 FDA 和欧盟要求生产商从市场上立即撤回所有雷尼替丁。但是，含 NDMA 的雷尼替丁相关产品对人体是否有危害尚无定论，还需要进一步评估。目前，也还未有雷尼替丁致癌案例出现。2020 年年底，中国国家药典委员会提出对雷尼替丁相关的药品标准进行修订，拟增加 NDMA 杂质控制。

 温馨提示

1. H2 受体拮抗药可以减少胃酸，但作用弱于质子泵抑制药，常用药物包括法莫替丁等。
2. 法莫替丁可以一天服用两次，或睡前服用一次。

（三）硫糖铝

> 除了奥美拉唑，医生还给凡凡开了一些硫糖铝混悬液，保护胃黏膜。凡凡平时就有点便秘，吃了硫糖铝之后更厉害了。于是，医生又给他换了替普瑞酮。那么，硫糖铝为什么会引起便秘呢？替普瑞酮和它具有相同的作用吗？让我们一起来了解下。

1. 硫糖铝是什么药？

硫糖铝是一种蔗糖——铝的复合物，可以在胃酸环境中分解，并在溃疡底部形成一层保护层。它不影响胃酸的形成，但可以保护胃黏膜免受酸、胃蛋白酶和胆盐的损害，从而促进消化性溃疡愈合。这类药物又称为胃黏膜保护药。

2. 硫糖铝混悬液怎么服用？

(1) 用法：摇匀口服。
(2) 用量：一次 10~20 mL，一日 2~4 次。

（3）服药时间：空腹服用，一般餐前 1 小时及睡前服用。

（4）用药疗程：遵医嘱。

3. 硫糖铝有什么不良反应和注意事项？

硫糖铝的全身吸收极少，联用硫糖铝与维生素 D 可能会增强铝的吸收，应尽量避免合用。与含铝抗酸药类似，少数病友服用本品可能引起便秘，长期大剂量服用本品，可能会造成体液中的磷缺乏；肾功能不全的病友应慎用；硫糖铝可以通过母乳排出，妊娠及哺乳期女性慎用。

4. 硫糖铝会影响其他药物的作用吗？

硫糖铝可影响其他药物吸收，例如强心的地高辛、利尿消肿的呋塞米、抗菌药物环丙沙星等，如需同服应间隔 2 小时以上。凡凡正在用的奥美拉唑的药效也可能受硫糖铝的影响，因此医生建议这两种药的服药间隔时间应大于 30 分钟。

5. 胃黏膜保护药还有哪些？

胃黏膜保护药是指具有保护胃黏膜、促进组织修复和溃疡愈合作用的药物。其种类较多，作用机理和服用方法也多有不同。

（1）铋剂：与硫糖铝相似，在酸性环境中可在胃黏膜上形成保护膜，增强胃黏膜的屏障保护作用。铋剂对幽门螺杆菌也有疗效，是根除幽门螺杆菌的四联用药之一。常见的铋剂包括胶体果胶铋、枸橼酸铋钾等。一般一日 4 次，于三餐前半小时及晚餐后 2 小时（或睡前）服用；用水送服，不能与牛奶同服。服药期间大便可能呈无光泽的黑褐色，停药后 1~2 天内粪便色泽转为正常。孕妇及肾功能不全者禁用铋剂。

（2）其他黏膜保护药：如瑞巴派特、替普瑞酮、吉法酯等，可通过增加胃黏膜血流量、黏液分泌和保护因子的合成，加强胃黏膜的屏障保护能力。瑞巴派特一日 3 次，一次 0.1 g，早、晚及睡前口服。替普瑞酮一日 3 次，一次 50 mg，餐后服用。吉法酯一日 2~3 次，一次 50~100 mg。

 温馨提示

1. 硫糖铝等胃黏膜保护药，可作为消化性溃疡的辅助治疗药物。

2. 不同黏膜保护药服用方法各有不同，需按照药品说明书或遵医嘱服用。

第三节 "肠肠"很难受——炎症性肠病

一、带您解密炎症性肠病

小王的生活有着诸多不便，她必须时刻留意周围有没有厕所，因为她经常肚子痛，需要频繁上厕所解大便，有时大便还带血丝，非常吓人。小王还常感觉关节疼痛，总觉得非常疲倦，一点都不像一个 25 岁的年轻人。原来她得了炎症性肠病，当疾病控制不佳时，就会有这种现象。医生告诉她，炎症性肠病会伴随终身，小王非常害怕，固执地认为自己的病没治了。她经常因为各种原因自行停止用药，而且不告诉医生。她平时从来不定期看门诊，仅在出现紧急情况的时候才去医院看急诊。她会去网上浏览相关炎症性肠病的相关内容，但这只会让她更加害怕。她自怨自艾地认为自己很可怜。其实通过科学地治疗，病友是可以与炎症性肠病和平共处并健康地生活的。下面将为大家提供一些炎症性肠病的相关知识。

1. 什么是炎症性肠病？

对于大部分病友，炎症性肠病是一种典型的慢性疾病(少数是急性)，原因是胃肠道的黏膜无缘无故地发生了炎症。炎症可能只在消化道的一部分，可能在大肠(结肠)，也可能在消化道的任何部分，从口腔到肛门都有可能有炎症存在。炎症性肠病有两种常见的类型，包括溃疡性结肠炎和克罗恩病。

2. 我国得炎症性肠病的人多吗？

最早发现炎症性肠病是在 19 世纪 50 年代末，在很长一段时间里很多人都认为炎症性肠病主要影响欧洲人群，在欧美发达国家发病率高。但到了 20 世纪末，炎症性肠病在地球上每一块人口稠密的大陆都有记录。我国在 1956 年报道了国内第一例炎症性肠病病例。随着亚洲地区社会经济的发展，亚洲炎症性肠病的发病率正在高速增长。近 20 年来，我国炎症性肠病的发病率增加了

20~30 倍，目前炎症性肠病人口达 30~50 万人。

炎症性肠病已经成为消化系统常见病，且发病率仍在高速增长。近年来，我国儿童炎症性肠病的发病率也显著升高，2010 年已达到每 100 人中有 6 人患病。大部分炎症性肠病是慢性进展，只有少数病友急性发病，而且大多数病友会在病程中出现复发，10 年内复发率为 70%~90%。一旦病友被诊断为炎症性肠病，就存在疾病不断进展的风险，不断积累的风险使得病友在疾病后期需要进行手术及其他治疗手段，严重影响病友生活质量。

3. 哪些人容易得炎症性肠病？

在我国，15~35 岁是炎症性肠病的高发年龄段，但也有 3 岁的孩子患病。炎症性肠病中的克罗恩病，女性稍多于男性，尤其是青春期和成年早期女性，这可能与激素水平有关。溃疡性结肠炎在各个年龄段中男女发病率比较接近，近年来男性发病率有上升趋势，女性发病率有所下降。

4. 为什么会得炎症性肠病？

研究认为，环境、遗传及肠道微生态等因素的相互作用共同造成了一场导致炎症性肠病的"完美风暴"。

（1）环境因素：周围的环境因素，譬如我们知道吸烟者比不吸烟者容易得克罗恩病；体内的环境因素，如服用抗菌药物可能破坏肠道细菌平衡，感染某些微生物导致慢性肠道炎症，使炎症性肠病恶化。但具体哪些环境因素发挥关键作用，目前还没有确切报道。

（2）遗传因素：目前只能说炎症性肠病不是遗传性疾病，但具有遗传倾向。以下为一些遗传因素与炎症性肠病关系的统计数据：30%确诊病例有炎症性肠病家族史；炎症性肠病遗传给孩子的概率为 3%~7%；如果一个人有炎症性肠病，其直系亲属（父母或兄弟姐妹）患病概率最大，其次是次直系亲属（堂表兄弟姐妹）得病风险高于普通人群；如果父母都有炎症性肠病，那么子女患炎症性肠病概率大大增加（达 45%）。

5. 得了溃疡性结肠炎有什么表现？

溃疡性结肠炎是发生在结肠黏膜层的一种慢性炎症性病变，一般病程超过6 周，这种炎症常常导致腹泻、便血、腹部绞痛和排便紧迫，最常见的表现是腹泻。如果炎症持续或进一步恶化，结肠黏膜就会出现损伤，这种损伤就是溃疡。结肠溃疡会出血，因此大便中可以见到黏液脓血，严重的时候大便中甚至见不到多少粪质，几乎全是黏液、脓、血。此外，溃疡性结肠炎可能还会有腹部绞痛现象；在特别严重时，还会发热、持续腹痛、腹部不适并伴腹胀感；排便越来越频繁，甚至1小时排一次血便；十分严重时还会出现呕吐和恶心，需要住院接受治疗。有些病友还会合并一些肠道外的表现，比如皮肤损伤、肝脏损伤等。

6. 得了克罗恩病有什么表现？

克罗恩病是一种在胃肠道的任何部位都可能发生的慢性炎症性病变，也可能是在整层肠壁，这是克罗恩病和溃疡性结肠炎的区别，而溃疡性结肠炎只影响大肠内黏膜。

克罗恩病病友的症状各不相同。克罗恩病最初的症状通常有腹痛、日夜不间断地腹泻、乏力、恶心、呕吐及体重下降。克罗恩病最常见的症状有腹部疼痛和痉挛(通常在腹部右下侧)、腹泻(稀便)、体重减轻、便血、发烧、食欲不振、贫血、感到虚弱疲倦、关节痛、皮肤红肿，儿童克罗恩病病友可能出现发育迟缓。

7. 炎症性肠病有什么危害？

由于溃疡性结肠炎病程比较长，炎症反复发作造成的损伤会逐渐累积，最终导致一些比较严重的并发症。比如中毒性巨结肠，可引起急性肠穿孔，且治疗效果差。此外，还会出现结肠大出血、狭窄、癌变等。溃疡性结肠炎病友的癌变率要高于普通人，尤其是发病年龄早、病变范围广、长期控制不佳及合并原发性硬化性胆管炎的病友，一定要特别关注癌变的问题。

对于克罗恩病病友，最常见的并发症是肠梗阻，其次是腹腔有脓肿，偶尔会发生急性肠穿孔或大量便血。炎症性肠病长时间不治疗，也容易癌变。

8. 如何知道自己得了溃疡性结肠炎？

由于多种肠炎都可以引起类似溃疡性结肠炎症状，所以需要根据症状的表现、肠镜结果及病理检查等确诊，而且要排除其他的肠道疾病。

常规检查有血液检查和粪便检查。简单的血液检查能够知道身体是否有炎症，是否贫血；通过粪便检查可以排除感染性结肠炎。内镜检查有胃镜、肠镜、结肠镜、小肠镜、胶囊内镜。一般通过结肠镜检查获取组织活检是确诊溃疡性结肠炎的重要手段之一。此外，X线钡剂灌肠、血沉、C反应蛋白、小肠CT、小肠MRI也是常用的几项帮助诊断溃疡性结肠炎的辅助手段。

9. 如何知道自己得了克罗恩病?

如果消化科医生怀疑病友是克罗恩病,会建议进行以下检查:

(1)血液检查:通过血液检查可以发现由于消化道出血、炎症或感染而引起的贫血。

(2)粪便检查:通过粪便检查,可以确定是否还存在其他可引起相似症状的胃肠道疾病,例如感染。粪便检查还可以显示是否存在肠道出血,并可能显示是否存在炎症。

(3)内镜检查:内镜是常用的消化道检查手段。结肠镜检查是克罗恩病常规首选检查;胶囊内镜适用于怀疑小肠克罗恩病病友;小肠镜适用于小肠的病变检查,其他检查手段无法诊断,尤其是需要取组织活检者。

(4)影像学检查:包括小肠 X 线拍片、磁共振成像(MRI)肠造影或 CT扫描。

10. 得了炎症性肠病该用什么药?

目前炎症性肠病无法治愈,但可以通过药物来控制炎症、缓解症状,并预防并发症。炎症性肠病没有灵丹妙药可以治愈,任何声称可以治愈炎症性肠病的都是无稽之谈。一般患病时间越长,恢复的时间越长,炎症性肠病的治疗基本没有"速战速决"。有些药物是用来控制症状的,如止泻药、镇痛药;有些药物是用来控制炎症的,如氨基水杨酸制剂、糖皮质激素、免疫抑制药、抗菌药物、生物制剂等。

11. 除了使用药物,其他的补充和替代治疗方法有哪些?

想要更好地改善症状和维持健康,通常可以使用一些补充和替代治疗的方法。炎症性肠病病友的补充和替代疗法包括食疗、锻炼、心理治疗、物理疗法(针灸、推拿、捏背、按摩)、口服保健品(维生素、益生菌等)。

12. 听说有些炎症性肠病还需要做手术,什么情况下需要手术治疗?

溃疡性结肠炎病友出现大出血、肠穿孔、中毒性巨结肠时需要进行紧急手术;当并发结肠癌变、用药治疗无效或者使用药物产生很大的不良反应严重影响病友生存质量的时候,医生也会衡量并选择时间进行手术。

克罗恩病病友,手术后复发率高,所以一般只有在发生一些并发症时,医生才会对其进行手术治疗。

13. 炎症性肠病病友的饮食需要注意什么?

合理饮食是炎症性肠病管理的关键环节之一。炎症性肠病病友健康饮食的总原则包括:少食多餐;避免高糖、高脂肪或含有添加剂的肉制品、含硫/硫酸盐/硫氨基酸的食品和饮料;适当控制脂肪摄入;限制乳制品的摄入;限制或避免辛辣食物、咖啡和酒精;限制摄入高纤维食物,尤其是存在肠狭窄症状时;增加新鲜水果和蔬菜的摄入;调整肠道微生态,如口服益生菌;服用维生素和矿物质补充剂以预防营养不良;多饮水。

对于疾病发作时的病友,应少食多餐,避免或限制容易诱发疾病的食物。急性发作时可进食流质或半流质饮食,病情好转后改为营养丰富、易消化、低纤维的饮食来减轻肠道负担。如果耐受乳糖,可以适当摄入牛奶等乳制品,米饭、鱼肉、蒸蛋、豆浆、过滤的蔬菜汁和果汁等含纤维比较少的低渣饮食,可以减少对肠道的刺激,减少排便的频率。必要时可用肠内或肠外营养支持,首选口服肠内营养。

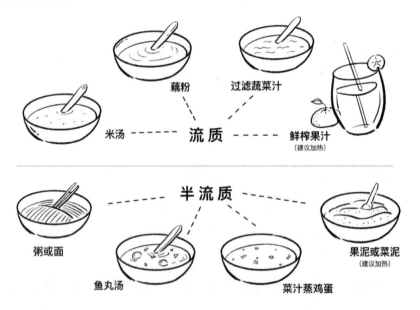

疾病没有发作的时候,推荐新鲜、清淡、天然、均衡的健康饮食。可溶性膳食纤维,如含果胶、植物胶等比较软的植物性食物(如魔芋、香蕉、苹果、柑橘等)能在结肠发酵,为结肠黏膜提供能量,并具有抗炎、调节免疫的作用。但不溶性膳食纤维,一般是植物的根、茎、叶、皮等比较硬的植物性食物(如小麦、玉米、小米、糙米、豆皮、糠等),应该避免,不溶性膳食纤维可导致炎症性肠病发作时或肠道有病变的病友腹痛、腹胀和腹泻加重。患有乳糖不耐受症，并且疾病在发作的时候，应该避免摄入各种奶制品；当肠道炎症得到控制，可以再次尝试奶制品，有研究认为饮用牛奶可能会降低克罗恩病的发病率。坚持记录饮食日志，可以了解某些症状与某些食物的关系。

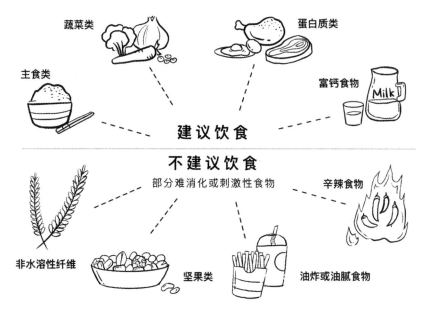

14. 炎症性肠病病友应该选择什么运动方式?

适度的体育锻炼有利于改善炎症性肠病病友的营养情况，提高生活质量。在疾病缓解期，建议养成规律进行体育锻炼的习惯。体育锻炼的强度要适当，高强度的体育运动可引起短暂的轻度全身炎症，对控制炎症性肠病病情不利，可以选择一些有氧运动，如快步走、骑自行车、游泳或定期参加有氧运动班。

 温馨提示

1. 炎症性肠病是一种典型的慢性疾病(少数是急性)，大多数炎症性肠病病友为溃疡性结肠炎或克罗恩病。
2. 目前炎症性肠病无法治愈，但可以通过药物来控制炎症、缓解症状，并预防远期的并发症。
3. 合理饮食是炎症性肠病管理的关键环节之一。
4. 适度的体育锻炼有利于改善炎症性肠病病友的营养情况，提高生活质量。

二、炎症性肠病药物治疗锦囊

> 16岁的美美和28岁的莎莎同是克罗恩病病友，她们住在同一个病房里。医生告诉美美，她的病情好转了，现在要慢慢地把之前吃的激素类药物——泼尼松片减量，然后开始用免疫抑制药硫唑嘌呤。而莎莎，因为进行了髋关节手术，医生建议她使用一种生物制剂——英夫利昔单抗。莎莎就疑惑了，为什么医生给她的药和美美的药不一样呢？克罗恩病竟然有这么多种不同地治疗方案？的确，炎症性肠病的药物选择有很多学问，下面就为大家一一解答。

1. 常见治疗炎症性肠病的药物包括哪些?

目前，炎症性肠病无法治愈，但可以通过药物控制炎症、缓解症状，并预防远期并发症。溃疡性结肠炎和克罗恩病的治疗目标都是通过药物维持治疗并预防复发，改善生存质量。

治疗炎症性肠病的药物，有些药物是可以控制症状的，如止泻药、镇痛药；有些药物是可以控制炎症的，如氨基水杨酸剂、糖皮质激素类、免疫抑制药、抗菌药物、生物制剂等。

2. 用于控制炎症反应的药物有哪些?

(1)氨基水杨酸制剂：被认为是治疗炎症性肠病最安全的一类药物，包括柳氮磺吡啶和5-氨基水杨酸制剂，如美沙拉嗪、巴柳氮和奥沙拉嗪。

(2)糖皮质激素：是活动性炎症性肠病药物治疗的基石，价格低廉、起效迅速，可口服给药、静脉给药，也可以以栓剂或灌肠剂的形式直肠给药。当症状严重时，激素可以快速"关闭"症状。

(3)免疫抑制药：如硫嘌呤类(硫唑嘌呤、6-巯嘌呤)，是用于治疗溃疡性结肠炎以及炎症型、瘘管型克罗恩病最常见的免疫抑制药。还有一种治疗炎症性肠病的常用免疫抑制药是甲氨蝶呤，通常通过注射给药，因为口服给药不能很好地被有炎症的肠道吸收，它的优点是价格低、起效快、每周只需注射一次。环孢素用于重度活动性溃疡性结肠炎、瘘和坏疽性脓皮病(炎症性肠炎相关的皮肤病)。另外，他克莫司也是一种用于器官移植的克罗恩病病友的免疫抑制药。

(4)抗菌药物：抗菌药物通常用来治疗肛周脓肿和肛瘘（可见于克罗恩病病友）等感染。甲硝唑、环丙沙星常用于治疗小肠细菌过度生长。当对常用抗菌药物不能接受或使用没有效果的时候，通常选用四环素类和利福昔明来治疗。此外，炎症性肠病病友还需要关注一种肠道的细菌——艰难梭菌，一般来说，如果大量滥用抗菌药物会导致艰难梭菌感染，这时需要使用甲硝唑或万古霉素进行治疗。

(5)生物制剂：生物制剂用于那些不能用免疫制剂或用免疫抑制药没有效果的病友。生物制剂包括英夫利昔单抗、阿达木单抗、赛妥珠单抗、戈利木单抗、那他珠单抗等。对于一些重症炎症性肠病病友，或已经对其他药物耐药的病友，选择生物制剂会改善他们的生活质量。

3. 炎症性肠病的对症治疗药物有哪些？

炎症性肠病病友常见症状是腹泻、疼痛，因此止泻药和镇痛药是最常用的对症治疗药物。

常用的止泻药有洛哌丁胺、复方地芬诺酯、考来烯胺、阿片町。当出现严重腹泻甚至脱水时，可以使用奥曲肽。

炎症性肠病病友发病时常伴疼痛，但镇痛药的使用有要求。对乙酰氨基酚是首选的非处方药，其他的非处方镇痛药，如布洛芬、阿司匹林、萘普生等，都可以引起胃、小肠、大肠的炎症和溃疡，应尽量避免使用。曲马多、酮咯酸用于急性疼痛的对症治疗。当病友有活动性病变合并剧烈疼痛，可以使用麻醉药品，如羟考酮、哌替啶或吗啡。

4. 溃疡性结肠炎在发作的时候为了控制病情需要用到什么药？

轻度至中度发作的溃疡性结肠炎的治疗可使用氨基水杨酸制剂，服用的时候要足量使用氨基水杨酸制剂。

如果用氨基水杨酸制剂效果不显著或没有效果，可改用口服全身作用的糖皮质激素，如口服泼尼松片。需要注意的是使用糖皮质激素觉得自己症状缓解后，要逐渐缓慢减量至停药，快速减量或立即停止使用糖皮质激素会导致早期复发。如果使用糖皮质激素无效的病友，应该使用硫嘌呤类药物。如果连硫嘌呤类药物都无效，就可以考虑应用生物制剂，如英夫利昔单抗治疗。

重度溃疡性结肠炎由于病情重、发展快，处理不当会危及生命，应住院进行积极治疗。

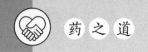

5. 预防溃疡性结肠炎发作，需要用什么药？

溃疡性结肠炎容易复发，大部分的病友都需要在没有发作的时候吃药预防疾病的发作，而且是长期吃药不能间断。

一般可选的药物有氨基水杨酸制剂，局部用药一般选用美沙拉嗪，美沙拉嗪联合氨基水杨酸制剂效果更好。如果氨基水杨酸制剂效果不好或无效时，需要用到硫嘌呤类药物。对于病情较重的病友，在预防发作时需要用到环孢素或他克莫司这一类免疫抑制药，甚至可以用一些生物制剂，如英夫利昔单抗等。需要注意的是，激素不能作为预防发作的药物，尤其是儿童和青少年不能随便使用激素。

为了预防溃疡性结肠炎发作，服药的时间一般会比较长，譬如氨基水杨酸制剂的疗程要 3~5 年或长期服药，而硫嘌呤类药物和生物制剂的疗程要看病友具体情况而定。

6. 克罗恩病在发作的时候为了控制病情需要注意什么？用什么药？

克罗恩病病友必须戒烟，因为继续吸烟会让药效降低而且容易复发。克罗恩病友常常会营养不良，应该吃高蛋白、高糖、低脂、少渣的食物，严重贫血的病友可以输血，低蛋白血症病友需要输入人血白蛋白。对于病情严重的病友，可以用一些肠内营养剂，如安素粉、肠内营养混悬液等。

轻度发作的克罗恩病病友可以用氨基水杨酸制剂（如美沙拉嗪），也有部分病友用布地奈德疗效较好，但不建议使用抗菌药物治疗。

中度发作的克罗恩病病友最常用的是糖皮质激素，也可选用免疫抑制药联合糖皮质激素。如果治疗效果很差，可考虑使用生物制剂。经济上不能接受生物制剂的病友，可选用沙利度胺。

重度发作的克罗恩病病友应住院进行积极治疗。

7. 克罗恩病不发作了还需不需要用药？

和溃疡性结肠炎病友一样，克罗恩病病友也需要长期用药，以维持临床病情控制后的缓解。一般最常使用硫唑嘌呤，如效果不好，可考虑换用 6-巯嘌呤。如果还是无效，可换用甲氨蝶呤。如果在克罗恩病发作时使用生物制剂（如英夫利昔单抗等）能缓解症状，可继续使用以维持治疗。克罗恩病预防发作用药时间通常为 4 年以上。

需要注意，激素不能在炎症性肠病维持缓解治疗的时候使用，尤其是禁止用于处于生长期的儿童克罗恩病病友。

8. 炎症性肠病病友住院时为什么会用到低分子肝素？

根据调查，中国炎症性肠病病友的静脉血栓发生率为 41.45/10 万人。静脉血栓表现为一侧手脚肿胀、淤青，甚至呼吸困难等。因此为预防静脉血栓，一般中重度病友住院时会预防性使用低分子肝素，如低分子肝素钠、低分子肝素钙或磺达肝葵钠等。

9. 炎症性肠病病友如果发生肛瘘，应该怎么治疗？

没有症状的单纯性肛瘘是不需要处理的。有症状的单纯性肛瘘以及复杂性肛瘘病友可使用抗菌药物，如环丙沙星和(或)甲硝唑治疗，同时需用硫唑嘌呤或 6-巯嘌呤预防发作。对于很复杂的肛瘘病友，则需使用抗菌药物、生物制剂还有外科手术同时进行治疗。

10. 炎症性肠病合并糖尿病的病友该如何选择治疗药物？

糖尿病是溃疡性结肠炎的常见合并症之一。溃疡性结肠炎发作时常常选择糖皮质激素来治疗，但如果该病友合并糖尿病，使用糖皮质激素后，将导致病友的血糖值难以控制。因此，这类病友应避免使用糖皮质激素，可考虑选择免疫抑制药如硫唑嘌呤类或生物制剂。

11. 儿童和青少年炎症性肠病病友在药物治疗中应该注意什么问题？

儿童和青少年炎症性肠病与成年人炎症性肠病的治疗目标是基本相同的：控制活动性炎症，防止并发症发生。

轻中度溃疡性结肠炎和部分轻中度克罗恩病的一线治疗药物是氨基水杨酸制剂，但大多数克罗恩病患儿需要用比氨基水杨酸制剂作用更强的免疫抑制药才能控制炎症，如硫唑嘌呤、6-巯嘌呤和甲氨蝶呤。

同时，考虑到服用免疫抑制药的儿童很容易发生感染，因此应对患儿父母宣教并鼓励患儿日常勤洗手。为预防感染，可定期接种流感疫苗。注意：要避免接种活疫苗，如脊髓灰质炎疫苗或水痘疫苗，因为使用免疫抑制药的儿童抵抗力低下，接种活疫苗可能会造成疫苗在体内过度繁殖而致病。

此外，激素会减缓儿童身体发育，因此不可长期使用激素，只能短期使用，并把使用时间控制在数周内。如果发育不良，应该提供适当的营养；必要时可补充高蛋白或高热量的营养物质，如口服肠内营养剂(安素粉、肠内营养混悬

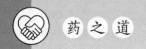

液等)。

12. 炎症性肠病病友的妊娠期用药有哪些注意事项?

(1)大部分治疗炎症性肠病药物是低风险的,但免疫抑制药和生物制剂可能会有一定风险。

(2)如计划怀孕或者一旦发现怀孕,应尽早停止使用甲氨蝶呤、沙利度胺和复方地芬诺酯。

(3)不建议在妊娠期间服用环丙沙星,因为可能会对成长中的胎儿软骨造成潜在影响。

(4)美沙拉嗪制剂在妊娠期是安全的。但服用柳氮磺吡啶时还需补充服用叶酸(每天 2 mg)。

(5)妊娠期使用激素可能会增加患妊娠糖尿病、出现腭裂以及产生巨大儿风险。

(6)硫唑嘌呤和 6-巯嘌呤的使用:如果计划怀孕,那么至少在备孕前 3 个月应停止服用;如果服药期间怀孕,需要马上到妇产科做相应的检查,因为孕 6~8 周是胎儿所有重要器官发育的关键时间;怀孕超过 6 周后,可继续用药,因为硫唑嘌呤和 6-巯嘌呤在孕期服用相对安全。

13. 哺乳期的炎症性肠病病友可以母乳喂养吗?

(1)允许母乳喂养:正在使用氨基水杨酸制剂和激素的病友。

(2)禁止母乳喂养:正在使用环孢素和抗菌药物的病友。

(3)其他:使用硫唑嘌呤或 6-巯嘌呤,以及使用生物制剂的病友均不推荐母乳喂养。

14. 老年炎症性肠病病友一般如何选择治疗药物?

随着年龄的增大,老年人服用的药物也越来越多,因此更难选择治疗炎症性肠病的药物。老年炎症性肠病病友使用药物治疗的特点如下:

(1)对氨基水杨酸制剂耐受性良好。

(2)硫唑嘌呤或 6-巯嘌呤一般起效慢,很少用于急性发作的病友。老年人服用硫唑嘌呤或 6-巯嘌呤患淋巴瘤的风险会增大。

(3)使用糖皮质激素时出现严重并发症的风险较高,有些并发症停药后会消失,有些则需要持续治疗甚至手术,如白内障。

温馨提示

1. 治疗炎症性肠病的常见药物包括控制症状的药有止泻药、镇痛药；控制炎症的药有氨基水杨酸剂、糖皮质激素类、免疫抑制药、抗菌药物、生物制剂等。
2. 炎症性肠病容易复发，大部分病友都需要长期吃药，不能间断。
3. 需要关注炎症性肠病特殊人群的用药及炎症性肠病的并发症。

 ## 三、炎症性肠病治疗药物面面观

（一）氨基水杨酸制剂——柳氮磺吡啶

25 岁的小王，出现大便不成形有 5 年了，她一直没当回事。后来又出现大便带血，但也没有肚子疼，没有其他不舒服，所以她认为只是痔疮又犯了。又过了一段时间，她突然感觉腹部绞痛，难以忍受，只能去医院找医生看看。医生让她去做结肠镜检查，结果诊断是溃疡性结肠炎。医生给小王开了治疗溃疡性结肠炎的药物——柳氮磺吡啶，同时叮嘱小王，这药需要从小剂量开始，每日 1~2 g，分 3~4 次服用，待症状好转，再回来复诊。小王回家吃了几天药后，觉得一天分 3~4 次服药太麻烦了，加上经常忘记，她就索性一次把一天要吃的药量全吃了。没多久，小王发现自己头晕、胸闷，还出现皮肤过敏，于是她赶紧又去找医生。

柳氮磺吡啶到底是什么药？为什么小王把本应一日分 3~4 次服用的药物一次服用后会出现身体不适呢？接下来我们将为您一一讲解。

1. 柳氮磺吡啶是什么药？

柳氮磺吡啶属于氨基水杨酸制剂，此类药物还有 5-氨基水杨酸制剂，包括美沙拉嗪、巴柳氮、奥沙拉嗪等。氨基水杨酸制剂进入人体后，会转变成活性成分 5-氨基水杨酸(5-ASA)。它们就像一把"拖把"，清扫附着在结肠内与结肠黏膜上的会引起炎症的蛋白质，阻止它们发炎，然后使它们随粪便排出体外。因此，氨基水杨酸制剂是目前轻度、中度溃疡性结肠炎和轻度克罗恩病的首选药物，尤其在疾病缓解期发挥着主要作用。

2. 柳氮磺吡啶怎么使用？

为了防止消化道的不适，口服柳氮磺吡啶建议从小剂量开始逐步增加剂量，开始是每天 1~2 g，分 3~4 次服用，逐渐增加至每天 3~4 g，分 3~4 次服用，服用期间应多喝水。严重发作时可与糖皮质激素合用。小儿按每千克体重每天 40~60 mg 的剂量，分 3~6 次服用，防止复发时，按每千克体重每天 20~30 mg 的剂量，分 3~6 次服用。

柳氮磺吡啶也可使用栓剂直肠给药，重症病友每天早、中、晚排便后各用一粒，中或轻症病友早、晚排便后各用一粒。症状明显改善后，改用维持量，每晚或隔日晚用一粒。

3. 柳氮磺吡啶为什么不能每日一次性服用？

为了减少一次大量服用导致不良反应及胃肠道不耐受，柳氮磺吡啶应该一开始小剂量分次服用，身体适应后再逐渐加大剂量。而且柳氮磺吡啶在人体内的有效作用时间只有大约 10 小时，如果每天只服用一次，每天有一大半时间将达不到有效的治疗效果，所以要分 3~4 次服用。

柳氮磺吡啶的不良反应以过敏反应较为常见，长期服药不良反应会增加，如恶心、呕吐、厌食、消化不良、头痛、血液系统疾病以及肝肾损害等，还可能影响精子活力导致可逆性不育症。

4. 服用柳氮磺吡啶期间需要注意什么？

（1）服药期间多饮水。长期服药或者用药剂量大的病友，最好同时吃碳酸氢钠或喝苏打水。

（2）长期服药的病友还需定期检查尿常规，建议每周 2~3 次。

（3）另外在服药前及服药后，建议定期检查血常规和肝肾功能。

5. 服用柳氮磺吡啶时是否可以调整剂量？

（1）如果病友服药期间常出现胃肠道不舒服，可在餐后服药，也可分成小剂量多次服用，甚至每小时吃 1 次。

（2）也可间歇治疗，服药 2 周，停药 1 周。如腹泻症状不能改善可加大剂量。

（3）服药间隔不得超过 8 小时。

（4）有肾功能损害的病友需减少剂量。

6.特殊人群是否可以使用柳氮磺吡啶？

（1）妊娠、哺乳期女性、2岁以下小儿禁用。

（2）老年病友服用柳氮磺吡啶容易发生肾损害，服用时应注意多监测肾功能。

（3）肝肾功能受损、蚕豆病（缺乏葡萄糖-6-磷酸脱氢酶）、血液系统疾病、肠道或尿路梗阻的病友应谨慎使用。

（4）对磺胺及其他磺胺类药物过敏者禁用，因为磺胺类药物与柳氮磺吡啶分子结构类似。

 温馨提示

1. 柳氮磺吡啶属于氨基水杨酸制剂，是目前轻度、中度溃疡性结肠炎和轻度克罗恩病的常用药物，尤其在疾病缓解期发挥主要作用。
2. 服药应从小剂量逐渐增加，多次服用，并多喝水。
3. 长期服药者要进行定期进行相关检查（尤其是长疗程病友）。

（二）氨基水杨酸制剂——美沙拉嗪

> 小王和医生说，每天分3~4次吃药实在不方便，有没有每天吃药次数少的药？医生这次给小王开了和柳氮磺吡啶同属氨基水杨酸制剂的5-氨基水杨酸制剂——美沙拉嗪，每天两次。医生说柳氮磺吡啶的不良反应如白细胞减少、皮疹等发生率比较高，如果不能耐受，推荐使用5-氨基水杨酸制剂。服用2周后，小王感觉症状有所减轻。8周后，小王的大便正常了，肚子也不疼了，她觉得自己的溃疡性结肠炎痊愈了，于是自行停药。然而，几个月后，之前的症状又再次出现了。
>
> 美沙拉嗪到底是什么药？哪些病友适合用？为什么服用一段时间停药，症状又会出现呢？接下来我们将为您一一讲解。

1. 美沙拉嗪是什么药？

美沙拉嗪属于5-氨基水杨酸制剂，进入人体后，大部分滞留在结肠内。通过与结肠黏膜直接接触，抑制肠道各种炎症细胞，直到其随粪便完全排出体外。它在发挥治疗作用的同时，还可以保护肠道黏膜不被损害，因此疗效好，不良反应也很少。市场上有许多不同品牌的美沙拉嗪，作用方式稍有不同，有缓释片、肠溶片、缓释颗粒剂、灌肠剂、栓剂等。

2. 哪些病友适合使用美沙拉嗪?

美沙拉嗪是轻、中度溃疡性结肠炎发作时和预防发作的一线药物。而对于克罗恩病病友，美沙拉嗪一般只用于病情较轻者的维持治疗。

3. 美沙拉嗪怎么服用?

建议在餐前 1 小时服用。美沙拉嗪肠溶片需整片服用，不能嚼碎，同时需要用足量水送服。也可以顿服(一次性服用)或者分成一天 2 次服用，这样可以减少忘记吃药的风险。

通常剂量加大不会导致不良反应增加，所以在治疗的时候，足剂量治疗有利于发挥药物的最佳疗效。具体的治疗剂量及维持剂量见表 4-5。

表 4-5 美沙拉嗪常用制剂的治疗量及维持剂量

商品名及剂型	治疗剂量/日	维持剂量/日
颇得斯安(美沙拉嗪缓释片)	3~4 g	1.5~3 g
莎尔福(美沙拉嗪肠溶片)	2~4 g	1.5~3 g
莎迪福(美沙拉嗪缓释颗粒剂)	2~4 g	1.5~3 g
颇得斯安(美沙拉嗪灌肠液)	1~4 g(睡前用药)	1 g(睡前用药)
莎尔福(美沙拉嗪栓剂)	500~1000 mg	500~1000 mg(睡前用药)

4. 不同剂型的美沙拉嗪分别适用于哪些不同病变范围的病友?

美沙拉嗪有缓释片、肠溶片、缓释颗粒剂、灌肠剂、栓剂等多种剂型。医生应根据炎症性肠病的病变部位来选择合适的药物剂型。

对于患病部位局限于回肠末端和结肠的病友，可选择美沙拉嗪缓释颗粒，因为美沙拉嗪缓释颗粒主要发挥作用的部位在回肠末端和结肠。其原理是通过一种被称作"聚丙烯树脂"的特殊包膜使美沙拉嗪"安全"通过充满酸性液体的胃，药物进入小肠才开始溶解，进入空肠和结肠处进一步溶解，释放出有效物质进而发挥作用。

而对于患病部位广泛的病友，美沙拉嗪缓释片会更有效。与美沙拉嗪缓释颗粒不同，美沙拉嗪缓释片的有效成分释放量是随时间的推移和消化道内 pH

的增高而增高，释放的范围也就更为广泛，在小肠和结肠中均能达到有效的治疗浓度。

此外，栓剂作用可到达肠道内约 10 cm，泡沫剂型可达 15~20 cm，灌肠液可到达更深的部位。

5. 是否需要不同剂型的美沙拉嗪联合使用?

不一定需要联用不同剂型的美沙拉嗪。对于轻、中度溃疡性结肠炎病友，建议服用标准剂量口服美沙拉嗪。对于轻、中度溃疡性乙状结肠炎或直肠炎病友，建议使用美沙拉嗪灌肠剂或栓剂，而不是口服美沙拉嗪。对于广泛性或轻、中度溃疡性结肠炎病友，建议在口服美沙拉嗪的基础上添加直肠给药。

6. 美沙拉嗪需要服用多久?

想要有理想的治疗效果，需要持续、规律地服用美沙拉嗪。溃疡性结肠炎或克罗恩病急性发作期一般服药 8~12 周。对于极少数初发、轻症的病友，症状完全缓解后可停药观察，但是绝大部分病友需要维持治疗至少 3~5 年，甚至终身治疗。此外，长期规律服用美沙拉嗪，可降低溃疡性结肠炎病友发生结肠癌的风险。

7. 美沙拉嗪有哪些不良反应?

总体来说，美沙拉嗪的不良反应是非常轻微的，且发生率不高。如果出现了不良反应，绝大部分只要停药或调整药物就可以。常见的不良反应有腹泻、腹痛、恶心和呕吐。偶见的不良反应包括头痛、结肠炎的发作、过敏反应(包括皮疹、荨麻疹、间质性肾炎和系统性红斑狼疮)，还有一些肝、肾、胰腺和血液病的不良反应，但较为罕见。所以服用美沙拉嗪的病友应定期复查血常规、尿常规及肝肾功能，如有不适，及时就诊。

 温馨提示

1. 美沙拉嗪是轻、中度溃疡性结肠炎发作时和预防发作的一线药物，而对于克罗恩病病友，美沙拉嗪一般只用于病情较轻者的维持治疗。
2. 建议餐前 1 小时服用，可以顿服(一次性服用)或者一天两次。
3. 需要持续、规律地服用美沙拉嗪。
4. 美沙拉嗪的不良反应比较少，但也需要定期复查相关指标。

（三）糖皮质激素

16岁的美美最近在用餐后经常出现右下腹疼痛，有一晚她腹痛非常剧烈，父母不得不送她去急诊科就诊，考虑到她的疼痛部位，医生怀疑她得了急性阑尾炎，就为她做了腹部CT扫描。检查结果显示，她的阑尾正常，但末端回肠肠壁肿胀并有溃疡，医生考虑她患有克罗恩病，于是给她开了泼尼松。开始服药第一天，她就感到疼痛大为减轻，并且恢复了进食。她的腹泻症状也在随后数天内得到缓解。然而，她开始长痘痘，并且在晚上感到精神抖擞，难以入眠。

为什么美美会出现这种情况？糖皮质激素应该怎么？使用糖皮质激素需要注意什么？接下来为大家逐一进行解答。

1.糖皮质激素究竟是什么？

糖皮质激素与"糖"无关，它是一类有着较强的抗炎、抗毒素、抗免疫、抗休克以及有刺激造血功能作用的药物，治疗作用非常强大。可以说，医院的众多临床科室都离不开糖皮质激素（以下简称激素）。

炎症性肠病的发病主要是由肠道的慢性炎症引起的。但这个炎症并不是我们传统意义上的由于感染所致的、只要消消炎就会好的那种"发炎"，而是由多种因素引起的、与机体免疫紊乱相关的非感染性炎症。激素恰恰就是这种炎症的"克星"，因此是炎症性肠病的最主要治疗药物之一。很多人可能听到激素的第一反应就是这类药不良反应大，不能吃。可是，事情往往是有两面性的，激素在炎症性肠病中发挥着重要作用，而且只要在医生指导下正确使用，一般不会出现较大的不良反应。

2.治疗炎症性肠病的糖皮质激素都有哪些特点呢？

（1）布地奈德是局部使用的激素，它的全身反应明显小于全身用的激素，它可缓慢释放，发挥局部抗炎作用。因此它的不良反应小，而且对轻、中度克罗恩病很有效。

（2）激素灌肠的不良反应比口服激素的要小。但因为它们仍可被吸收进入血液，所以激素灌肠不应超过12周。

（3）溃疡性结肠炎住院病友常使用静脉给药的激素，疾病得到控制后，再过渡到口服激素。但如果从静脉给药到口服药转变得过快，病友出院后常常会受不良反应的困扰。所以，静脉给药转口服药会有一个"撤药策略"，这就需要遵循医嘱服用药物（严格的药物剂量和频次），并定期到专科门诊密切随访，逐渐在医生指导下减量并停药。

3. 炎症性肠病病友该如何正确使用糖皮质激素呢？

（1）中、重度溃疡性结肠炎和活动性的克罗恩病都是激素治疗的适应证。很多炎症性肠病从炎症发作期转到缓解期，以及预防发作都需要用到激素。但激素不能作为长期使用的药物，一般使用时间为 3~6 个月，超过 6 个月再无维持作用。因此不要擅自调整激素的用量和停药，这会使得药物的治疗效果差、病情控制不稳定、甚至发生严重不良反应。

（2）成年人常口服的激素是泼尼松，而 16 岁以下的孩子常用甲泼尼龙。

（3）一般起始剂量为 40 mg/天（其他激素的剂量按相当于上述泼尼松的剂量换算），一天一次，或分次服用。达到症状缓解时开始逐步减量（遵医生要求），每周减 5 mg，当减到 20 mg/天时，每周减量 2.5 mg，直到停用。

（4）特别要注意糖皮质激素不能作为维持治疗的药物。停药时需缓慢减量。

4. 糖皮质激素有什么不良反应？

可以说，在很多疾病的治疗上，激素是功不可没的，但激素也有许多不良反应，特别是长期大量地使用会带来很多不良反应。最容易被发现的就是病友外貌的改变，如"满月脸""水牛背"、多毛、皮肤变薄，一看就知道在服用激

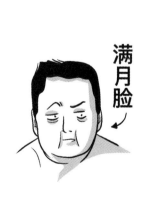
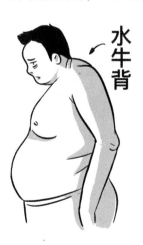

素。激素可以诱发或加重感染、溃疡病、高血压和动脉硬化、高血糖、低血钙、骨质疏松、肌肉萎缩，甚至可能抑制儿童生长发育等。自古就有鱼与熊掌不可兼得之说，因此在激素的使用上，医生一定要严格掌握其适应证，病友则应严格按照医生的要求规范使用，严密地观察监测相关不良反应。激素是战胜病魔的一把"利剑"，但也是一把"双刃剑"，一定要正确使用。

5. 服用糖皮质激素期间在日常生活中需要注意什么？

(1)服用激素时不能突然停药，停药时需缓慢减量。

(2)需要注意调整饮食，避免过度肥胖。

(3)注意补充钙和维生素 D，预防骨质疏松。钙片最好在晚餐后到临睡前之间服用，长期补钙者建议间歇性服用钙剂，如每服用两个月停用一个月，以此循环。维生素 D 有利于胃肠道对钙的吸收，一般建议与钙剂同时服用。

 温馨提示

1. 糖皮质激素是炎症性肠病最主要的治疗药物之一。
2. 合理规范化使用，严密地观察监测可以将激素的不良反应尽可能降低。
3. 服用激素时需要注意调整饮食，避免过度肥胖，注意补充钙和维生素 D，预防骨质疏松。

(四)免疫抑制药——硫嘌呤类

美美使用激素后症状明显好转了，但医生告诉她激素是不能长期服用的，这时候，免疫抑制药就成了最好的选择。她按医生的要求，严格进行激素减量，同时服用了免疫抑制药——硫唑嘌呤。在开始服用免疫抑制药后，美美通过 3 个月完成了激素的减量。但是，服用免疫抑制药，时间那么长，会不会让自己抵抗力下降？服用硫嘌呤类需要注意什么呢？接下来我们将为您一一讲解。

1. 硫嘌呤类是什么药？

硫嘌呤类主要包括硫唑嘌呤和 6-巯嘌呤，是临床上治疗溃疡性结肠炎和克罗恩病最为常见的免疫抑制药。在较低剂量下使用这类药，可以控制引起炎症反应的那部分免疫系统。由于只是抑制部分免疫系统，而不像激素抑制整个免疫系统，所以总的来说它们要比激素更安全。

2. 硫唑嘌呤应该如何服用？

服用硫唑嘌呤期间常常需要调整剂量，因此一定要按医生要求服药。目前常用的剂量调整有两种方案，第一种是一开始就按目标剂量给药，用药过程中进行剂量调整；还有一种是逐渐加量的方法，从低剂量开始，每4周逐步增量。

3. 服用硫唑嘌呤需要注意什么？

(1)该药最常见的不良反应是白细胞减少，因此需定期检查血常规。

(2)如果出现恶心，可调整至临睡前服药。如有呕吐或上腹痛，一般可在一段时间后好转。

(3)硫唑嘌呤可抑制免疫功能，容易造成各种感染，包括结核、肝炎等感染，因此平时要注意卫生，不跟传染病人密切接触。

(4)需定期检查肝功能，以防肝功能受损。

(5)当出现以下症状时需要停药，并立即联系医生，包括急性严重腹痛或后背痛、严重腹泻、皮疹、呼吸困难、发热、寒战、消化道出血、严重的肌肉痛或关节痛、黄疸、身体越来越虚弱。

4. 如何监测硫唑嘌呤的不良反应？

硫唑嘌呤的不良反应在服药3个月内比较常见，其中以第一个月最常见。在服药过程中应全程监测，定期随诊。用药第1个月，每周复查一次血常规；第2~3个月，每2周复查一次血常规；之后半年，每月复查一次血常规；半年后，血常规检查间隔时间可视情况适当延长，但不能停止。前3个月，每月还需要复查肝功能，之后根据情况而定。

5. 为什么硫唑嘌呤需要进行血药浓度监测？

由于硫唑嘌呤进入人体后的代谢过程具有明显的个体差异，所以会出现不同的人服用同等剂量药物，效果及不良反应却差别很大的现象。因此为确保疗效，同时尽可能减轻不良反应，服药期间须全程进行血药浓度监测。尤其是用药的前3个月须密切监测，因为不良反应大多发生在服药的前1~3个月。服药前8周，须每周进行血药浓度监测，之后的监测时间间隔可以逐渐延长。

温馨提示

1. 硫嘌呤类主要包括硫唑嘌呤和 6-巯嘌呤。
2. 服用硫唑嘌呤类需要进行血药浓度监测。
3. 尽管服用硫唑嘌呤有很多需要注意的地方，但它总体而言还是很安全的，病友可以很好地耐受。
4. 在使用过程中注意密切监测不良反应，有情况请及时联系医生。

(五) 生物制剂

美美病情好转出院了，但她的病友莎莎就没有那么幸运了。莎莎才 28 岁，她的克罗恩病累及 70% 以上的小肠，无法进行手术治疗。因此她多年来一直使用激素治疗，现在骨质破坏严重，不得不进行髋关节置换。所以这次医生建议莎莎更换使用生物制剂。

生物制剂对于很多人来说，有点陌生又有点可怕，莎莎也有这种感觉，并且她还听医生说生物制剂是不能口服的，她更加犹豫了。那么生物制剂究竟是什么药？为什么不能口服？使用时要注意什么呢？接下来我们为您一一讲解。

1. 生物制剂是什么药？

生物制剂是一种抗体，本质上是蛋白质，它只对引起炎症反应的特定蛋白质和细胞有作用，从而阻断导致肠道炎症的过程。使用生物制剂可使炎症性肠病病情缓解。对于重症的无药可用的炎症性肠病病友，以及无法忍受长期使用激素的病友来说，生物制剂给他们带来了希望。它可以降低住院率，提高生活质量，并通过减少疾病的活动和延长发作的间期，在总体上减轻经济负担。

2. 生物制剂为什么不能口服？

由于生物制剂是蛋白质，如果口服，这些蛋白质会被胃酸消化分解失去活性。因此目前的生物制剂只有以静脉或皮下注射的使用方式。

3. 生物制剂有哪些?

目前常用的生物制剂,根据它们的药理作用机制,分为抗-肿瘤坏死因子(TNF)药物(英夫利昔单抗、阿达木单抗、戈利木单抗);抗-α4β7整合素单抗(维多珠单抗);抗-白细胞介素12/23(IL-12/23)抗体(乌司奴单抗)。

根据它们发挥药理作用的范围,可分为以下两类。

(1)全身性生物制剂:英夫利昔单抗、阿达木单抗、戈利木单抗及乌司奴单抗,这些药还可以治疗消化道之外的免疫相关疾病。

(2)肠道选择性生物制剂:维多珠单抗。该药只在肠道发挥作用,不影响其他系统和器官的免疫功能。

4. 生物制剂治疗炎症性肠病时有什么区别?

英夫利昔单抗是第一个抗TNF-α生物制剂,已经面市超过20年了,用于治疗炎症型及瘘管型克罗恩病和溃疡性结肠炎,需要静脉输液。另一种抗TNF-α生物制剂是阿达木单抗,这是一种可以皮下注射的生物制剂,用于治疗克罗恩病和溃疡性结肠炎。阿达木单抗是由100%的人类蛋白质组成的,病友可以隔一周注射一次。聚乙二醇化塞妥珠单抗,每月注射一次,可以由护士或者病友自行注射。塞妥珠单抗也由100%的人类蛋白组成。不同的生物制剂治疗炎症性肠病的适应证略有不同,具体见表4-6。

表4-6 各种生物制剂治疗炎症性肠病的适应证

适应证	英夫利昔单抗	阿达木单抗	赛妥珠单抗	戈利木单抗
活动期克罗恩病	+++	+++	+++	
瘘管型克罗恩病	+++	+	+	
中重度溃疡性结肠炎(门诊)	+++	+++		+++
中重度溃疡性结肠炎(住院)	++			
合并妊娠	++	++	+++	++
合并肠外表现	++	++	++	+

注:+表示推荐强度。

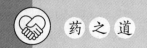

5. 使用抗 TNF-α 单克隆抗体制剂有哪些注意事项?

注射英夫利昔单抗可能出现荨麻疹、气促，或者在注射后一周，出现畏寒、发热，同时可能出现严重的关节肿痛。为了减少不良反应，使用英夫利昔单抗前可以使用抗过敏药。如果在使用英夫利昔单抗前使用了抗过敏药，仍有严重不良反应，这时就需要换另一种生物制剂。注意要定期按医嘱规律给药，因为不规律地用药会更容易出现过敏或免疫反应。

使用英夫利昔单抗、阿达木单抗和塞妥珠单抗会更容易感染细菌、病毒、真菌，甚至结核，所以在开始使用生物制剂前要进行结核感染筛查。

 温馨提示

1. 生物制剂是一种蛋白质，不能口服。
2. 对于重症的无药可用的炎症性肠病病友，以及无法忍受长期使用激素的病友来说，可以选择生物制剂。
3. 使用生物制剂期间要注意可能会出现过敏等不良反应，并注意是否合并了感染。

第四节　小心"肝"——慢性乙肝

 一、带您解密慢性乙肝

小芳本是一个快乐的小姑娘，最近却总是愁眉苦脸，为什么呢？她有一个情投意合、三观一致的男朋友，两个人打算结婚了，可是小芳在婚前体检中查出来有乙肝小三阳。小芳不知道要不要告诉男友，如果他们亲吻会不会传染给男友？生宝宝会不会遗传？她很担心，她不愿意传染给任何人，更不希望自己的宝宝一出生就是乙肝携带者。

那么，和乙肝携带者一起吃饭或者亲吻，会不会传染？父母有乙肝，会不会遗传给下一代？让我们一起来学习乙肝的小知识为小芳答疑解惑吧。

1. 什么是慢性乙肝？

乙肝是乙型病毒性肝炎的简称，是由乙肝病毒（HBV）引起的，以肝脏炎症为主要表现的传染性疾病。根据发病缓急，乙肝分为急性乙肝和慢性乙肝，慢性乙肝是指由慢性乙肝病毒持续感染引起的肝脏慢性炎症性疾病，分为慢性活动性肝炎和慢性稳定性肝炎。一般成年人感染乙肝病毒后成为慢性乙肝病毒携带者，幼儿感染则易形成慢性肝炎。慢性乙肝如果控制不好，最终可能会导致肝硬化、肝衰竭或肝癌。

2. 我国是不是很多人都有慢性乙肝？

2019 年我国乙肝病友新发人数为 100.75 万人，总体发病率为 71.77/10 万人。目前我国约有 7000 万慢性乙肝病毒感染者，其中演变为慢性乙肝的病友约 2000～3000 万人。男性的发病率和患病率均高于女性，这是因为男性社交范围更多更广，暴露的机会比女性多；还有一个重要的原因是男性抽烟喝酒更多，肝脏的负担更重，这也会导致乙肝发病率增加。

3. 得了慢性乙肝有什么危害?

慢性乙肝的可怕之处在于如果不进行规范的抗病毒治疗,可能进一步发展为肝硬化和肝癌。在我国,约77%的肝硬化是由于感染乙肝病毒引起的,高达88%的肝癌也是由于感染了乙肝病毒。

4. 乙肝病毒是怎么传播的?

乙肝病毒的传播途径主要为血液传播(包括皮肤和黏膜微小创伤)、母婴传播和性接触传播等。

(1)血液传播:乙肝病友的血液中存在乙肝病毒,血液传播是乙肝病毒最主要的传染方式。如输血或其他血制品、血液透析、纹身、扎耳洞、被针头意外刺伤、共用刮脸刀等。

(2)母婴传播:一种是新生儿在母亲的子宫内被传染,主要是通过胎盘传染,但是这种传染方式的概率并不高;还有一种是母亲分娩时,宝宝接触到母亲的血液以及阴道黏膜,从而被传染。

(3)性接触传播:乙肝病友或乙肝携带者的尿液、精液、阴道分泌物都可能含有乙肝病毒,与乙肝病毒感染者发生无防护的性接触,感染乙肝病毒的可能性较高。

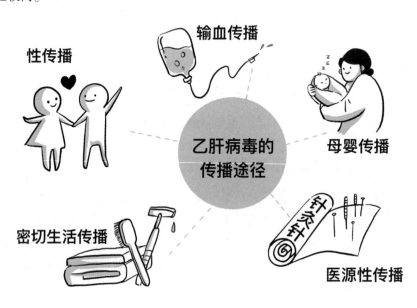

5. 怎样知道自己得了慢性乙肝?

慢性乙肝病友最典型的症状包括经常感觉没力气、皮肤暗沉、眼白出现黄染、食欲差、肚子胀、右上腹隐隐作痛、消化功能不好、厌油腻饮食等。由于慢性乙肝可以悄悄发病,有些病友可能无任何不适,因此怀疑或担心有慢性乙肝的病友需要做相关检查,包括肝功能、乙肝"两对半"、乙肝病毒定量等检测,以达到早期诊断及预防的目的。其中,乙肝"两对半"是最常用的检测乙肝病毒感染的一种抽血检查,用于检查是否感染乙肝病毒及感染的具体情况。

6. 乙肝"两对半"检查要怎么看?

乙肝"两对半"包括五项指标,分别是乙肝病毒表面抗原和表面抗体(HBsAg 和 HBsAb)、乙肝病毒 e 抗原和 e 抗体(HBeAg 和 HBeAb),以及乙肝病毒核心抗体(HBcAb)。这几个指标可以判断有没有感染过乙肝病毒和是否存在抗体,是最常用的乙肝病毒检测方法。乙肝"两对半"分为定性和定量两种检测,定性检查结果分为阴性和阳性,定量检查则可以提供各项指标的精确数值。不论是定性检查还是定量检查,对乙肝的治疗和愈后都有非常重要的意义,见表4-7。

表4-7 乙肝"两对半"检查项目

HBsAg	HBsAb	HBeAg	HBeAb	HBcAb	HBV-DNA	意义
+	−	+	−	+	+/−	"乙肝大三阳",提示 HBV 急、慢性感染者
+	−	−	+	+	+/−	"乙肝小三阳",提示急、慢性 HBV 感染者
+	−	−	−	+	+/−	"乙肝小二阳",提示急、慢性 HBV 感染者
−	+	−	−	−	−	提示感染过或接种过疫苗,具有一定免疫力
			−	+/−	+/−	提示感染过 HBV,处于恢复期或接种过疫苗,具有一定免疫力
−	−	−	+	+	−	提示感染过 HBV,无免疫力

续表4-7

HBsAg	HBsAb	HBeAg	HBeAb	HBcAb	HBV-DNA	意义
-	-	-	-	+	-	提示感染过 HBV 或 HBV 隐匿携带者或急性感染窗口期，无免疫力
-	-	-	+/-	+/-	+	提示隐匿感染或 DNA 假阳性

7. 得了慢性乙肝需要吃什么药?

慢性乙肝的治疗主要包括抗病毒、免疫调节、抗炎保肝、对症处理，如果发展为肝硬化还需要抗纤维化治疗。其中抗病毒治疗是关键，只要有适应证，且条件允许，就应该进行规范的抗病毒治疗。抗病毒治疗可持久抑制乙肝病毒复制，延缓疾病进展，减少甚至避免肝硬化、肝癌及其他并发症的发生，提高生存率，是慢性乙肝病友最重要的治疗措施。

抗慢性乙肝病毒治疗药物主要为核苷(酸)类和干扰素类药物。核苷(酸)类药物为口服药物，主要包括恩替卡韦、富马酸替诺福韦酯、富马酸丙酚替诺福韦、替比夫定。干扰素类药物为注射药物，主要包括聚乙二醇干扰素 α(Peg-FIN-α)和普通干扰素 α(FIN-α)。

值得注意的是，病友不可以自己随便停药，停药需要和医生沟通；请务必遵照医嘱服药；擅自更改剂量可能会引起病毒反弹、病情加重甚至导致肝衰竭而造成严重后果。同样，漏服也存在上述危险。在达到一定疗效后，建议在医生的指导下停药，停药后仍应定期去医院检查以监测病情变化。

8. 抗病毒治疗过程中为什么需要定期监测相关指标? 多久复查一次?

慢性乙肝的慢性化决定了其治疗是一个长期的过程，抗病毒治疗过程中的定期监测是为了监测抗病毒治疗的疗效、用药依从性，以及耐药情况和不良反应。定期监测可以及时对下一步治疗进行调整。

在抗病毒治疗的过程中，不管选用何种药物治疗，肝功能、乙肝病毒 DNA 定量及乙肝"两对半"都是必查的监测项目，然后在此基础上根据所用药物的不同，再对其他的指标进行筛查。

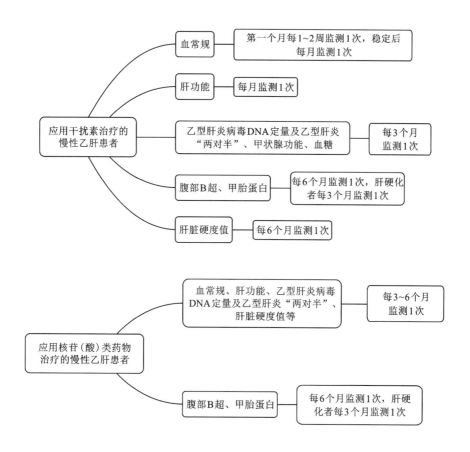

应用干扰素治疗的慢性乙肝患者
- 血常规 → 第一个月每1~2周监测1次，稳定后每月监测1次
- 肝功能 → 每月监测1次
- 乙型肝炎病毒DNA定量及乙型肝炎"两对半"、甲状腺功能、血糖 → 每3个月监测1次
- 腹部B超、甲胎蛋白 → 每6个月监测1次，肝硬化者每3个月监测1次
- 肝脏硬度值 → 每6个月监测1次

应用核苷（酸）类药物治疗的慢性乙肝患者
- 血常规、肝功能、乙型肝炎病毒DNA定量及乙型肝炎"两对半"、肝脏硬度值等 → 每3~6个月监测1次
- 腹部B超、甲胎蛋白 → 每6个月监测1次，肝硬化者每3个月监测1次

9. 如何预防乙肝病毒感染?

（1）接种乙肝疫苗保护易感人群：接种乙肝疫苗是预防乙肝病毒感染最有效的方法，越早接种乙肝疫苗越好。乙肝疫苗接种对象包括新生儿、婴幼儿、15岁以下未免疫人群和高危人群（医务人员、经常接触血液的人员、器官移植的病人、经常接受输血或血液制品者、静脉

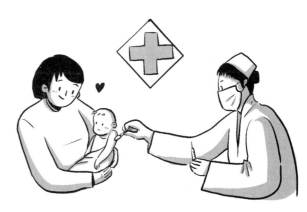

接种乙肝疫苗，预防乙肝病毒感染

307

内注射毒品者、免疫功能低下者、易发生外伤者、乙肝表面抗原阳性者的家庭成员、男男同性恋或有多个性伴侣者等)。乙肝疫苗全程需接种3针,按照第0、1和6个月的程序,即接种第1针疫苗后,在满1个月和6个月时注射第2针和第3针。在通常情况下,3针疫苗全部打完后,才能完全有效。

(2)切断乙肝的传播途径:包括拒绝使用未经消毒的服务行业所用的理发、刮脸、修脚、穿刺和纹身等器具,不共用注射器和针头(包括针灸针)、不共用剃须刀和牙刷等;对乙肝病毒表面抗原(HBsAg)阳性的孕妇,应尽量避免羊膜腔穿刺,保证胎盘的完整性,减少新生儿暴露于母血的机会;对于 HBsAg 阳性母亲所生的新生儿,应在出生12小时内尽早注射乙肝免疫球蛋白,同时在不同部位接种重组酵母乙肝疫苗,并在1月龄和6月龄时分别接种第2针和第3针乙肝疫苗;若性伴侣为乙肝病毒表面抗原(HBsAg)阳性者,应接种乙肝疫苗或使用安全套;在性伴侣的健康状况不明时,应使用安全套,以预防 HBV 和其他血源性或性传播疾病。

(3)意外暴露者的预防:意外暴露是指其皮肤或黏膜接触乙肝病毒表面抗原(HBsAg)阳性或 HBsAg 不详病友的血液或体液,或被其污染的针头刺伤者。意外接触含乙肝病毒的血液后,须进行以下处理。①在伤口周围轻轻挤压,排出伤口中的血液,再用0.9%氯化钠溶液冲洗伤口,然后用消毒液对伤口进行消毒处理。②应立即检测乙肝病毒 DNA 和 HBsAg,3~6个月后复查。③如已接种过乙肝疫苗,且已知乙肝病毒表面抗体阳性者(抗-HBs≥10 mIU/mL),可不进行特殊处理;如未接种过乙肝疫苗,或虽接种过乙肝疫苗,但乙肝病毒表面抗体水平<10 mIU/mL 或不详者,应立即注射乙肝免疫球蛋白,并同时在不同部位接种第1针乙肝疫苗,接种后第1和第6个月后分别接种第2和第3针乙肝疫苗。

10. 得了慢性乙肝,饮食和生活习惯需要注意什么?

慢性乙肝病友的饮食与正常人并无太大区别,主要强调饮食合理,注意饮食均衡;生活要有规律,保证睡眠时间,不可熬夜,注意劳逸结合,保持心情平和、开朗。

(1)戒烟戒酒。

(2)多食用新鲜水果蔬菜以补充足够的维生素和纤维素。

(3)尽量少食用油炸食品。

(4)忌高糖食物。

（5）慢性乙肝病友在肝功能不正常的情况下，不主张进行剧烈的体育锻炼，可考虑进行轻度的有氧活动如散步等。

（6）慢性乙肝病友在肝功能正常时可适当进行中等强度的有氧运动，如慢跑、游泳等，但需注意避免过度疲劳。

（7）肥胖或伴有脂肪肝的慢性乙肝病友需进行生活饮食调整和有氧运动科学减肥。可进行力所能及的有氧运动，如慢跑、快步走、游泳等，一般每天40分钟，每周4~5次即可。以运动后半小时内能恢复体力的运动为宜，不可过于疲劳。

11. 与慢性乙肝病友一起吃饭、亲吻等会传染乙肝吗？

乙肝病毒不经呼吸道和消化道传播。因此，日常学习、工作或生活接触，如在同一餐厅用餐、握手、拥抱、亲吻、同住一宿舍、同一办公室工作（包括共用计算机等）和共用厕所等无血液暴露的接触，不会传染乙肝病毒。但如果双方口腔有溃疡或破口，那么亲吻也有可能会造成感染，只是这种感染并不是通过消化道传播而是通过血液传播。

12. 乙肝会遗传吗？

乙肝不是遗传病，不会遗传给下一代。但携带乙肝病毒的妈妈在生产过程中，可通过血液和体液将乙肝病毒传染给新生儿；而携带乙肝病毒的爸爸可能会因为密切接触传染新生儿。如果新生儿在出生后立即接种乙肝免疫球蛋白和乙型肝疫苗，95%以上的新生儿不会感染乙肝病毒。

13. 乙肝病毒阳性的妈妈可以给新生儿哺乳吗？

实施了标准的母婴阻断的新生儿，即新生儿出生后注射了乙肝疫苗和乙肝免疫球蛋白者，即使妈妈是乙肝病毒阳性，也是可以给新生儿哺乳的。但当妈妈出现乳头破损或婴儿出现口腔溃疡、拉肚子等情况时，应暂停哺乳，待情况好转后再行母乳喂养。而在哺乳期接受抗病毒治疗的妈妈，考虑到药物在乳汁中仍有一定药物浓度，可以改为人工喂养。

14. 慢性乙肝会发展成肝硬化和肝癌吗？

乙肝进展三部曲包括乙肝、肝硬化和肝癌。但只有少数乙肝病友会发展为肝硬化，肝硬化病友中也只有少数会发展成肝癌。乙肝病友不良的饮食习惯、喜欢抽烟喝酒、尤其不按医生要求乱用药等行为会增加慢性乙肝发展成肝硬化和肝癌的风险。由于没有选择合适的治疗药物及不规范用药，会让乙肝病友错过最佳的治疗时机，因此对于大多数病友，正确治疗可以延缓病情进展。

15. 怎样预防慢性乙肝发展为肝硬化和肝癌呢？

（1）重视抗病毒治疗：坚持规范化的抗病毒治疗可阻止肝纤维化进展，并降低肝癌发病率。需要注意的是，抗病毒治疗需在专科医生指导下进行，且不能随意停药。

（2）定期复查：无论是否正在进行抗病毒治疗，慢性乙肝病友都应定期到医院复查相应的项目。乙肝病毒 DNA 可反映乙肝病毒在人体内的复制情况，也可监测治疗的效果。甲胎蛋白（AFP）是早期发现肝癌的一个重要指标，建议慢性乙肝病友定期检测 AFP，必要时还需要做肝脏 CT 检测。

（3）保持良好的生活习惯：对于肝功能损伤严重的病友，宜卧床休息，病情好转后可逐渐增加活动量，做到劳逸结合；严格忌酒，避免使用对肝脏有损害的药物，特别是来历不明的草药；饮食宜用高蛋白、高纤维素、高维生素和易消化的食物。此外，在健康饮食的同时还要保持良好的心情。

 温馨提示

1. 乙肝的传播途径主要为血液传播（包括皮肤和黏膜微小创伤）、母婴传播和性接触传播等。
2. 乙肝"两对半"是最常用的检测乙肝病毒感染的一种抽血检查，用于检查是否感染乙肝病毒及感染的具体情况。
3. 慢性乙肝的治疗主要包括抗病毒、免疫调节、抗炎保肝、对症处理，如果发展为肝硬化还需要抗纤维化治疗。
4. 接种乙肝疫苗能有效预防乙肝病毒感染。

二、慢性乙肝药物治疗锦囊

> 　　经过了解，小芳知道了慢性乙肝是可以治疗的，而且经过药物治疗，绝大多数病友可以和正常人一样工作生活。但她心中还有不少疑问，现在市面上有多种慢性乙肝治疗药物，有号称抗病毒"神药"的，还有号称护肝"神药"的，这到底是不是真的？是不是虚假广告？那么多乙肝治疗药物，有什么区别？是不是随便吃一种药就可以了？服用慢性乙肝治疗药物需要多长时间？有什么需要注意的？的确，慢性乙肝治疗药物的选择大有学问，下面就为大家一一解答。

1. 慢性乙肝治疗药物有哪些?

　　慢性乙肝的治疗中抗病毒治疗是关键，只要有适应证，且条件允许，就应该进行规范的抗病毒治疗。

　　目前我国上市的治疗慢性乙肝病毒的药物主要是两种，即干扰素（IFN）和6种核苷（酸）类抗病毒药物。干扰素类药物主要包括普通干扰素 α（FIN-α）、聚乙二醇干扰素 α（Peg-FIN-α），但由于需要注射给药，不良反应明显，价格较高，有诸多绝对和相对禁忌证，不作为临床一线用药。核苷（酸）类抗病毒药又根据结构不同分为两大类，阿德福韦酯、一代替诺福韦（富马酸替诺福韦酯）和二代替诺福韦（富马酸丙酚替诺福韦）属于核苷酸类抗病毒药，恩替卡韦、拉米夫定和替比夫定属于核苷类抗病毒药。虽然都是一家人，但各有各的"脾气"，先来直观的认识一下，见表4-8。

表4-8　常见的治疗慢性乙肝的药物

乙肝抗病毒药物		使用注意事项
干扰素	普通干扰素 α（FIN-α）	注射剂
	聚乙二醇干扰素 α（Peg-FIN-α）	注射剂，每周1次
核苷酸类抗病毒药物	阿德福韦酯	餐前餐后均可
	一代替诺福韦（富马酸替诺福韦酯）	与食物同服
	二代替诺福韦（富马酸丙酚替诺福韦）	

续表4-8

乙肝抗病毒药物		使用注意事项
核苷类抗病毒药物	恩替卡韦	空腹(餐前或餐后2小时)
	拉米夫定	饭前饭后服用均可
	替比夫定	

2. 干扰素和核苷(酸)类抗病毒药选哪种好?

其实,干扰素和核苷(酸)类抗病毒药物它们各有优缺点,并没有谁是真正绝对的"大腕"。由于它们使用的适应证、剂量、疗程以及不良反应各不相同,所以正确掌握乙肝抗病毒治疗的药物选择、治疗时机以及疗程格外重要。它们的优缺点比较见表4-9。

表4-9 干扰素和核苷(酸)类抗病毒药优缺点比较

	聚乙二醇干扰素α	核苷(酸)类抗病毒药
优点	疗程短而固定,不易耐药、持续应答率更高,治疗1年HBeAg与HBsAg血清转换率较高	抗病毒能力强,口服方便,耐受性良好
缺点	抗病毒能力弱,需要注射,耐受性差,不良反应多,经济负担大	疗程长、不确定,易耐药、停药后易复发,长期服用安全性未知
推荐人群	肝功能失代偿、免疫抑制、怀孕、精神病等患者禁用	适用于病毒复制活跃、ALT持续升高或肝脏组织学显示有活动性病变的患者;禁忌症少

3. 治疗慢性乙肝的干扰素有哪些?

我国已批准普通干扰素α和聚乙二醇干扰素α用于治疗慢性乙肝。其中:普通干扰素α对慢性乙肝治疗效果有限,而且停药后有复发现象;而聚乙二醇干扰素α仅需1周注射1次。干扰素的推荐疗程是一年,但是如果干扰素治疗24周后疗效不佳,医生就会建议停用干扰素,改用替诺福韦或恩替卡韦进行抗病毒治疗。

4. 核苷(酸)类抗病毒药哪个好?

恩替卡韦、富马酸替诺福韦酯、富马酸丙酚替诺福韦是乙肝病友的首选抗病毒药物,因为它们抗病毒作用好,还可以改善肝脏炎症,并且安全性较好。最重要的是,总体的耐药率发生较低,而且长期服用这类药可明显降低肝硬化的发生风险,并且降低死亡率。

阿德福韦酯和拉米夫定由于对乙肝病毒的耐药率较高,目前已经不作为初治病友的首选药物了。

5. 服用核苷(酸)类抗病毒药会有不良反应吗? 不良反应主要有哪些?

核苷(酸)类抗病毒药的不良反应相对较少,大部分乙肝病友可以放心使用这类药。其严重不良反应的发生率非常低,如肾功能不全(服用阿德福韦酯或富马酸替诺福韦酯)、低磷性骨病(服用阿德福韦酯或富马酸替诺福韦酯)、肌炎或横纹肌溶解(服用替比夫定或拉米夫定)、乳酸酸中毒(服用恩替卡韦和替比夫定)等。如果出现了,一定要及时去医院就诊。

6. 慢性乙肝抗病毒治疗什么时候可以停药? 如何停药?

(1)核苷(酸)类抗病毒药(如恩替卡韦、富马酸替诺福韦酯或富马酸丙酚替诺福韦):如果治疗后进行抽血检查达到标准[即乙肝病毒 DNA 低于检测下限、转氨酶恢复正常、乙肝病毒 e 抗原(HBeAg)转阴],而且病情稳定,再服药治疗至少 3 年(每隔 6 个月复查 1 次)抽血检查指标仍保持不变,总疗程超过4 年时,可考虑停药,但延长疗程可减少复发。

如果抽血检查提示乙肝病毒 e 抗原(HBeAg)消失且 HBV DNA(乙肝病毒基因)检测不到,再服药治疗一年半(经过至少 3 次复查,每次间隔 6 个月),抽血检查指标仍保持不变者,可考虑停药随访。

(2)干扰素:干扰素的疗程为一年,但特殊情况应提前停药。如果干扰素治疗 24 周后,乙肝病毒 e 抗原阳性的病友,表面抗原定量仍高于一定标准,那就应该停用干扰素,改用口服的抗病毒药物治疗。

7. 慢性乙肝如何防止复发?

(1)抗病毒治疗时间要长,疗程要足,药量要够。服用抗病毒药物时,不要频繁停药和换药,严格按慢性乙肝病毒防治指南标准规定的最少时间 2 年。如果服药时间不够、服药的药量不够或者疗程不足,是达不到治疗效果。擅自停药或换药，会造成治疗失败。

（2）用药不能过多、过杂。有的病友认为得了肝病要多吃保肝药，再吃点保健品会促进肝脏康复，这是非常错误的。肝脏是人体最大的代谢器官，吃进去的绝大部分药品和保健品都需要肝脏来代谢，本身肝脏就有病，再加上过多、过杂的服药反而会增加肝脏负担，不利于肝脏恢复。

（3）切忌有病乱投医，乱用药。好多病人得了肝病不去正规的肝病医院治疗，而相信不正确的广告，到处乱诊治，结果反而把肝治坏了。

（4）定期监测相关指标。监测可以了解治疗的效果，是否产生了耐药；监测也能及早发现问题并及时处理。发病期间每月监测 1 次，病情稳定后每 2~3 个月监测 1 次，停药后至少半年做 1 次监测。

（5）保持良好健康的生活习惯，慢性乙肝病友一定要忌酒。

8. 慢性乙肝抗病毒治疗耐药了怎么办？

大多数慢性乙肝病友经过正规的抗病毒治疗后，病情可显著改善。然而，仍有相当一部分的病友经治疗后可能效果不佳或者出现耐药，这时就需要考虑换用其他药物，且应由专科医生制订相应的方案。

9. 慢性乙肝抗病毒治疗后复发了怎么办？

停止抗病毒治疗后，可能会复发。如果定期检查发现有乙肝病毒再活动的迹象，推荐再治疗。再治疗的病友疗程应当更长，长于停药前的治疗时间，巩固治疗的时间也应更长。

10. 慢性乙肝的其他治疗有哪些？

慢性乙肝的治疗除了抗病毒，还包括抗炎、抗氧化、保肝、抗纤维化、调节免疫等。

甘草酸制剂如甘草酸二铵肠溶胶囊、异甘草酸镁注射液等，水飞蓟素制剂、多不饱和卵磷脂制剂（如多烯磷脂胆碱胶囊）和双环醇等药物都具有抗炎、抗氧化和保护肝细胞等作用，有望减轻肝脏炎症损伤，可以酌情使用，但不宜多种药物联合。

11. 是否可以进行中医治疗？

中医药在我国慢性乙肝治疗中发挥着十分重要的作用，抑制乙肝病毒的中药制剂包括叶下珠制剂、苦参素等。治疗肝脏炎症的中药包括五味子制剂（联苯双酯、双环醇、五灵丸等）、甘草酸制剂、垂盆草制剂等。冬虫夏草多糖、黄芪多糖、灵芝多糖、香菇多糖等中药具有免疫调节的作用，也可以用于慢性乙肝治疗。具体选用哪种中药，一定要遵照专业的中医医生指导。

12. 儿童慢性乙肝如何治疗？

儿童慢性乙肝抗病毒治疗首选干扰素。干扰素 α 可用于 1 岁以上，恩替卡韦可用于 2 岁以上，富马酸替诺福韦酯可用于 12 岁以上患儿。相对成人来说，儿童抗乙肝病毒治疗的药物选择非常有限。干扰素疗程一般为 1 年，但延长疗程可提高疗效。

虽说儿童抗病毒治疗首选干扰素，但在肝功能恶化等特殊情况下，应当选核苷（酸）类抗病毒药。

13. 慢性乙肝发展成肝硬化如何治疗？

乙肝的发展过程，多数是比较缓慢的，甚至多数的肝硬化都是由于慢性乙肝没有规范化治疗而导致的。肝活组织检查是肝纤维化诊断的"金标准"。

乙肝肝硬化分为活动性肝硬化和肝炎后肝硬化两种。对于肝炎后肝硬化，不需要进行抗病毒治疗，但要定期门诊随访。而活动性肝硬化，务必采取合理的抗病毒治疗。在肝纤维化发生的早期阶段以病因治疗及抗炎保肝治疗为主，进展期和显著肝纤维化期以及肝硬化期则需要进行抗肝纤维化治疗。目前国内已有一些中成药显示有一定的抗肝纤维化作用，如扶正化瘀胶囊（片）、安络化纤丸、复方鳖甲软肝片等，明显纤维化或肝硬化病友可以酌情选用。

14. 慢性乙肝病友怀孕需不需要抗病毒治疗？

慢性乙肝病毒病友是不需要进行抗病毒治疗的。但其怀孕以后，会不会将病毒传染给下一代、是否需要抗病毒治疗主要看乙肝病毒 DNA 载量。对于慢性乙肝病毒携带者，若肝功能正常、乙肝病毒 DNA 载量不高，由于没有病毒复制，所以无须进行抗病毒治疗，即使怀孕了，也不用担心病毒会传给下一代。

对于乙肝病毒 DNA 载量 $\geq 1 \times 10^6$ 的妊娠期女性，即使肝功能一直正常，也建议妊娠 24 周至分娩后 1 个月开始进行抗病毒治疗。同时，分娩后 12 小时为新生儿接种乙肝疫苗和乙肝免疫球蛋白。这样，乙肝病毒母婴阻断率接近百分之百，新生儿几乎不会感染乙肝病毒。

15. 妊娠期间使用抗病毒药物会不会导致胎儿发育不良，甚至畸形？

目前所用的核苷(酸)类抗病毒药物中，替诺福韦和替比夫定是妊娠 B 级的药物，在动物试验中没有发现致畸反应。在人体中虽然没有临床试验的数据，但是，经过多年的临床观察，妊娠期间服用这两种药物是安全的，尤其是在妊娠中后期开始服用这两种核苷(酸)类药物，不会导致胎儿畸形。

温馨提示

1. 慢性乙肝抗病毒药物主要包括干扰素和核苷(酸)类抗病毒药物。
2. 慢性乙肝病友抗病毒治疗一定要规范，按照医生的要求定期复查，绝对不能随意停药。
3. 慢性乙肝的治疗还包括抗炎、保肝、抗纤维化、中医药治疗等，需要在专业医生的指导下用药。

三、慢性乙肝治疗药物面面观

（一）干扰素

小明是一个 7 岁的小男孩，他和他的妈妈都是慢性乙肝病友，医生给小明开了干扰素治疗。小明的妈妈很不解，为什么她自己用的是口服的恩替卡韦，但给孩子开的是要注射的干扰素。看到孩子要扎针，小明的妈妈很心疼，问医生能否让孩子和她一样用口服药物治疗慢性乙肝。接下来让我们一起了解下干扰素吧。

1. 干扰素是什么药？

我国用于乙肝病毒感染治疗的干扰素包括普通干扰素 α 和聚乙二醇干扰素 α(长效干扰素)。干扰素同时具有抗病毒和免疫调节的作用，可以提高乙肝病毒 e 抗原和表面抗原转阴率，停药后复发率低。普通干扰素 α 一般注射 12 小时后基本完全排出体外；长效干扰素可在体内持续作用 7 天，因此每周只要用一次，经济条件较好的病友可考虑优先选择长效干扰素抗病毒治疗。

2. 哪些病友适宜选用干扰素进行抗乙肝病毒治疗?

肝病医生常推荐转氨酶较高的青少年及 HBsAg 水平较低的慢性乙肝病友选用干扰素。但对于老年人,由于担心他们不能耐受及不良反应,很少推荐干扰素治疗。除此之外,孕妇、肝硬化、患有严重精神疾病如严重抑郁症或躁狂症者等均不能选用干扰素。

3. 干扰素应该怎么使用?

臀部、上臂、腹部都可以注射,最好皮下注射。因为皮下注射吸收更慢,可以使干扰素在体内维持较长时间的有效浓度,而且皮下淋巴等免疫组织丰富,更利于干扰素起效。

由于干扰素是一组具有多种功能的活性蛋白质,性质很不稳定,一旦外界因素发生变化,如温度、湿度、阳光或剧烈摇晃都有可能导致其失去药效,所以干扰素需要在 2℃~8℃ 避光保存。

4. 干扰素要用多久?

无论是"大三阳"还是"小三阳"病友,干扰素的推荐疗程均为 1 年。其中"大三阳"病友干扰素治疗 24 周后进行评估,"小三阳"病友干扰素治疗 12 周后进行评估。经过抽血检查,如果效果不佳,建议停止干扰素治疗,改用替诺福韦或恩替卡韦进行抗病毒治疗。

5. 干扰素的不良反应是不是很大?

(1)干扰素最常见的不良反应就是流感样症候群,顾名思义,就是像流感一样出现发热、全身酸痛、头疼、恶心。一般而言,在注射完干扰素 2~6 小时后会出现这些症状,出现症状 4 小时后会慢慢恢复。大概 90% 以上的病友都会出现流感样症候群,但是 90% 以上的人都能自己扛过去,无需处理;只有少数人需要干预,如应用一些非甾体抗炎药缓解症状。

(2)约有 20% 的病友在治疗过程中会发生白细胞和血小板降低。但只要定期复查,必要时使用一些升白细胞的药物即可。

(3)干扰素的其他不良反应,如甲状腺功能紊乱、血象改变、肾脏功能、脱发等,在停用该药后多数可自行恢复。

温馨提示

1. 干扰素通常需要使用一年，但用药一段时间需要评估疗效，如果效果不佳，需要换用核苷(酸)类药物。
2. 干扰素需要冷藏避光保存，最好皮下注射。
3. 干扰素的不良反应较多，有些不良反应无需处理，或者通过对症治疗能缓解。

(二)恩替卡韦

> 小芳被确诊为慢性乙肝后，医生给她开了恩替卡韦片，每天一次，空腹服用，并交代要定期到医院复查。那么恩替卡韦是什么药？为什么要空腹服用？要定期做哪些检查？要是以后结婚怀孕了，恩替卡韦还可以吃吗？接下来为大家逐一进行解答。

1. 恩替卡韦是什么药？

恩替卡韦为环戊酰鸟苷类似物，在体内转化为三磷酸盐活性成分，从三个环节强效抑制乙肝病毒的复制，可改善肝脏炎症，安全性较好，且耐药率较低，是慢性乙肝的一线治疗药物之一。

2. 恩替卡韦要怎么使用？

恩替卡韦应该空腹口服(服药前后 2 小时不能进食，可少量饮水)，因为食物会导致药物吸收轻微延迟。不同的病友其用法用量不同：

(1)成人和 16 岁以上的青少年：每日 1 次，每次 0.5 mg。如果是因服用拉米夫定发生病毒血症或出现拉米夫定耐药突变的病友，则剂量要加大到每日 1 次，每次 1 mg。

(2)2 岁以上儿童：应该根据体重给药，具体请遵照医生要求。2 岁以下的儿童不推荐使用。

(3)肝功能不好的病友无须调整用药剂量。

(4)肾功能不好的病友需要根据肌酐清除率调整剂量，具体请遵照医生要求。

3. 妊娠和哺乳期女性可以使用恩替卡韦吗?

恩替卡韦对孕妇的影响目前尚不太清楚,通常不建议使用,除非使用该药的利大于弊,才会考虑。经过试验,该药可以在大鼠的乳汁中分泌,但在人乳中的分泌仍不清楚,因此不推荐哺乳期病友使用恩替卡韦。

4. 服用恩替卡韦期间需要注意什么?

像其他抗病毒药一样,恩替卡韦治疗期间应做到遵照医嘱规范服药,不要擅自更改剂量、漏服或自行停药,不然可能会引起病毒反弹、重新复制活跃、造成病情加重甚至肝衰竭。

使用恩替卡韦期间应密切监测肝功能、乙肝病毒 DNA 载量、血乳酸、肌酸激酶与肌酐等指标,可以有效监测疗效、发现不良反应和及时发现可能出现的病毒耐药。

密切关注不良反应。恩替卡韦安全性高,不良反应少,最常见的不良反应包括头痛、疲劳、眩晕和恶心。如果出现全身情况变差、明显肌痛、肌无力、酱油色尿以及恶心、呕吐、腹痛等中毒症状,应及时去医院就医。

 温馨提示

1. 恩替卡韦要空腹服用时,服用前后 2 小时禁食,但能喝水。
2. 妊娠和哺乳期女性不建议使用恩替卡韦。
3. 服用恩替卡韦要严格按照医嘱,不要擅自更改剂量、漏服或自行停药。

(三)替诺福韦

一年后,小芳怀孕了,来到医院,感到非常焦虑,她不想让宝宝跟她一样,于是医生给她开了替诺福韦。她还是有些犹豫,不知道孕期吃这个药会不会影响宝宝。她还到网上查了查,替诺福韦有好几种,不知道不同的替诺福韦有什么区别;服药期间,需要注意些什么?接下来我们为大家一一解答。

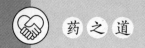

1. 替诺福韦是什么药?

替诺福韦是抗病毒药,常用的包括富马酸替诺福韦二吡呋酯(通常简称为富马酸替诺福韦酯)和富马酸丙酚替诺福韦两种,可以用于乙肝、艾滋病等病毒感染的治疗。替诺福韦用于初始的慢性乙型肝炎病友,可长期有效地抑制其体内慢性乙肝病毒复制,且安全耐受性良好,可作为慢性乙肝病友的一线治疗方案之一。

2. 富马酸替诺福韦酯与富马酸丙酚替诺福韦有什么区别?

富马酸丙酚替诺福韦为富马酸替诺福韦酯的前体物质,通过优化结构,使得药物更容易通过肝细胞膜。富马酸丙酚替诺福韦在肝细胞内代谢成活性产物后具有更好的靶向性,用量仅为富马酸替诺福韦酯的 1/10 就能发挥与其相同的抗病毒活性,从而极大地降低了对肾脏的毒性作用和对骨骼代谢的不良影响。

3. 富马酸替诺福韦酯应该怎样吃?

口服,可空腹或与食物同时服用。推荐每次 300 mg,每日 1 次,建议每天在同一时间服药,不能随意停药,否则易导致病毒反弹,病情加重。肾功能不好的病友,如病情需要,必须选择替诺福韦进行抗病毒治疗,需要在医生指导下根据肾功能情况调整服用剂量或频次。

4. 富马酸丙酚替诺福韦应该怎样吃?

口服,需与食物同时服用。成人和青少年(年龄为 12 岁以上且体重至少为 35kg):每日 1 次,每次 25 mg。如有漏服,未超过 18 小时,可进行补服;超过 18 小时,则不应补服药物,下次正常服药时间服药即可。肝功能不好的病友不用调整剂量。

5. 替诺福韦能否用于妊娠患者?

高病毒载量的慢性乙肝孕妇在充分知情同意前提下可考虑应用替诺福韦的抗病毒治疗,以阻断母婴垂直传播。由于替诺福韦可经乳汁分泌,故不建议服用替诺福韦的产妇哺乳。目前尚无替诺福韦对男性慢性乙肝患者生殖功能影响的研究报道。

6. 替诺福韦服用后有什么不良反应?

胃肠道症状是替诺福韦最常见的不良反应,如恶心、呕吐、腹痛、腹泻等。替诺福韦主要经由肾脏代谢,容易造成对肾小管的毒性。而肾小管一旦受损,就不能及时重吸收磷、钙等物质,容易导致血磷降低。磷丢失过多又会造成骨质疏松,表现为肌无力、骨痛,严重者可导致多发性骨折或假性骨折,称为"骨软化"。富马酸替诺福韦酯引起的肾损伤大多数较轻,没有任何症状,停药后即可恢复。

7. 使用替诺福韦, 还有什么其他注意事项?

(1)替诺福韦对肾脏有潜在毒性,应在使用前和使用期间,定期检测肾功能。

(2)治疗期间应密切监测血磷、血肌酐与骨密度等指标,酌情检测血乳酸等指标。建议每3个月检测一次肝功能、病毒定量。

(3)对于有病理性骨折史或有骨质减少风险的患者,应考虑进行骨监测。

(4)如果出现持续低磷血症或血肌酐升高,要在专科医生指导下停用富马酸替诺福韦酯,改用其他有效的药物治疗。

 温馨提示

1.服用替诺福韦期间,建议每天在同一时间服用,每天服用一次。

2.富马酸替诺福韦酯与富马酸丙酚替诺福韦均不能用于12岁以下的青少年。

3.替诺福韦可用于妊娠期的慢性乙肝患者,但不建议用于哺乳期的患者。

4.使用替诺福韦期间,需定期检测肾功能、血磷、肝功能。

第五章　癌症

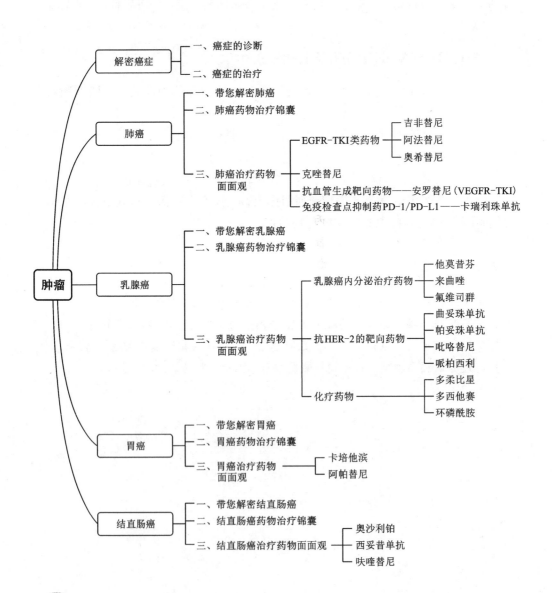

- 肿瘤
  - 解密癌症
    - 一、癌症的诊断
    - 二、癌症的治疗
  - 肺癌
    - 一、带您解密肺癌
    - 二、肺癌药物治疗锦囊
    - 三、肺癌治疗药物面面观
      - EGFR-TKI类药物
        - 吉非替尼
        - 阿法替尼
        - 奥希替尼
      - 克唑替尼
      - 抗血管生成靶向药物——安罗替尼（VEGFR-TKI）
      - 免疫检查点抑制药PD-1/PD-L1——卡瑞利珠单抗
  - 乳腺癌
    - 一、带您解密乳腺癌
    - 二、乳腺癌药物治疗锦囊
    - 三、乳腺癌治疗药物面面观
      - 乳腺癌内分泌治疗药物
        - 他莫昔芬
        - 来曲唑
        - 氟维司群
      - 抗HER-2的靶向药物
        - 曲妥珠单抗
        - 帕妥珠单抗
        - 吡咯替尼
        - 哌柏西利
      - 化疗药物
        - 多柔比星
        - 多西他赛
        - 环磷酰胺
  - 胃癌
    - 一、带您解密胃癌
    - 二、胃癌药物治疗锦囊
    - 三、胃癌治疗药物面面观
      - 卡培他滨
      - 阿帕替尼
  - 结直肠癌
    - 一、带您解密结直肠癌
    - 二、结直肠癌药物治疗锦囊
    - 三、结直肠癌治疗药物面面观
      - 奥沙利铂
      - 西妥昔单抗
      - 呋喹替尼

第一节 科学终结恐慌——解密癌症

一、癌症的诊断

43岁的骊女士是新闻工作者，平日生活不规律，经常加班到深夜。近两个月她的右侧颈部长出2个约蚕豆大小的肿块，因工作忙没有在意。这两周骊女士开始剧烈的咳嗽，咳大量白色黏液痰，偶尔痰中还带着血丝，她赶紧去医院进行CT扫描，发现左上肺有肿块，医生考虑是肺癌。

骊女士立马托关系联系当地最好的肿瘤专科医院安排手术，想把肿块切掉，"一了百了"，但医生却不安排手术，只是安排了一系列检查，包括肿块活检、病理检查、肺部增强CT、腹部CT、颅脑MRI、全身骨扫描等。其中腹部CT提示肝内多发转移瘤，全身骨扫描提示多处骨转移瘤，颅脑MRI考虑转移性病变。考虑肺部肿块活检比右颈部肿块穿刺活检风险大，医生给骊女士进行右颈部肿块活检，病理诊断为肺腺癌。

骊女士哀求医生赶紧为她进行手术，但医生说骊女士的肿瘤细胞已经转移到肝脏、骨、脑，临床分期属于晚期肺癌，没有了手术指征，只能用药物进行姑息治疗，控制疾病。想到接下来面临的药物治疗，骊女士嚎啕大哭，原来骊女士的父亲是患肿瘤去世的，想起当时父亲化疗的"惨状"，骊女士很害怕，强烈抗拒化疗。医生宽慰道，骊女士可以进一步进行基因检测，根据基因检测结果，针对性选择靶向药物或免疫药物进行治疗。

等了两周，骊女士收到基因检测报告，提示EGFR 19外显子缺失突变。医生告诉骊女士不用化疗了，可口服吉非替尼片控制疾病。骊女士感激涕零，拿着药高高兴兴回家了。骊女士服用吉非替尼片两周后感觉效果非常明显，剧烈咳嗽的症状明显改善了，右颈脖子的肿块也摸不到了。

服用吉非替尼片8个月，骊女士再次感觉到了"熟悉"的胸部不适和刺激性咳嗽，但右脖子的肿块并没有"回来"。骊女士回医院再次复查，胸部CT发现左上肺肿块长大了。医生建议她接受肺部肿块穿刺术，这次取肺部肿块再行活检，同时送基因检测，评估有没有其他靶向药物治疗的机会。庆幸的是，再次基因检测结果提示EGFR-T790M突变，医生给骊女士开了处方药奥希替尼胶囊口服。

1. 什么是癌症?

全球肿瘤流行病统计数据(GLOBOCAN2020)显示,2020年全球新发癌症19292789例,9958133例癌症病友死亡。癌症死亡率依次是肺癌(18%)、结直肠癌(9.4%)、肝癌(8.3%)、胃癌(7.7%)、女性乳腺癌(6.9%)。世界卫生组织国际癌症研究机构(IARC)发布了2020年全球最新癌症负担数据,2020年中国共有457万新发癌症病例,占全球23.7%。中国癌症死亡人数有300万,占全球癌症死亡人数30%。2020年中国癌症新发病例数排名前五的依次是肺癌(82万)、结直肠癌(56万)、胃癌(48万)、乳腺癌(42万)、肝癌(41万)。在编者编写这本书时,我们熟悉的明星,如吴孟达、廖启智、赵英俊也因癌症而离世,高发病率和死亡率导致几十年来人们"谈癌色变"。尤其是化疗药物的效果不尽如人意,同时还引起呕吐、脱发、严重感染等不良反应,更让大众对癌症的印象定格在"绝症""人财两空"这种绝望里。癌症对个人、对家庭犹如末日的灾难,让人猝不及防。

医学上定义"癌"为恶性肿瘤中的一大类型,它是来源于上皮组织的恶变。由于人们的俗成认识,"癌症"目前已成为恶性肿瘤的代名词。其实,恶性肿瘤还包括来源于间叶组织的"肉瘤"。此外,还有一些恶性肿瘤由于约定俗成的原因不依从这个命名规则,比如血液系统的白细胞恶性肿瘤被称为白血病,一种淋巴系统的恶性肿瘤被称为霍奇金病。因此,癌症是以细胞异常增殖及转移为特点的一大类疾病,是一组可以影响人身体任何部位的多种疾病的总称。

2. 哪些人容易得癌呢?

癌变是一个复杂的过程,人体细胞在老化过程中受相互制衡的原癌基因(促进癌症发生)和抑癌基因(抑制癌症发生)的监控。有许多致癌因素,包括物理因素(如各种辐射)、化学致癌物、生物因素(如病毒)等,作用于细胞遗传物质(DNA)的某个或几个靶点上,使基因发生变化。"原癌基因"被激活或者"抑癌基因"失去功能,导致细胞的分裂、增殖失去了正常控制,无休止地分裂、增殖,于是就发生了癌变。这些基因的改变会不断传给后代细胞,即使致癌因素不再存在,癌细胞的特性依旧会保持下去。因此,在细胞从正常转变为恶性的过程中,基因的变化起着至关重要的作用。

细胞癌变是一个相当长的过程,癌细胞最初是由单个人体正常细胞恶变而来,由于人体自身的免疫系统具有发现并修补或抵御及改变突变细胞的能力,所以绝大多数人一生中都不会患"癌症"。只有当人体免疫功能下降,不能有效地抵抗并战胜这些癌变细胞时，癌细胞就可能在体内增殖，形成肿块，继而压迫周围组织，或扩散至全身，从而形成癌症。

现代社会，人类的生活习惯发生了巨大的变化，生活水平提高，平均寿命大大延长，随之而来的工作压力、吸烟、酗酒、情绪压抑、病毒感染、空气污染等都是癌症的导火索。

3. 骊女士得了肺部肿瘤，她心急火燎地想接受治疗，医生却要她先做活检，为什么呢？什么是活检？

活检是在人体内取出一小块病变的组织，进行病理学检测，从而判断病变的性质，也就是判断病变是良性还是恶性。临床诊断则是凭借医生的经验判断癌症的可能性。只有活检病理检查后才能更准确地分析肿瘤的类型，判断肿瘤的分化程度、浸润程度、生长方式、分期以及转移性肿瘤的来源，临床上病理检查是诊断肿瘤的"金标准"。医生依靠病理结果才能避免误诊误治。只有准确掌握癌症的特点，医生才能制订更精准的治疗方案。

为避免过度医疗对人体的伤害，国家规定必须持有病理活检报告或者细胞学检查报告方能进行肿瘤的治疗。疾病医疗保险也必须持有病理活检报告才提供保险支付。

4. 为什么做完活检，医生还要骊女士做 CT、MRI、骨扫描等一系列检查呢？

活检病理检查可以帮助医生确认"癌症"及其类型，医生需根据国际通用的TNM 方法对肿瘤进行临床分期，这些临床分期决定了患者生存期的长短、治疗目的及治疗方法。TNM 分期中，T 表示原发部位肿瘤大小，由数字 1~4 代表不同的大小范围，下标的数字越大表示肿瘤越大；N 表示淋巴结转移的多少，0~3 表示淋巴结转移的数目，下标的数字越大表示转移数目越多；M 表示有没有发生其他部位的转移，0 表示没有，1 表示有。通常临床分期分为 Ⅰ、Ⅱ、Ⅲ、Ⅳ期，分期越晚，病情越重，生存期越短。

为了进行正确的分期评估，医生会完善相关的检查项目。以肺癌为例，可以通过肺部 CT 判断肿块的大小，肿块是否侵犯附近的淋巴结；通过颅脑 MRI 判断有无脑转移、骨扫描筛查判断有无骨转移等。

同样，在治疗中和治疗后，医生也会要求病友定期复查这一系列检查项目，并与治疗前的检查结果进行对比，一方面可以评估肿瘤治疗的效果，另一方面评估是否存在其他病变。

5. 什么是基因检测?

基因检测是通过采集血液、其他体液或组织细胞,对样本DNA进行检测的一种技术。科学家已经鉴定出一组特定的肿瘤DNA变化,因此肿瘤病友不再是仅根据病理分型选择化疗药物,也可以通过基因检测发现突变位点,制订更加有效且不良反应相对较小的靶向、免疫治疗方案,并对其家族癌症风险进行评估。但是并不是每个癌种都有这些特定的基因变异帮助诊断和治疗。

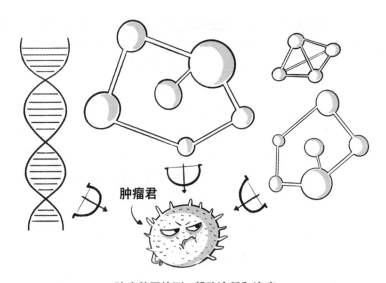

肿瘤基因检测,帮助诊断和治疗

6. 什么人需要做基因检测呢?

理论上讲,所有肿瘤病友都应做基因检测。但是实际中,全基因检测价格昂贵,医生会根据病种、不同的治疗目的,选择做不同的基因检测。

譬如,在非小细胞肺癌的病友中,对亚裔、不吸烟的女性会强力推荐检测EGFR突变。因为在这部分人群中EGFR突变的可能性有一半以上,并且国内有价格能承受的靶向药使用。但是,对于家庭条件优渥,治疗愿望迫切,甚至是尝遍了常规治疗手段,希望进一步控制疾病的病友来说,可以尝试做一套全基因检测,看看是否能发现有意义的基因突变,尝试跨癌种的治疗药物。

7. 基因检测取什么标本最好?是抽血检测准确还是取组织标本检测准确?

尽管组织标本存在取样困难、标本量不足、组织标本存放年代久远等缺点，但还是取组织标本检测最为准确。肿瘤组织也是目前耐药检测的首选样本。组织无法获取时，可考虑采用肿瘤细胞或者血浆样本检测。

根据测定的手段不同，推荐的优劣顺序是：最近手术或活检新取的组织标本>1~2 年内的组织标本>最新的血标本>2 年以上的旧的组织标本。

8. 骊女士肺部肿瘤再次进展后，为什么医生还要她重新做基因检测?

癌症的发生、发展都受基因控制，随着环境变化、慢性刺激，基因无时无刻都在发生新的突变。而且不排除药物治疗改变了肿瘤发生的微环境，筛选出耐药细胞。因此治疗后肿瘤复发或再次进展，建议再次行基因检测，寻找新发生的基因突变，希望带来新的治疗指导。例如肺癌 EGFR 敏感突变，服用第一代 EGFR 靶向药物治疗后，近半数的病友出现 EGFR-T790M 突变，这部分患者可服用针对新突变的第三代 EGFR 靶向药物。骊女士服用吉非替尼片后疾病进展，可再次做基因检测，查看是否发生了 EGFR-T790M 突变，能否继续应用靶向药物治疗。

9. 怎样监测癌症是否复发?

有很多癌症病友的前期治疗很成功，但最后却出现了复发和转移。在首次治疗后的 1~3 年是癌症复发转移的高危时期，大多数的病友的复发出现在这个时期。癌症复发存在两个高峰：首次治疗后半年是复发的第一个高峰，首次治疗后两年是复发的第二个高峰，随时间的延长复发的概率越低。

世界卫生组织(WHO)规定 5 年不复发作为癌症治愈的标准，是因为 5 年以后癌症复发的概率大大降低。所以，如果不幸患癌，但是 5 年后没有复发和转移，那可以说基本上已经战胜癌症了。但也有极少一部分病友会出现迟发性的复发和转移。因此，肿瘤病友需要长期监测和复查。

癌症复发和转移总是"悄无声息"的，所以病友需要留意新发的"蛛丝马迹"：

(1)原有的症状与体征又再现(肿瘤切除的部位出现新的肿瘤)。

(2)体重明显下降。

(3)原有的异常指标经治疗后恢复正常，又再次异常(如肿瘤标志物正常后又升高)。

(4)任何部位发现新的肿块，新发肿块的出现可以伴随相应部位的症状与体征，可提醒病友进行自我监测(如当癌症扩散到骨骼时，出现疼痛和骨折；癌症扩散到大脑时，出现头痛、癫痫发作或头晕；癌症扩散到肺部时，出现呼吸急促、咳嗽等)。

二、癌症的治疗

> 话剧演员黄女士，34岁，有一头乌黑亮丽的长发，没有咳嗽、咳痰等症状，在单位常规体检时发现左肺肿瘤。幸好肿块不大，做完检查也没有发现其他脏器的转移病灶。临床分期诊断为早期肺癌，医生决定尽早给黄女士手术，期望"根治"疾病。切除了肿块，术后病理发现肿块旁的淋巴结有转移，基因检测结果显示并没有驱动基因突变。因此，医生调整了黄女士的临床诊断：局部晚期肺腺癌。为减少肿瘤复发，医生建议黄女士术后休整一个月再接受放化疗。黄女士按医生要求术后一个月返回医院，她央求医生，保留自己乌黑的秀发。医生为她开具了贝伐珠单抗联合培美曲塞、顺铂化疗。出院后医生叮嘱黄女士仍要定期复查血常规、尿常规、肝肾功能、电解质、血压等，及早发现药物不良反应。

1. 同样是肺癌，医生要求黄女士尽早手术，尽量"根治"肺癌，而骊女士却没有手术指征，只能使用抗肿瘤药物进行姑息治疗，那姑息治疗和根治性治疗有什么不一样呢？

针对不同的病情，医生会帮助病友作出不同的医疗决策，不同的治疗决策有不同的治疗目的。对于较早发现的肿瘤或是对某种治疗方法敏感的肿瘤，治疗策略通常是根治性治疗。有些中晚期的肿瘤，可以通过不同的治疗手段让癌症与病友共生，让癌症成为慢性病，延缓癌症的进程，提高生活质量。

所谓根治性治疗，是以达到肿瘤根治为目的所进行的治疗。大多数恶性肿瘤都如"章鱼触手"一样，从其中心向四周组织生长，一般通过手术"扩大范围"切除或通过放射线"扩大范围"照射的方式进行"斩草除根"。当手术效果欠佳时，也会结合化疗，对"流寇"进行追杀。虽然根治性治疗看起来"威风凛凛"，但是"伤敌一千，自损八百"的结局也需要机体花很长时间恢复。

姑息治疗是指以控制肿瘤发展、改善症状和延长生命为目标的治疗。姑息治疗≠没有治疗。2010年，美国麻省总医院首次提出在癌症病友的早期治疗阶段加入姑息治疗，从而提高病友的生活质量。自此，姑息治疗贯穿肿瘤患者的整个病程。姑息治疗的手段包括化疗、靶向治疗、免疫治疗、手术和放疗等。与根治性治疗相比，它更强调提高生活质量，反对过度治疗带给患者的折磨。

2. 癌症的治疗手段有哪些呢?

随着对癌症的认识,癌症已不再是一个局部的疾病。医生可以结合癌症的病理分期和临床分期,甚至加上基因检测,针对不同的治疗目的、患者自身的身体状况,选择"量体裁衣"的治疗方案。

治疗手段包括手术治疗、放射治疗、化学药物治疗、靶向治疗、免疫治疗。当然按医学专业术语,化疗是化学治疗的简称,包括细胞毒药物治疗、内分泌药物治疗、免疫检查点抑制药治疗。

外科手术,就是俗称的"开刀",直接将病变肿块切离人体。但是,很多癌症不是手术就可以"一了百了",也会综合肿块大小、恶性程度、手术是否切除干净、转移的远近等多方面因素,结合放疗、化疗、靶向治疗等进行治疗。

放射治疗简称放疗,是使用高能射线或者粒子"照射"癌瘤,分裂速度快的细胞,越容易收到高能射线的杀伤。为避免射线对正常组织的伤害,医生会通过立体放射将射线集中在肿瘤附近。

手术治疗和放射治疗都是局部治疗手段,可以帮助实现根治,但是也会因为肿块的位置和肿块的大小而存在局限。而化疗和靶向治疗是治疗药物通过血液循环在全身流动,直接杀伤全身的癌细胞。

3. 化疗药物的作用机理是什么?

化疗药物的作用机理就是对体内所有增殖活跃的细胞都具有杀伤性,因此,化疗除了杀伤增殖活跃的肿瘤细胞,还对正常的骨髓造血细胞、毛囊细胞、胃肠黏膜上皮细胞具有很强的杀伤作用。也是这个原因,在大众印象里,掉发、呕吐、感染、发热都是化疗典型的不良反应。但是随着医学的发展,针对化疗药物的不良反应,已研发多种止吐药、刺激骨髓造血的药物,显著减少了化疗药物不良反应的发生。

4. 靶向药物的作用机理是什么?

靶向药物主要是抑制肿瘤细胞内或外特定的靶点,这些靶心可以是新生血管、特异性基因和蛋白质等。靶向药物类似于"导弹",可瞄准"靶心",击破癌细胞。但是这并不代表靶向药物没有不良反应,只是相对化疗药物而言,其不良反应少,但是也会存在腹泻、痤疮等一些常见的不良反应。

同样,癌细胞也不是傻到"坐以待毙",它们会变异,开通另一个"小门"(耐药基因)逃避抗癌药物的伤害,或者制造一个强力泵,将药物泵出细胞外。

因此，科学家也设计出同时针对多个靶心的靶向药物，希望多保险地抗击癌细胞，但使用一段时间后，癌细胞总能发现新的"逃逸"通路。因此，靶向药物治疗一段时间后，也要评估是否耐药，是否需要调整治疗方案。

5. 免疫治疗药物的作用机理是什么？

免疫治疗药物可帮助体内的 T 淋巴细胞"摆脱"来自肿瘤细胞的蒙蔽，恢复对"逃逸"肿瘤细胞的识别功能和杀伤功能，从而发挥抗肿瘤作用。免疫治疗药物与化疗药物、靶向药物不同的是，它不直接杀伤癌细胞，而是借"刀"——具有杀伤作用的免疫细胞来"杀癌"。因此在某种意义上，免疫检查点抑制药可被称为"广谱抗肿瘤药物"或"泛瘤种抗癌药"，目前已在很多癌种中显示出临床疗效。

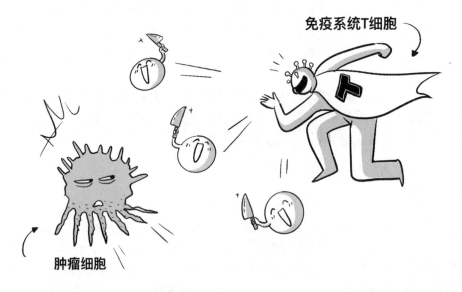

免疫系统T细胞

肿瘤细胞

6. 肿瘤药物治疗会出现哪些不良反应？

除了疾病带来的伤害，治疗同样也会带来不良反应。手术会带来瘢痕，放疗会带来疼痛与色素沉着等。抗肿瘤药物治疗会因为药物作用的机制、理化性质、制剂工艺、给药途径、累积给药剂量而发生不同时期、不同程度的不良反应。化疗药物常见的不良反应包括骨髓抑制、腹泻、恶心呕吐、脱发、药物外渗、肾脏毒性等。靶向药物常见的不良反应包括骨髓抑制、腹泻、恶心呕吐、肝脏毒性、口腔黏膜炎、甲沟炎等。免疫药物常见的不良反应包括骨髓抑制、肝脏毒性、皮疹、肺脏毒性等。病友应听从医生、药师的交代按时用药、定期复查、自我监测。

温馨提示

1. 组织活检病理是诊断癌症的金指标。
2. 癌症病友应尽可能接受基因检测，以指导下一步治疗。
3. 临床分期、病理分型、基因检测是判断肿瘤治疗方案及预后的"三剑客"。
4. 保持良好的生活习惯、按医嘱治疗、定期复查、自我监测是控制肿瘤的法宝。

第二节 倾听"肺腑"之言——肺癌

一、带您解密肺癌

　　李大爷，62岁，喜欢吸烟，每天要吸两包烟，已经有30多年的烟龄了。李大爷平时身体健康，半个月前突然出现胸闷，在跑步或上楼时胸闷的感觉更加明显，休息后会有缓解。最初他没有太在意，经自我调节后，这种状况仍没有改善，并且一下子瘦了3斤，李大爷这才前往医院就诊。医生让他进行胸部CT检查，结果显示为右肺上叶周围型肺癌。在家人的陪同下，李大爷做了CT引导下的穿刺活检，同时也做了全腹CT、颅脑MRI和骨扫描，病理结果提示肺腺癌。最后医生诊断为右肺上叶周围型肺腺癌T4N3M1c，IVb期，建议李大爷进一步进行基因检测，基因检测结果回报：EGFR驱动基因阴性、ALK阳性。医生给李大爷开了口服的克唑替尼胶囊，让李大爷回家吃，并特意交代李大爷要戒烟。为什么医生要等病理结果出来才开始做治疗呢？哪些人群应定期做肺癌筛查？平时生活中我们应该怎样预防肺癌？带着这些疑问，我们来一起揭开肺癌的神秘面纱。

1. 什么是肺癌？

　　肺癌是严重威胁人类健康的恶性肿瘤之一，发病率和死亡率在我国恶性肿瘤中排名第一。好发年龄在 70 岁以上，男女发病率之比为 2∶1。它起源于支气管上皮或肺泡上皮，医学上称为原发性支气管肺癌。肺组织内支气管上皮细胞或肺泡上皮细胞在各种致癌因素作用下恶变为癌细胞，癌细胞失去控制不断"疯长"，日积月累，体积逐渐增大形成实体肿瘤。

2. 如果得了肺癌，可能出现什么症状？

(1) 咳嗽持续超过 2~3 周，或者经过正规治疗无效的咳嗽。

(2) 活动后出现胸闷、气促、喘不上气儿。

(3) 持续的固定部位的胸部或者肩背部疼痛。

(4) 痰中出现血丝或咳血。

(5) 持续时间较长或正规治疗无效的肺炎。

(6) 不明原因的发热、声音嘶哑、疲乏、精神差、体重下降等。

3. 哪些因素可能导致肺癌？

(1) 吸烟。目前全世界许多研究均表明，吸烟是导致肺癌的首要危险因素。更可怕的是，肺癌中，恶性程度最高的小细胞肺癌与吸烟的关系最为密切。有研究表明：同样是肺癌，吸烟的病友死亡风险更高。确诊肺癌后 3 个月内戒烟的病友，一年之内的死亡风险比不戒烟者要下降。并且不戒烟的肺癌病友存在局部复发风险高，继发第二重癌症，以及有较高概率出现术后的一些早期并发症等情况。除了直接吸烟外，吸二手烟同样可以导致罹患肺癌的风险升高。所以，为了自己，也为了家人和朋友的身体健康，尽早戒烟很重要。

(2) 环境污染。雾霾、汽车尾气、装修材料挥发的苯、甲醛等有害气体，会增加肺癌的患病风险；室内烹饪的油烟同样会增加肺癌的发生风险。

(3) 遗传因素。简单来说就是父母和兄弟姐妹等近亲属有没有恶性肿瘤病史。肺癌虽然不是遗传病，但它是具有一定的家族聚集的表现，也就是说，如果有直系亲属得了肺癌，那么后代患肺癌的风险会增加。不过遗憾的是，目前尚没有通过基因检测以准确预测疾病发生的方法。

(4) 心理因素。长期处于精神压抑、焦虑不安、苦闷、沮丧、悲观等情绪的人，由于免疫力下降，也会增加癌症的发病率。

(5) 其他因素。长期接触铀、镭等放射性物质和石棉、氡、砷及其化合物等高致癌物质者更易罹患肺癌。另外，经常接触柴油废气者的肺癌发病率也会升高。而年龄也与发病有关，超过 45 岁后，肺癌发病呈现显著的"抬头"趋势。

4. 肺癌可分为哪些类型？

肺癌分为小细胞肺癌和非小细胞肺癌两大类型，这需要通过活检病理检测才能区分。其中，小细胞肺癌占肺癌的 1/5 左右，是肺癌中恶性程度最高的一种。它分化的程度比较差，早期就很容易"悄无声息"地发生远处转移，等到出现胸闷、气紧等症状确诊时大多已到了晚期，预后极差。它对放射治疗和化学治疗高度敏感，但停止治疗后又会"卷土重来"。

小细胞肺癌以外的所有类型的肺癌被称为非小细胞肺癌，约占所有肺癌的 4/5，包括鳞癌、腺癌等。鳞癌在肺癌中最常见，占肺癌的 40%～50%，与吸烟关系密切，一般多起源于较大的支气管，也就是医生口中的"中央型肺癌"。一般生长较为缓慢，病程较长，发生远处转移较晚，并且通常首先经淋巴循环转移到淋巴结，之后才随血流播散到更远的地方，手术切除的机会大。鳞癌承包了较大的支气管，腺癌便将较小的支气管黏膜上皮纳入"麾下"。相比鳞癌，腺癌多为周围型肺癌，占肺癌的 25%，近年来有慢慢扩大势力范围的态势。腺癌在早期往往无明显症状，常常在胸部 X 射线或胸部 CT 检查时发现，生长较为缓慢，但在早期就可发生远处转移，易转移至肝、脑和骨，更易累及胸膜而引起胸腔积液。

之所以要将肺癌类型这样细分，是因为它们的治疗方法和手段不同。

5. 哪些人群应做肺癌筛查？

（1）年龄在 55～74 岁，吸烟≥30 包/年，仍在吸烟或者戒烟＜15 年者。

（2）年龄≥50 岁，吸烟≥20 包/年，还有下述情况之一者，包括职业暴露史（职业需要接触石棉、砷、镉、铬、镍、煤炼焦过程、氡及电离辐射的人群）、恶性肿瘤病史、一级亲属有肺癌病史，慢性阻塞性肺气肿或肺纤维化病史者。

6. 肺癌会传染吗？

肺癌不会传染。肺癌病友随痰液排出的癌细胞由于痰液水分蒸发等原因，癌细胞会迅速变性、坏死，不能再"作恶"感染他人。即使是新鲜的痰液，要使癌细胞在体外生长和繁殖，也需要给予各种的营养和特定条件，因此肺癌不会传染。我们说有的家庭先后多人得肺癌或其他肿瘤，这可能与家族基因或同一家族身处的环境以及相同的饮食、生活习惯有关。至于肺部疾病会传染，通常指的是肺结核，肺癌和肺结核是两种完全不同的疾病，不能混为一谈。

7. 预防肺癌我们该怎么做?

(1)戒烟很重要!过滤嘴香烟、低焦油香烟、电子烟等都可能引起肺癌的发生,因此我们提倡戒烟,即使已经吸烟多年的老烟民,戒烟也可以减少患肺癌的风险。同时,还需要远离二手烟,远离吸烟人群或吸烟场所。吸烟人群为了家人的健康,建议避免在家里封闭的环境抽烟,避免三手烟(附着在室内家具或织物上的残留烟雾)对家人的危害。

(2)在工作或生活中,尽量远离致癌物质。对于工作中可能会接触到石棉、氡、砷、焦油和烟尘等化学物质者,应采取预防措施,严格遵循操作规范,以降低肺癌风险。购房时要查看环境检测报告,请专业机构测试,填平地下室的裂缝,使用环保装修材料,经常开窗通风等。雾霾天气尽量少出门,出门尽量戴口罩。装吸油烟效果好的抽油烟机,减少厨房有害气体的产生。

(3)健康饮食,食用多种颜色的蔬菜和水果,以保障营养的均衡和充足,包括深绿色、红色和橙色果蔬;按照医务人员建议,服用维生素和补充剂。

(4)规律运动。建议每周至少进行 150~300 分钟的中等强度运动,或每周进行 75~150 分钟的剧烈运动;每周至少进行 2 天的力量训练。

温馨提示

1. 组织活检病理是肺癌诊断的金标准。
2. 肺癌治疗后定期复查有利于早期发现复发与转移、及时治疗。
3. 50 岁以上具有高危因素的人群建议做胸部低剂量螺旋 CT 进行肺癌筛查。
4. 及时戒烟对肺癌的预防及疾病的治疗尤为重要。

二、肺癌药物治疗锦囊

秦先生因咳嗽、痰中带血去医院检查,被确诊为肺腺癌,T4N3M1a IVa 期胸膜转移 EGFR 野生型 ALK 融合(+)。医生在查房时告诉他,因为他有 ALK 基因融合突变,可以回家口服阿来替尼。隔壁床一位已做了活检待确诊的病友好羡慕,表示也想服用靶向药物。但是医生却告诉他,他是小细胞肺癌,目前没有什么靶向药物可以吃。对方有些想不通,明明都是肺癌为什么治疗还有这么大区别?下面我们来一起了解一下不同类型肺癌的治疗方式有何不同。

1. 肺癌的化学治疗药物有哪些?

肺癌治疗中,可以使用的化疗药物包括以下几类:

(1)铂类:顺铂、卡铂、奈达铂或洛铂。

(2)拓扑异构酶抑制药:伊立替康、依托泊苷(小细胞肺癌)。

(3)影响微管蛋白的药物:长春瑞滨,紫杉类(多西他赛、紫杉醇、紫杉醇脂质体和白蛋白结合型紫杉醇)。

(4)影响核酸生物合成的药物:培美曲塞和吉西他滨。

2. EGFR 基因突变病友的靶向治疗药物有哪些?

表皮生长因子(EGF)在人体内的作用是刺激表皮生长因子受体(EGFR)的激活,EGF 控制着很多细胞的生长,比如表皮伤口的愈合就需要它。正常情况下,在人体的密切监控下,它发挥完作用就会关闭。但在肺癌细胞中,EGFR 基因很狡猾,发生了突变,就可以巧妙地避开人体的监控,无休止地刺激肿瘤细胞生长,躲避死亡,甚至还会入侵正常细胞和发生转移。而表皮生长因子受体酪氨酸激酶抑制药(EGFR-TKI)和细胞表面的 EGFR-TK 区结合,阻止癌细胞中 EGFR 的命令"下传"到细胞内,从而使癌细胞不能无限繁殖和转移。亚裔人群和我国的肺腺癌病友 EGFR 基因敏感突变阳性率为 40%~50%。EGFR 基因突变病友可以使用 EGFR-TKI 来治疗(表5-1)。

表 5-1　EGFR-TKI 的分类及不良反应

分类	药品名称	特点	常见不良反应
一代 EGFR-TKI	吉非替尼	与 EGFR 敏感突变位点可逆性结合	腹泻、肝损、皮疹、甲沟炎、口腔黏膜炎和间质性肺病等,其中 EGFR-TKI 的不良反应发生率:二代>一代>三代
一代 EGFR-TKI	厄洛替尼	与 EGFR 敏感突变位点可逆性结合	腹泻、肝损、皮疹、甲沟炎、口腔黏膜炎和间质性肺病等,其中 EGFR-TKI 的不良反应发生率:二代>一代>三代
一代 EGFR-TKI	埃克替尼	与 EGFR 敏感突变位点可逆性结合	腹泻、肝损、皮疹、甲沟炎、口腔黏膜炎和间质性肺病等,其中 EGFR-TKI 的不良反应发生率:二代>一代>三代
二代 EGFR-TKI	阿法替尼	与多种 EGFR 突变位点不可逆性结合,对少见突变也有作用	腹泻、肝损、皮疹、甲沟炎、口腔黏膜炎和间质性肺病等,其中 EGFR-TKI 的不良反应发生率:二代>一代>三代
二代 EGFR-TKI	达可替尼	与多种 EGFR 突变位点不可逆性结合,对少见突变也有作用	腹泻、肝损、皮疹、甲沟炎、口腔黏膜炎和间质性肺病等,其中 EGFR-TKI 的不良反应发生率:二代>一代>三代
三代 EGFR-TKI	奥希替尼	对 EGFR 敏感突变和 EGFR T790M 耐药突变均有很强的选择性抑制作用,不可逆性结合	腹泻、肝损、皮疹、甲沟炎、口腔黏膜炎和间质性肺病等,其中 EGFR-TKI 的不良反应发生率:二代>一代>三代
三代 EGFR-TKI	阿美替尼	对 EGFR 敏感突变和 EGFR T790M 耐药突变均有很强的选择性抑制作用,不可逆性结合	腹泻、肝损、皮疹、甲沟炎、口腔黏膜炎和间质性肺病等,其中 EGFR-TKI 的不良反应发生率:二代>一代>三代

3. ALK 基因融合突变的靶向治疗药物有哪些？

在医学上，间变性淋巴瘤激酶（ALK）基因突变被称为"钻石突变"，有两个方面原因。一是该类病友占比很少，十分罕见。我国约有 5.6% 的非小细胞肺癌病友 ALK 阳性，且以年轻、不吸烟或少量吸烟者为主。二是该类型肺癌药物针对性较强，有效率可达 70%~80%，生存期可达 5~10 年，可以使用间变性淋巴瘤激酶抑制药（ALK-TKI）来治疗（表 5-2）。

表 5-2　ALK-TKI 的分类及不良反应

分类	药品名称	特点	常见不良反应
一代 ALK-TKI	克唑替尼	指南中一线治疗推荐	视觉异常、腹泻、恶心呕吐、便秘、水肿、味觉障碍
二代 ALK-TKI	阿来替尼	指南中一线治疗的优先推荐	比其他两种药的不良反应发生率小一些，主要为便秘、水肿、肌肉疼痛、恶心呕吐，光敏性
	塞瑞替尼	用于克唑替尼耐药后的二线选择	腹泻、腹痛、恶心呕吐、食欲减退、便秘

4. ROS1 基因融合突变的靶向治疗药物有哪些？

ROS1 基因融合突变的非小细胞肺癌的一线治疗推荐药物目前是克唑替尼、塞瑞替尼。

5. 抗血管生成药物有哪些？

一棵榕树，为什么可以独木成林？秘密是它粗壮的大树枝上会垂下一簇簇胡须似的"气根"。这些"气根"慢慢长长接触到泥土，就吮吸着土壤中的营养成长壮大起来，最后，慢慢发展得和母树差不多一般粗。肿瘤之所以能无限繁殖和生长，主要是因为它血供丰富，可以不断地生长。调控血管的新生有"三架马车"，分别是血管内皮生长因子（VEGF）、成纤维细胞生长因子（FGF）、血小板衍生生长因子（PDGF）。其中，VEGF 与血管生成关系密切。而抗血管生成药物（VEGFR）可作用于肿瘤微环境，使现有肿瘤血管退化，同时抑制肿瘤新生血管生成，这样就可从"根部"杀死肿瘤细胞。

VEGFR 主要有"三剑客"，贝伐珠单抗、重组人血管内皮抑制素和小分子多靶点酪氨酸激酶抑制药（tyrosine kinase inhibitor, TKI）安罗替尼。其中：贝伐珠单抗是大分子单克隆抗体，也可以称为"大胖子"，专门作用于血管内皮生长因子（VEGF）；重组人血管内皮抑制素则是个"间谍"，能直接打入敌人内部，抑制肿瘤血管生成；安罗替尼是小分子靶向药物，瘦瘦的，但个小能量大，善交际，和好多抗血管生成的靶点都可以玩到一起，并且安罗替尼还是目前唯一口服的抗 VEGFR 药物。

6. 肺癌的免疫治疗药物有哪些？

免疫治疗药物又称为免疫检查点抑制药，主要包括 PD-1 单抗和 PD-L1 单抗。非小细胞肺癌指南推荐的 PD-1 单抗有纳武利尤单抗、帕博利珠单抗、卡瑞利珠单抗，PD-L1 单抗有阿替利珠单抗。小细胞肺癌中指南推荐的 PD-L1 单抗有度伐利尤单抗和阿替利珠单抗。

7. 口服靶向药物期间有什么注意事项？

靶向药物大都经过肝脏的肝药酶系统进行代谢，可能会与其他药物存在相互作用。服用期间如果要服用其他药物，在服用前需告知医生自己正在服用哪些药物；如果得了其他疾病，应告知医生自己正在服用靶向药物；避免医生开具影响疗效的药物。具体哪些药物要避免使用，可以参考药品说明书，咨询医生或药师。

 温馨提示

1. 遵照医生的建议，选择个体化的治疗方案。
2. 进行基因检测，寻找合适的靶向药物。
3. 用药期间，注意正在使用的靶向药物与其他药物的相互作用，可查阅说明书、咨询医师或药师等。
4. 因其他疾病就诊时，也要及时告知医生正在使用的靶向药物。

三、肺癌治疗药物面面观

（一）EGFR-TKI

魏女士，46岁，确诊肺癌1个月，左肺中央型肺腺癌 T3N2M1b 脑转移，EGFR 基因检测示：19 外显子缺失突变。于是，医生让魏女士服吉非替尼靶向治疗。1 年后，出现肺部进展，之后在医生安排下，再次活检，并送基因检测，提示出现 T790M 突变。医生告诉她 EGFR 基因还是突变的，不过上面出现了对原来的药耐药的 T790M 突变，建议她改吃奥希替尼靶向治疗就可以了。魏女士心里有些打退堂鼓，之前吃靶向药就进展了，并且脸上还长了好多痘痘，现在还吃口服药有效吗？接下来我们为大家一一解析。

【一代 EGFR-TKI：吉非替尼——EGFR 突变的基础选择】

1. 怎样服用吉非替尼？

（1）用法用量：推荐剂量 250 mg，每日 1 次。应整片用水送服。

（2）服药时间：空腹或与食物同服，每日服药时间应尽可能相同。

（3）用药疗程：需持续给药，直到疾病进展或出现病友不能耐受的不良反应。

（4）漏服处理：在平时固定的时间忘记服药后，如果距服药时间不长应赶紧补服；如果距离下次用药时间小于 12 小时，就不要补服了。

（5）如果病友无法整片吞服药物，可将药物放入 100 mL 水中（非碳酸饮料），无须压碎，晃动搅拌溶解完全（约需 15 分钟）后立即喝掉，并再用 100 mL 水冲洗杯子后喝掉。

2. 服用吉非替尼期间主要有哪些不良反应？

（1）腹泻。主要为大便次数明显增多和大便形状的改变。对于治疗前无腹泻而治疗后出现腹泻症状者，或治疗前已有腹泻而治疗后腹泻症状显著加重者，均应考虑吉非替尼导致腹泻的可能性。若每天大便次数≤6 次，可以继续服用吉非替尼，口服 1 L 左右补液盐，并使用洛哌丁胺、调节肠道的益生菌或蒙脱石散止泻；同时清淡饮食，少食多餐，避免食用乳制品。如果48小时后，大便仍有4~6次每天，建议停用吉非替尼，并及时就医，就诊时应告知医生目前正在服用吉非替尼，这个药会引起腹泻。

（2）痤疮样皮疹。吉非替尼所致的皮疹/痤疮样皮疹多在用药后1~2周发生，常发生于皮脂腺丰富的部位，严重时下肢也可出现，甚至遍布全身；多伴有瘙痒和皮肤干燥，使人心烦意乱，影响日常生活和睡眠。服药过程中应注意身体皮肤变化，如出现皮疹，可使用氢化可的松软膏及1%克林霉素凝胶、夫西地酸软膏等涂抹皮肤；伴瘙痒时可加用氯雷他定、左西替利嗪等抗过敏药物。如治疗后皮疹仍较前增多，建议停药，及时去医院就诊。

（3）甲沟炎。指甲改变多出现在最初治疗后4~8周，可发生于任何手指甲或脚指甲，通常由指甲根部的边缘开始出现红肿、疼痛，之后两侧甲沟逐渐有发炎、溃疡、出现化脓性肉芽组织等症状，使指甲内嵌，造成病友活动不便。服药过程中注意手和脚指甲变化，如出现红肿等情况，可使用夫西地酸、莫匹罗星软膏等乳膏涂抹及白醋浸泡（浸泡于含1∶1白醋与水的混合液，每天15分钟），必要时涂抹碘酊。如仍未缓解则建议停用吉非替尼，并去医院及时就诊。

（4）肝脏损害。主要表现为肝功能检查时的肝酶升高，服药期间出现乏力、食欲减退、厌油腻、肝区胀痛或上腹部不适等消化道症状等，建议按医生交代，定期检查肝功能。一旦出现上述症状，应及时就医。

（5）口腔黏膜炎。表现为口腔出现红斑、水肿、糜烂，进一步形成点状、片状溃疡，可波及上下唇、双颊、舌、口底黏膜；黏膜溃疡表覆伪膜、渗血，引起疼痛、吞咽困难、味觉异常等。常在用药开始第13~19天出现。如服药后出现口腔不适，建议多饮水，进食少渣、软烂的食物，避免酸、热、辛辣食物；每天吃东西后，使用小头软毛牙刷和刺激性小的牙膏进行口腔清洁，餐后可使用氯己定或4%碳酸氢钠溶液漱口3~5分钟。如仍较前加重，建议停药并及时就医。

3. 如何预防吉非替尼所致腹泻？

治疗期间应低脂肪、低膳食纤维饮食。忌食用含咖啡因、酒精的饮品，奶制品，果汁，脂肪含量高、高膳食纤维食物，以及辛辣食物等，建议少食多餐。如非必要，不要使用止泻药。一旦出现大便次数增加，解水样便等，建议立即停药并就医。

4.如何预防吉非替尼所致皮疹和甲沟炎？

建议使用防晒系数 SPF≥30 的广谱防晒产品做好防晒；每天保持皮肤的清洁与湿润，避免用肥皂等碱性用品清洁皮肤，温水洗浴后适当涂抹保湿乳霜；服药期间穿宽松、透气的鞋子，坚持温水洗脚后涂抹润肤霜来预防足部皮疹的发生，同时积极治疗足癣等原发疾病。一旦出现皮疹建议及时就医。

5.如何预防吉非替尼所致肝损伤？

阅读药品说明书，了解使用禁忌证和使用注意事项，定期去医院检查肝功能。如果要同时服用其他药物、中草药和保健品，应先咨询医生或药师，避免饮酒。

【二代 EGFR-TKI：阿法替尼——EGFR 少见突变的克星】

1.怎样服用阿法替尼？

(1)用法用量：推荐剂量 40 mg，每日 1 次。应整片用水送服。

(2)服药时间：该药与高脂食物同服可导致药物吸收量减少，因此建议在进食后至少 3 小时或进食前至少 1 小时服用，每日服药时间应尽可能相同。

(3)用药疗程：需持续给药，直到疾病进展或出现病友不能耐受的不良反应。

(4)漏服处理：在平时固定的时间忘记服药后，如果距服药时间不长应赶紧补服；如果距离下次用药时间小于 8 小时，就不要再补服了。

(5)无法整片吞服病友的处理方法同吉非替尼。

2.服用阿法替尼期间可能会出现哪些不良反应？

阿法替尼的主要不良反应同吉非替尼，但该药所致的腹泻、痤疮样皮疹、甲沟炎和口腔黏膜炎的发生率更高，需引起注意，预防方法也同吉非替尼。

【三代 EGFR-TKI：奥希替尼（EGFR-T790M 突变的救星）】

1.怎样服用奥希替尼？

(1)用法用量：推荐剂量 80 mg，每日 1 次。应整片用水送服，不应压碎、掰断或咀嚼。

（2）服药时间：随餐服用或空腹服用均可，每日服药时间应尽可能相同。

（3）用药疗程：需持续给药，直到疾病进展或出现病友不能耐受的不良反应。

（4）漏服处理：在平时固定的时间忘记服药后，如果距服药时间不长应赶紧补服；如果距离下次用药时间小于 12 小时，就不要再补服了。

（5）无法整片吞服病友的处理：如果病友无法吞咽药物，可将药片溶于 50 mL 不含碳酸盐的水中。将药片投入水中，无须压碎，直接搅拌至分散后迅速吞服。随后应再加入半杯水，以保证杯内无残留，随后迅速饮用。不应添加其他液体。

2. 服用奥希替尼期间可能会出现哪些不良反应？

奥希替尼的主要不良反应同吉非替尼，预防方法也同吉非替尼。此外，该药可引起白细胞、淋巴细胞、中性粒细胞和血小板早期减少，使用初期应定期复查血常规，注意血象变化。

 温馨提示

1. 按医嘱规律服用 EGFR-TKI 药物。
2. EGFR-TKI 药物与其他药物之间存在相互作用，建议使用之前及时咨询医生或药师。
3. EGFR-TKI 药物的主要不良反应为腹泻、皮疹、甲沟炎和口腔黏膜炎等，需引起重视。
4. 积极采取预防措施，预防各种不良反应的发生。

（二）克唑替尼（ALK/ROS1 多面手抑制药）

小覃才 20 岁，最近经常感觉跑完步或打过篮球之后有些气促，就去医院检查，发现肺部有占位性病变，经活检确诊为非小细胞肺鳞癌，ALK 基因融合突变，医生交代他口服克唑替尼，平时要注意视力变化，如果出现不能耐受的恶心、呕吐和腹泻，及时就医。那么克唑替尼在使用过程中还有哪些注意事项呢？接下来为您一一解析。

1. 怎样服用克唑替尼?

(1)用法用量:推荐剂量 250 mg,每日 2 次。胶囊应整粒吞服。如果出现不能耐受的不良反应,可减到一次 200 mg,每日 2 次;如果还不能耐受,则减为 250 mg,每日 1 次;如果仍无法耐受,则停用。

(2)服药时间:无特殊要求,每日服药时间应尽可能相同。

(3)用药疗程:需持续给药,直到疾病进展或出现病友不能耐受的不良反应。

(4)漏服处理:若漏服,且距服药时间不长,应立即补服,若距下次服药时间小于 6 小时则不补服。若服药后呕吐,不用补服。

2. 服用克唑替尼期间需要特别关注什么?

(1)视觉异常。一般在服药开始 2 周内出现。如果在服用克唑替尼期间,出现视觉障碍、眼前有闪光感、看东西模糊、眼前有漂浮物、眼肿痛和眼部充血,建议立即停药并去医院就诊。

(2)恶心和呕吐。该药恶心、呕吐的发生率比较高,如出现,可通过进清淡易消化食物、少量多餐、少吃甜食和易产气的食物来调节。如果还是没办法控制,医生可能会加用甲氧氯普胺片、昂丹司琼片或奥氮平片等止吐处理。

(3)腹泻。处理方法同吉非替尼。

(4)肝损伤。服用该药的前两个月,建议每两周检测一次肝功能,包括 ALT、AST 和总胆红素,之后每月检测一次肝功能。如果服药过程中出现乏力、吃东西减少、厌油腻等情况,应及时去医院检查。

(5)血液毒性。该药可引起血象下降,应在每个月和有临床需求时检测血常规。如果出现 3 级、4 级异常或发热、感染时,应增加监测频率。

(6)水肿。水肿包括面部水肿、全身水肿、局部肿胀、局部水肿、外周水肿、眼周水肿等,建议服药期间监测体重,如出现体重迅速增加且伴有局部肿胀时,请立即就医。

3. 有心脏疾病的病友可以使用该类药物吗?

该类药物可能会引起 Q-T 间期延长,使用期间建议定期监测心电图。在家服药期间定期监测血压和心率变化,若出现心率<60 次/分钟,建议立即停药,并就医。

温馨提示

1. 克唑替尼是用于 ALK 和 ROS1 基因融合突变的治疗药物。
2. 克唑替尼主要的不良反应有视觉异常、恶心、呕吐、腹泻、肝损伤和水肿等，使用过程中应密切观察。
3. 如同时服用其他药物，请咨询医生或药师，以避免药物相互作用。

(三)抗血管生成靶向药物——安罗替尼(VEGFR-TKI)

王先生是非小细胞肺腺癌病友，经过二线治疗，肿瘤又出现了进展，目前精神状态较差，已经没办法耐受化疗。医生告诉他的家属，可以口服抗血管生成的靶向药物安罗替尼试试。那么安罗替尼是如何起作用的？使用过程中需要注意哪些方面？下面为大家一一解析。

1. 怎样服用安罗替尼?

安罗替尼是唯一口服抗血管生成药物。安罗替尼胶囊有 12 mg、10 mg、8 mg 三个规格。一般推荐服用剂量为 12 mg，根据高血压、手足综合征等不良反应调整服用剂量，须遵循医嘱进行调整。

（1）用法用量：推荐剂量为 12 mg，每日 1 次。如出现不能耐受的不良反应，则第一次调整剂量为 10 mg，每日 1 次；若仍不能耐受，则第二次调整剂量为 8 mg，每日 1 次。

（2）服药时间：早餐前服用，每日服药时间应尽可能相同。

（3）用药疗程：连续服药 2 周，停药 1 周，即 3 周(21 天)为一个疗程。直到疾病进展或出现病友不能耐受的不良反应。

（4）漏服处理：若漏服，且距服药时间不长，应立即补服；若距下次服药时间小于 12 小时，则不补服。

2. 安罗替尼主要的不良反应有哪些?

安罗替尼的不良反应主要包括高血压、手足综合征、蛋白尿、出血等。贝伐珠单抗和安罗替尼作用机制相似，除无手足综合征外，其余不良反应基本一致。

3.用药期间血压应如何管理?

开始服药的前 6 周每天测量血压,并将血压情况进行详细记录,之后每周监测血压 2~3 次,发现高血压或出现头痛、头晕症状时,应立即就医。对于有高血压的病友,血压应稳定控制在 150/100 mmHg 以下,如果超过这个值建议去医院专科门诊进行降压治疗。停药后仍应规律地监测血压。

4.用药期间出现蛋白尿如何处理?

用药期间每 6~8 周检查尿常规,如果服药期间出现蛋白尿,应及时告知主管医生。在停止抗血管药物治疗后仍应至少每 3 个月检测一次 24 小时尿蛋白,直至 24 小时尿蛋白<1 g。

5.用药期间如何预防手足综合征?

手足综合征表现为手足色素沉着、红斑、肿胀,严重者出现脱屑、水泡、溃疡和剧烈疼痛,影响日常生活。预防方法主要有以下几种:

(1)平时早晚用温水浸泡双手和双足 10 分钟后抹干,再涂上含甘油较多的护肤霜,这样可以有效将水分吸附在皮肤上。避免涂抹刺激性药物及酒精、碘酒;同时避免接触化学洗涤剂。

(2)平时穿着宽松的鞋袜,选用柔软的鞋垫,以保护脚底皮肤,避免局部皮肤受压和摩擦。

(3)外出时穿长衣长裤,避免日光直接照射,裸露皮肤可涂抹防晒霜进行防晒。

(4)避免进行较重的体力劳动和剧烈运动,以防手足部皮肤损伤。

6.用药期间,如何监测出血情况?

按医嘱定期监测大便隐血、凝血指标和血压,平时生活中也要注意身上有没有出血点、瘀斑,刷牙时有没有异常出血,有没有鼻出血等情况。

温馨提示

1. 安罗替尼服用2周，停药1周，即3周为一个疗程。
2. 安罗替尼主要引起高血压、手足综合征、蛋白尿和出血等不良反应，使用过程中应密切观察。
3. 做好安罗替尼所致手足综合征的预防措施。
4. 如同时服用其他药物，请咨询医生或药师，以避免药物相互作用。

（四）免疫检查点抑制药（PD-1/PD-L1）——卡瑞利珠单抗

卢女士，35岁，被确诊为非小细胞肺腺癌，IV期，做EGFR、ALK、ROS1的基因检测，都没有突变。医生告诉她，虽然不能服用靶向药物，但是她的PD-L1的表达为80%，可以使用PD-1单抗治疗。最终，她接受了卡瑞利珠单抗联合化疗。但回家2周后她发现脖子处出现一些突出皮肤表面、大小不等的暗红色的小球，她很害怕是肿瘤长出来了，赶紧就医。医生检查过后告诉她是卡瑞利珠单抗所致的毛细血管增生症，停药后可以自行萎缩消退或坏死脱落。后续，医生给卢女士做了其他相关检查，排除了其他方面的药物不良反应。免疫检查点抑制药是目前比较火的一类药物，它主要会引起哪些不良反应，应如何监测呢？下面我们为大家一一讲解。

1.卡瑞利珠单抗应如何使用？

（1）用法：静脉输注。输注宜在30~60分钟内完成。与化疗药物联合使用时，应先使用卡瑞利珠单抗，间隔至少30分钟后再给予化疗药物。

（2）用量：200 mg/次，每3周1次。直至疾病进展或出现不可耐受的毒性。

2.卡瑞利珠单抗有哪些不良反应？

免疫检查点抑制药就是"召集神龙"——体内免疫细胞，发挥其对肿瘤细胞的杀伤作用。所以，这类药物被称为"广谱"抗肿瘤药物。但是"用力过猛"容易发生"过度"杀伤作用，一不留神就会伤及自身正常器官。因此，免疫检查点抑制药需要在使用前、使用期间，甚至停药后监测可能累及全身各器官的不良反应。它所伤的器官没有特异性，所以医生会开具很多检查单，如甲状腺功能、肺部 CT、脑部 MRI、心肌酶学、肠镜、尿常规、血常规、肝肾功能、血糖等进行全身监控。因此，使用这一类药物，只要出现可疑的症状，都要第一时间告知医生，尽早完善全面检查，尽早诊断并处理。

3.卡瑞利珠单抗引起的皮肤不良反应表现如何？

身上可能出现红斑、皮疹、瘙痒、反应性毛细血管增生症(较常见)和白癜风等表现，一般发生在使用后的 2~4 周，需关注皮肤反应情况。平时生活中要保持皮肤的清洁和湿润，使用无刺激的皂液、沐浴露，水温不宜过高；每天使用 2~3 次保湿润肤霜；外出时避免阳光照射，戴遮阳帽、打遮阳伞、涂抹防晒霜；穿纯棉衣服，不要穿材质较硬的衣服，以免损伤皮肤；勤剪指甲，以免指甲太长抓破皮肤，瘙痒时不要用手抓，可以轻拍以缓解局部不适。

4.卡瑞利珠单抗引起的内分泌不良反应如何监测？

(1)甲状腺功能异常：主要是甲状腺功能减退(用药期间出现怕冷、体重增加、嗜睡、水肿等)，甲状腺功能亢进(性情急躁、多汗、怕热、心慌、心跳加速和食欲大幅度增加等)。

(2)急性垂体炎：出现看东西把一个看成两个、口渴、头疼和尿量大等。一般发生在治疗期间第 10~24 周，须按医生要求定期监测血糖、甲状腺素功能和肾上腺皮质激素水平等。如有不适应及时就医。

5.卡瑞利珠单抗引起的肝脏不良反应如何监测？

有些人用药后可出现恶心、呕吐、疲乏、发热、食欲下降、眼睛巩膜变黄、小便颜色加深等。最常出现在首次用药后 8~12 周，须按医生要求定期监测肝功能；生活中观察自己的身体反应情况，有什么和平时不一样的地方要立即就医检查。平时多进食富含维生素的水果和蔬菜，避免高脂肪食物的摄入。

6.卡瑞利珠单抗引起的胃肠道不良反应表现如何？

主要表现为腹泻、结肠炎。当出现腹泻合并腹痛、直肠出血、黏液便和(或)发热等症状时，应警惕结肠炎的发生。此外，腹泻和(或)结肠炎也可在中止免疫治疗后数月出现，临床表现类似于慢性炎症性肠病。每天排便 4 次以上，或大便带血时，需要及时到医院就诊。如果出现大便次数增多，建议适当增加饮水量,每天至少摄入约 3000 mL 水;同时减少摄入富含纤维素、高脂肪、生冷食物以及乳制品、酒、咖啡和糖等。大便后用温水清洗肛周,避免肛周皮肤破损。

7. 卡瑞利珠单抗引起的肺不良反应表现如何?

可能会出现呼吸困难、咳嗽、咳痰、发热或胸痛,偶尔有病友会发生缺氧症状且症状可能会快速恶化甚致发生呼吸衰竭,建议听医生安排,定期进行胸部 CT 检查。如果出现上述肺部症状或原有的症状加重时,建议立即就医。老年人、哮喘、慢性阻塞性肺疾病或有其他心肺疾病症状的病友应尤其注意。

8. 卡瑞利珠单抗引起的类风湿性/骨骼肌不良反应表现如何? 如何预防?

如果在用药期间皮肤出现红斑或关节出现肿胀、疼痛、晨僵(早晨起来时感觉关节活动不灵)持续 30~60 分钟,以及其他与平时不太一样的地方,应及时告知医生。平时生活中建议每天进行适当的活动(如瑜伽、太极、气功、游泳和散步等有氧运动),每次 30 分钟,有助于改善体力和睡眠,减轻疼痛。活动前做好热身,活动时注意保护关节,防止摔倒,在起床、久坐后起来或上厕所后起来时,动作要缓慢。

9. 为什么卡瑞利珠单抗所致的大多数不良反应都需要使用糖皮质激素治疗?

卡瑞利珠单抗的作用机理是活化 T 细胞功能,但过度活化会导致 T 细胞在不同脏器发生不良反应。而处理免疫治疗药物的不良反应的机制就是依赖于糖皮质激素(如泼尼松、地塞米松、甲泼尼龙等)的免疫抑制作用和抑制炎症的作用。同样也会根据不良反应的不同程度选择外用、口服甚至静脉注射给予糖皮质激素。

一些重要器官的不良反应来势凶险,例如心脏、肺、肝脏和神经系统的不良反应的处理要首选大剂量静脉输注糖皮质激素(甲泼尼龙和地塞米松等)。大剂量使用或者长期使用,要注意使用该类药物可能导致的高血压、高血糖、消化道出血、电解质紊乱、水钠潴留、焦虑、感染及骨质疏松等风险。可以针对性地使用胃黏膜保护剂、钙片等预防这些不良反应的发生。

甲状腺功能的紊乱和糖尿病等的内分泌问题则不需要使用激素治疗,推荐使用替代激素治疗(如补充左甲状腺素片、甲巯咪唑及使用降糖药等)。

温馨提示

1. 卡瑞利珠单抗是免疫检查点抑制药(PD-1)。
2. 输注过程中不可自行调整滴速。
3. 注意观察免疫检查点抑制药(PD-1/PD-L1)所致不良反应,做到早发现、早治疗。
4. 遵照医生安排,定期进行肝功能、甲状腺功能、血压、血糖、心率等指标的检测。

第三节 "乳"此美丽——乳腺癌

一、带您解密乳腺癌

2006 年 10 月,1987 年版《红楼梦》林黛玉的扮演者陈晓旭被确诊为乳腺癌晚期;2007 年 5 月因病去世,享年 41 岁。2015 年 1 月 16 日,歌手姚贝娜因乳腺癌复发去世,年仅 33 岁。美国好莱坞女星安吉丽娜·朱莉的母亲因乳腺癌离世,2013 年安吉丽娜·朱莉检测出携带乳腺癌易感基因 1(BRAC1)突变,罹患乳腺癌风险高,于是她选择接受预防性双乳腺切除术。人们在惋惜令人惊艳的女性因乳腺癌过早离世,甚至切除双乳的同时,也在感慨乳腺癌是如此可怕。那么为什么越来越多的女性患上乳腺癌?平时生活中应如何自检?如何预防?下面我们就带您来了解一下乳腺癌。

1. 我国有很多人得乳腺癌吗?

根据全球癌症统计(2020 版)(Global Cancer Statistics 2020),乳腺癌已超越肺癌成为全球发病率最高的恶性肿瘤,是全球女性最常见的恶性肿瘤,占女性恶性肿瘤的 24.5%,同时乳腺癌也是女性癌症死亡的首要原因。我国每年有 41.6 万人确诊乳腺癌,在死亡病例中排第四位。我国女性乳腺癌发病高峰年龄在 40~50 岁，比西方国家提前 5~10 岁，也应引起我们的重视。

2. 哪些症状提示可能患上乳腺癌呢？

乳腺癌是乳腺上皮细胞在多种致癌因子的作用下，疯狂生长，日积月累所致。早期乳腺癌往往不具备典型的症状，不容易引起重视，通常可以通过体检或者筛查发现并诊断。往往具有典型症状的乳腺癌通常已不是早期，这些典型的临床表现主要表现为以下几个方面：

（1）乳房肿块，多为单个肿块，表面和边缘不平整，质地较硬，不易被推动，大多数无痛感，仅少数伴有不同程度的刺痛或隐痛。

（2）乳头可能会分泌一些液体样的东西，可为血性、浆液样或水样，发生于单侧、单孔。

（3）皮肤改变，如皮肤出现像酒窝一样的凹陷，或皮肤增厚，毛囊口扩大类似橘子皮样，也可在肿块附近皮肤出现散在的硬质结节，称为皮肤卫星结节等。

（4）乳头异常，包括乳头回缩、抬高、糜烂、破溃等。

（5）腋窝淋巴结肿大，初期多表现为单侧腋窝淋巴结肿大，用手触摸可以活动，随着病情进展，肿大的淋巴结可逐渐融合固定，晚期可在锁骨上和两侧腋窝摸到肿大淋巴结。

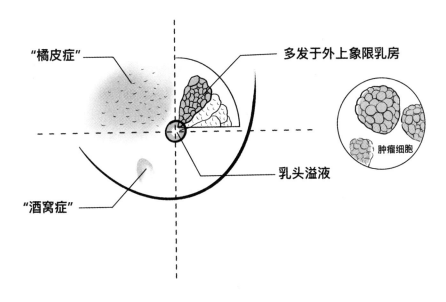

3. 乳腺增生会变成乳腺癌吗?

临床上90%的乳腺增生为单纯性增生,是不会发生癌变的,只有活检证实为非典型增生时,其发生乳腺癌的概率才会明显增加(表5-3)。乳腺增生症,既不是肿瘤,也不属于炎症。乳腺增生症是乳腺正常发育和退化过程被打乱导致的一种良性乳腺疾病,本质上是由于乳腺主质和间质不同程度地增生及复旧不全所致的乳腺正常结构紊乱。乳腺增生症多发生于30~50岁女性。致病原因主要是内分泌功能紊乱,通常为一侧或双侧乳房胀痛和有肿块,多数为周期性疼痛,肿块一般较小,形状不一,可随月经周期性变化而增大、缩小或变硬、变软。少数为非周期性疼痛,与月经周期无关系。伴乳头溢液者占3.6%~20.0%,常为淡黄色、无色或乳白色浆液,血性溢液比较少见。

表5-3　乳腺增生、乳腺癌临床表现鉴别表

	年龄/岁	病程	疼痛	肿块	乳头溢液
乳腺增生	30~50	缓慢	多为非周期性	常多个,但亦可单发呈片状、结节状或条索状	无色、淡黄色
乳腺癌	40~60	迅速	无	常单个	血性、黄色、黄绿色

4. 如何预防乳腺癌的发生?

(1)保持心情愉悦:乳房是女性美的象征,想要乳房健康,就要放平心态。工作生活压力大,总是焦虑、紧张的女性,更容易发生乳腺问题。正确处理婚姻、生育问题,选择母乳喂养,可以降低乳腺癌的发病概率。

(2)健康的生活方式:适当运动,避免静坐式生活方式。久坐时间与乳腺癌发病风险成正比,久坐每增加1小时,乳腺癌发病风险升高1%。适当的运动有益于身心健康。18~64岁的成年乳腺癌病友每周坚持中等强度运动5次,每次30分钟,或75分钟高强度的有氧运动,每周至少进行2次力量性训练;锻炼时以10分钟为一组,尽量保证每天都进行锻炼。年龄超过65岁的老年乳腺癌病友应根据自身情况调整锻炼强度。

(3)健康的体重:超重和肥胖是乳腺癌病友治疗效果不佳的重要因素。乳腺癌病友诊断后1年半如果体重增加5 kg,死亡风险将增加65%。因此超重和

肥胖的癌症病友建议采用运动和低热量饮食来降低体重，改善身体功能和激素水平。乳腺癌病友在治疗结束后，应尽量使体重达到正常范围(即 BMI 为 18.5 ~23.9 kg/m^2)。

(4)合理的膳食结构：保证蛋白质、膳食纤维及各种维生素、营养素的摄入。

5. 如何进行乳腺癌早期筛查?

世界卫生组织(WHO)已将早期乳腺癌列为可治愈性疾病，早发现、早诊断、早治疗是提高乳腺癌治愈率的最佳途径。根据我国《中国女性乳腺癌筛查指南》(2019 版)及《中国女性乳腺癌筛查标准》(T/CPMA014-2010)，45~70 岁的一般风险人群应进行乳腺癌筛查。0~44 岁的一般风险女性，应有机会接受筛查。高风险人群宜从 40 岁开始进行乳腺癌筛查；对于高危风险女性，筛查起始年龄可提前至 35 岁。

(1)一般风险人群的筛查措施：每 1~2 年应进行一次乳腺超声检查；如不具备乳腺超声检查条件，宜使用乳腺 X 线检查。

(2)高风险人群的筛查措施：每年应进行一次乳腺超声联合乳腺 X 线检查。对于检测为 BRCA1/2 突变携带者，宜进行乳腺超声联合乳腺 X 线进行检查后，再行乳腺 MRI 检查。

6. 乳腺癌筛查中，高危风险女性人群是如何定义的?

至少符合下述 1 个条件的女性：

(1)至少有 2 位一级或二级女性亲属曾患乳腺癌。

(2)至少有 1 位一级亲属携带有已知 BRCA1/2 基因致病性遗传突变。

(3)至少有 1 位符合下述 1 个条件的乳腺癌一级亲属：

①发病年龄≤45 岁。

②发病年龄在 45~50 岁，同时至少有 1 个一级亲属患有任何年龄的卵巢上皮癌、输卵管癌或原发性腹膜癌。

③患有 2 个原发性乳腺癌，同时首次发病年龄≤50 岁。

④发病年龄不限，同时至少有 2 个一级亲属患有任何年龄的卵巢上皮癌、输卵管癌或原发性腹膜癌。

⑤亲属中有男性乳腺癌患者。

(4)自身携带有乳腺癌致病性遗传基因突变。

(5)一级亲属中有遗传性肿瘤综合征(如遗传性乳腺及卵巢综合征、

Cowden 综合征、Li-Fraumeni 综合征、Peutz-Jeghers 综合征和林奇综合征等)。

(6)曾患乳腺导管、小叶中重度不典型增生或小叶原位癌。

(7)曾接受胸部放疗。

7. 医生要检测的激素受体是什么?

乳腺上皮细胞存在雌激素受体(estrogen receptor, ER)和孕激素受体(progesterone receptor, PR),如果癌细胞 ER 和(或)PR 表达阳性,意味着肿瘤细胞的生长繁殖受雌激素、孕激素的调控。ER、PR 就像是乳腺癌细胞表面上的两把锁,雌激素就是打开这两把锁的钥匙,当锁打开,肿瘤细胞就可以不断生长。内分泌治疗就是类似雌激素一样的假钥匙,能插进锁孔,但是打不开锁,就能起到阻断肿瘤生长的目的。因此 ER、PR 是衡量乳腺癌病友能否进行内分泌治疗的重要指标。

与西方发达国家相比,我国乳腺癌发病年龄更早,更多的病友处于绝经前状态。我国乳腺癌的中位诊断年龄为 48~50 岁,60% 的女性患者诊断时为绝经前。中国绝经前女性早期乳腺癌病友中有 50%~60% 激素受体为阳性,辅助内分泌治疗是降低这类病友复发风险的重要手段。

8. 什么是 HER-2?

人类表皮生长因子受体(HER)蛋白家族有四兄弟,分别为 HER-1、HER-2、HER-3 及 HER-4,这四兄弟团结协作,参与许多恶性肿瘤的发生、发展,其中老二 HER-2 是万恶之首。老二全名叫人表皮生长因子受体-2,又称 C-erbB-2 癌基因。HER-2 过度表达,可引起细胞增殖迅速,促进肿瘤进展。20%~30% 乳腺癌病友的 HER-2 是过度表达的。有效抗 HER-2 靶向治疗是改善 HER-2 阳性病友预后的重要手段。临床上 HER-2 阳性是指免疫组织化学检测为 3+,或 FISH 或 CISH 显示 HER-2 基因扩增。免疫组织化学检测 HER-2 为 2+ 的病友,则应进一步进行 FISH 或 CISH 检测明确是否有基因扩增。HER-2 是乳腺癌病友重要的预后指标,也是抗 HER-2 药物治疗的主要预测指标。

9. 医生常说的卢米娜(Luminal)是什么?

Luminal 是乳腺癌分子分型的一种,指雌激素受体(ER)或孕激素受体(PR)阳性的乳腺癌。通常临床根据免疫组化中的 ER、PR、肿瘤增殖指数(Ki-67)、HER-2 的表达情况对乳腺癌进行分子分型,以指导临床诊断性地选择合适的药物进行治疗（表5-4）。一般 Luminal A 型较 Luminal B 型治疗效果好、复发风险低。HER-2 阳性的乳腺癌生长快，也更容易转移，不过可选择的靶向药物比较多，疗效也不错。三阴型乳腺癌目前可选择治疗药物较少，因此治疗效果较差。

表5-4　乳腺癌分子分型

分子分型	指标				药物治疗策略
	HER-2	PR	Ki-67	ER	
LuminalA 型	-	≥20%	<15%	≥1%	根据绝经状态进行内分泌治疗，高危病友推荐辅助化疗
Luminal B 型	-	<20%	≥15%	≥1%	根据绝经状态，化疗+内分泌治疗
HER-2 阳性（HR 阳性）	+	任何	任何	≥1%	根据绝经状态，化疗+抗 HER-2 靶向治疗+内分泌治疗
HER-2 阳性（HR 阴性）	+	<1%	任何	<1%	化疗+抗 HER-2 靶向治疗
三阴型	-	<1%	任何	<1%	化疗

注：(1)HER-2 阳性：免疫组化 3+或免疫组化 2+但 ISH 阳性；(2)当 Ki-67 为 15%~30%时，建议再次进行病理会诊。

 温馨提示

1. 乳腺癌是全球女性最常见的恶性肿瘤，同时乳腺癌也是女性癌症死亡原因第一位。
2. 早发现、早诊断、早治疗是提高乳腺癌治愈率的最佳途径。45~70 岁的一般风险人群应进行乳腺癌筛查，高危人群宜从 40 岁开始进行乳腺癌筛查。
3. 需要根据 ER、PR、Ki-67、HER-2 的表达情况，选择合适的药物进行治疗。

二、乳腺癌药物治疗锦囊

小栗，24岁，如花的年龄，正享受青春的恣意畅快和爱情的浓情蜜意。在2018年3月一次洗澡时她偶然发现自己的右侧乳房有一个花生大小肿物，开始以为只是简单的乳腺增生。后来在家人的催促下到医院进行相关乳腺超声、MRI检查、活检后，被确诊为乳腺癌早期。在经历了起初的惊慌失措后，小栗查阅了乳腺癌治疗的相关知识，决定配合医生积极治疗，手术切除肿瘤。小栗的病理结果提示：（右乳）浸润性导管癌，肿物大小2.5 cm×1.6 cm×2.1 cm。免疫组化：ER（+），PR（+），HER-2（3+），Ki-67（约35%），病理分期为pT2N1M0 Ⅱb期（Luminal B）。术后进行戈舍瑞林去势治疗，联合4周期的多柔比星+环磷酰胺化疗，后继续使用多西他赛化疗4周期联合1年的曲妥珠单抗靶向治疗。这一年小栗的头发变得稀疏，化疗期间曾经历严重的高烧不退。2020年是新的一年，小栗的身体恢复不错，做了乳房重建手术，头发也在慢慢地生长。她定期回医院复查，每日服用他莫昔芬，似乎回归到了正常的生活中。

1. 乳腺癌有哪些治疗药物？

目前乳腺癌治疗药物主要分为化疗药物、分子靶向药物、内分泌治疗药物、去势药物、免疫治疗药物。需根据肿瘤的病理分型、分子分型、肿瘤的分期、绝经状态来选择合适的药物进行治疗。

2. 抗HER-2的药物有哪些？

抗HER-2分子靶向药物可分为抗体类大分子药物、小分子酪氨酸激酶抑制药及恩美曲妥珠单抗（TDM-1）。抗HER-2大分子单克隆抗体主要包括曲妥珠单抗、帕妥珠单抗。目前国内上市的抗HER-2小分子酪氨酸激酶抑制药主要有拉帕替尼、吡咯替尼和来那替尼。TDM-1是一种抗体偶联药物，主要用于HER-2阳性并接受曲妥珠单抗为基础治疗方案无效的晚期病友。

3. 双靶向治疗与单靶向治疗有什么区别？

目前乳腺癌的双靶向治疗指含有曲妥珠单抗、帕妥珠单抗两种抗HER-2靶向药物的抗肿瘤药物治疗。单靶向治疗是指仅含有曲妥珠单抗一种靶向药物的抗肿瘤药物治疗。曲妥珠单抗是全球首个针对 HER-2 的人源化单克隆抗体，它的问世大大降低了 HER-2 阳性早期乳腺癌的复发率，但仍有约 1/4 的 HER-2 阳性乳腺癌病友出现复发。帕妥珠单抗是第 2 个针对 HER-2 靶标的重组人源化单克隆抗体。双靶向治疗主要是为了强化靶向治疗，使用两种作用机制抗体针对 HER-2 这个靶点进行攻击，就像对一个敌人采用跟踪导弹，一炮打头，一炮打身体，获得强效杀灭肿瘤的目的。

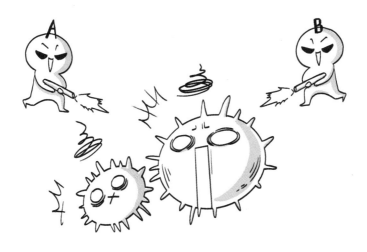

4. 什么是去势治疗?

　　去势治疗又称卵巢功能抑制治疗(OFS)，也是内分泌治疗的一部分。绝经前女性下丘脑分泌多种激素作用于卵巢并释放雌激素。而雌激素能促进乳腺肿瘤的生长，因此绝经前激素受体阳性病友具有高危因素的，OFS 联合内分泌治疗能进一步降低乳腺癌复发风险。

　　OFS 分为双侧卵巢手术去势、卵巢放疗去势和药物去势。双侧卵巢手术去势可使体内雌激素水平迅速降低，但也使病友永久失去卵巢，丧失生育能力，对具有生育要求的女性来说具有局限性。卵巢放疗去势的效果低于双侧卵巢手术去势，约有 20%～30% 的病友经放疗后不能达到卵巢去势的效果。药物去势抑制雌激素水平与手术去势相当，停药后卵巢功能可逐渐恢复，保留了病友的生育功能，因此通常将药物去势作为绝经前激素受体阳性的早期乳腺癌 OFS 的首选。目前临床上使用的去势药物主要包括戈舍瑞林、亮丙瑞林。案例中小栗年仅 24 岁，未婚，未来有生育的需求，为最大程度保留小栗的生育功能，因此选择对卵巢功能抑制作用可逆的药物进行去势治疗。

5. 内分泌治疗药物有哪些?

内分泌治疗的原理是降低体内雌激素水平或通过阻断雌激素与细胞的作用来抑制癌细胞生长。主要分为以下几类:

(1)选择性雌激素受体调节药,包括 ER 阻滞药(抗雌激素药物)和 ER 调节药。ER 阻滞药代表药物主要有他莫昔芬(三苯氧胺)、托瑞米芬。ER 调节药代表药物主要有氟维司群。

(2)芳香化酶抑制药(AI),这类药物主要通过抑制雄激素向雌激素的转换而降低雌激素水平来达到抑制肿瘤生长的作用。其代表药物有非甾体类的来曲唑、阿那曲唑和甾体类的依西美坦。

(3)CDK4/6 抑制药:哌柏西利。

(4)HDAC 抑制药:西达本胺。

(5)孕激素:甲羟孕酮。

6. 常见的用于乳腺癌治疗的化疗药物有哪些?

乳腺癌治疗当中,常见的化疗药物主要包括以下几类:
(1)蒽环类:表柔比星、吡柔比星、多柔比星。
(2)紫杉类:紫杉醇、白蛋白紫杉醇、多西他赛。
(3)铂类:主要以卡铂、顺铂为主。
(4)氮芥类:环磷酰胺。
(5)其他:卡培他滨、长春瑞滨、吉西他滨、依托泊苷、氟尿嘧啶等。

7. 化疗和内分泌治疗会影响生育功能吗?

在乳腺癌治疗过程中,化疗会杀伤生殖细胞,对卵巢功能造成不可逆的损伤,降低卵巢储备功能,甚至导致卵巢功能衰竭。环磷酰胺等化疗药物会破坏卵巢功能,导致病友更早绝经,增加不孕的风险,但环磷酰胺对生育质量及后代健康方面的影响比较小。内分泌治疗同样也会降低病友的生育能力。

8. 有什么方法可以不影响未来生育功能?

目前化疗前生育能力保护手段包括冷冻胚胎、卵子和卵巢等,以及化疗期间应用药物去势(GnRHa)。卵母细胞冷冻技术适用于未结婚或其他原因无法选择胚胎冷冻、需要进行有损卵巢功能的放疗和化疗或行卵巢切除术的女性恶性肿瘤病友,是较好的生育保护方案。若无法使用卵母细胞冷冻技术保护生育能力的，可在化疗前和化疗过程中给予药物去势进行短暂的卵巢抑制，以期降低化疗引起的卵巢功能不全，对卵巢功能保护有一定作用。研究表明，GnRHa可降低年轻病友闭经的发生率，并增加病友治疗后月经的恢复率，使女性实现怀孕和安全分娩。药物去势具有损伤少、不良反应低、停药后作用可逆性等优点，成为绝经前乳腺癌内分泌治疗的首选方式。同时，药物去势同步化疗不影响病友的治疗效果。目前推荐有生育需求的年轻女性病友在化疗前 2 周开始使用药物去势，每月 1 次，直至化疗结束后 2 周给予最后一次药物。

9. 乳腺癌治疗后什么时候可以怀孕?

目前最佳的怀孕时机无法准确预测，需根据个人身体状况、乳腺癌病理特点和肿瘤复发风险等综合考虑。治疗期间建议避孕，避孕方式建议采用工具或不含孕激素的宫内节育器，禁用激素类避孕药。一般认为化疗结束 2~3 年后可以考虑怀孕，但复发风险高或需要长期辅助内分泌治疗的病友，建议延长至 5 年甚至更久再考虑生育。为避免抗肿瘤治疗对胎儿的健康风险，一般建议至少停止抗肿瘤治疗 6 个月后再实施生育计划。

 温馨提示

1. 乳腺癌治疗药物主要分为化疗药物、分子靶向药物、内分泌治疗药物、去势药物、免疫治疗药物。
2. 绝经前激素受体阳性病友具有高危因素的，OFS 联合内分泌治疗能进一步降低乳腺癌复发风险。
3. 抗肿瘤药物会影响生育功能，治疗期间应注意避孕，有生育需求的应在治疗前告知医生，以制订生育保护方案。
4. 一般认为化疗结束 2~3 年后可以考虑怀孕。为避免抗肿瘤治疗对胎儿的健康风险，一般建议至少停止抗肿瘤治疗 6 个月后再实施生育计划。

三、乳腺癌治疗药物面面观

(一) 乳腺癌内分泌治疗药物

【他莫昔芬】

秦女士，32岁，是一个美丽的芭蕾舞者，身材苗条，舞姿优美。然而不幸悄然来临，秦女士体检时发现左侧乳房有一个结节，经过诊断确诊为乳腺癌。幸运的是发现早，只需把左侧乳腺肿瘤切除，还可以保留乳房，最大程度上保持着美丽与尊严。手术后病理免疫组化结果：ER(+)，PR(+)，HER-2(-)，Ki-67(35%)。术后进行了8周期化疗联合戈舍瑞林去势治疗。化疗结束后，医生建议秦女士继续使用他莫昔芬居家抗肿瘤治疗，并且用药期间要求每6~12个月进行1次妇科检查。目前秦女士按照医嘱服用他莫昔芬进行居家治疗，休息一段时间后，秦女士回到了自己热爱的舞台。秦女士非常感激医生对自己的帮助，让自己能够重拾梦想。

1. 他莫昔芬是什么药?

他莫昔芬是一种选择性激素受体调节药，是乳腺癌内分泌治疗药物中的一员，主要用于绝经前激素受体(ER或PR)阳性的乳腺癌病友。秦女士为乳腺癌术后病友，激素受体阳性，术后给予化疗以降低乳腺癌的复发风险，而化疗后的内分泌治疗能够使复发风险进一步降低。

2. 怎样服用他莫昔芬?

(1)用法用量：常规每次10 mg，每日2次。有些病友必要时可能需要每次口服20 mg，每日2次。

(2)疗程：具体疗程根据疗效及是否绝经状态，由临床医生判定。

(3)漏服处理：如果距漏服时间不长，应立即补服当次剂量。如果漏服时间超过12小时，那么只需要继续正常服药即可，无须补服漏服的剂量。

3. 服用他莫昔芬为什么要定期进行妇科检查?

长期服用他莫昔芬会刺激子宫内膜，可导致子宫内膜增厚，甚至发生子宫内膜癌。因此用药期间需要监测子宫内膜的厚度，至少每半年或一年检查一次。检测时机：月经结束后 2~3 天内(周期较长者 5~7 天内)进行子宫内膜检查。

4. 服用他莫昔芬需注意哪些问题?

(1)药物相互作用：他莫昔芬进入人体后必须经肝脏某个特殊的酶(CYP2D6)转化后才能发挥疗效，如果他莫昔芬在人体内不能转化，效果会大打折扣。如果存在 CYP2D6 基因突变，服用他莫昔芬，药效可能甚微。同样的，如果用药期间使用了影响 CYP2D6 这个酶的药物同样会影响疗效。因此用药期间需要合用以下药物时，应咨询医生或者药师：氟西汀、溴隐亭、华法林、利福平等。

(2)以下食物会降低药效：高雌激素的食物(雪蛤、蜂王浆、胎盘素等)、维生素 C 及维生素 E 补充剂，用药期间应避免食用。

5. 服用他莫昔芬需注意哪些不良反应?

(1)子宫内膜增厚：是长期使用他莫昔芬较为严重的不良反应，用药期间应按要求定期进行妇科检查。若出现阴道不规则流血、白带异常或盆腔压痛等症状应及时就医。

(2)血栓形成：可出现静脉血栓或肺栓塞。如果用药期间出现手臂、腿肿胀，或呼吸气短，应及时就医。

(3)潮热：使用他莫昔芬会出现类似更年期样症状，潮热、盗汗最为常见，可观察处理。

 温馨提示

1. 他莫昔芬主要用于绝经前激素受体阳性乳腺癌病友的内分泌治疗。
2. 子宫内膜增厚是他莫昔芬的主要不良反应之一，用药期间至少每半年或一年进行一次妇科检查。
3. 他莫昔芬受 CYP2D6 代谢酶影响，用药期间要注意食物、药物的影响。

【来曲唑】

> 何奶奶，68岁，确诊为乳腺癌3年。已经服用来曲唑片抗肿瘤治疗2年多，这期间没有特殊不适，但是近期偶感膝关节疼痛。到医院检查，医生说是轻微的骨质疏松症状，给她开了一些钙片和维生素D。服用了一段时间后，何奶奶的膝关节疼痛症状确实缓解了。何奶奶有些疑问，想知道骨质疏松的发生是否跟服用的药物有关？服用来曲唑还有其他不良反应吗？接下来我们为您一一解答。

1. 来曲唑是什么药？

来曲唑是绝经后激素受体阳性乳腺癌病友主要的内分泌治疗药物。绝经前女性的雌激素主要由卵巢分泌，而绝经后的雌激素主要通过雄性激素转变而来。在雄激素转变成雌激素过程中，需要芳香化酶的帮助，来曲唑就是芳香化酶抑制药，是消灭乳腺癌病友身体内芳香化酶这个"帮凶"的药物，从而降低绝经后雌激素的生成来达到抗肿瘤的作用。

2. 怎样服用来曲唑？

(1)用法用量：每次2.5 mg，每日1次。

(2)服药时间：不受食物影响，每日尽量在同一时段服药。

(3)疗程：具体疗程根据疗效，由临床医生判定。

3. 服用来曲唑为什么会引起骨质疏松？

雌激素参与骨的形成，可将钙纳入骨，当雌激素水平下降，骨骼中的钙会逐渐流失。绝经后雌激素水平降低，会引起骨密度降低，容易出现骨量减少、骨质疏松及骨折。当乳腺癌病友接受芳香化酶抑制药治疗时，会引起雌激素的进一步减少，骨量丢失加速，导致骨质疏松骨折的风险进一步增加。

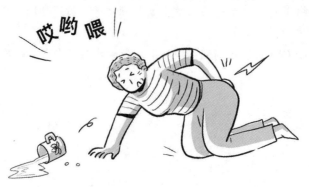

4. 如何预防骨质疏松的发生？

（1）改善生活方式：推荐每日至少进行 30 分钟中等强度的运动，如步行、跑步等；进食含钙丰富的食物；戒烟戒酒；特别注意防止跌倒和身体猛烈撞击。

（2）骨密度监测：用药开始前及用药期间应常规进行骨密度检测，推荐每 6 个月进行一次，最长间隔不超过 1 年。可根据 BMD 评分（T-score）情况进行骨质疏松的预防。T-score 小于-2.5，为骨质疏松，可开始使用双膦酸盐治疗；T-score 为-2.5~-1.0，为骨量减低，给予维生素 D 和钙片治疗，并考虑使用双膦酸盐，双磷酸盐可以每 3~6 个月使用 1 次；T-score 大于-1.0，为骨量正常，不推荐使用双膦酸盐。

（3）补充钙剂：绝经后女性应补充钙剂和维生素 D 以保持骨密度正常水平。老年人平均每日应补充的元素钙量为 500~600 mg。维生素 D 可以促进钙的吸收，成年人钙的每日推荐剂量为 200 IU，老年人钙的每日推荐剂量为 400~800 IU，用于治疗时钙的每日推荐剂量为 800~1200 IU。当钙剂和维生素 D 与双膦酸盐联合应用时，钙剂的每日建议剂量为 1200~1500 mg，维生素 D 的每日建议剂量为 400~800 IU。

5. 服用来曲唑还有哪些不良反应？

除了骨质疏松以外，来曲唑常见的不良反应还包括关节疼痛、肌肉痛、老年性阴道炎、食欲下降等，因此日常服用来曲唑时应注意：
（1）用药期间若出现骨头或肌肉疼痛，应及时告知医生。
（2）若出现阴道分泌物增多、外阴瘙痒等不适，应及时就医。

 温馨提示

1. 来曲唑主要用于绝经后激素受体阳性乳腺癌病友的内分泌治疗。
2. 骨质疏松是来曲唑的主要不良反应，用药期间每 6 个月监测一次骨密度。
3. 其他常见不良反应还包括关节、肌肉疼痛、老年性阴道炎等。

【氟维司群】

> 孙奶奶，68岁，5年前进行乳腺癌改良根治术，术后常规进行放化疗。孙奶奶目前已经服用来曲唑片5年余，近期发现腰椎附近疼痛，以为是骨质疏松，便自行服用钙片，但服用2周后疼痛越来越明显，甚至影响到晚上睡眠。到医院检查后发现是出现了骨转移。医生根据病情分析，建议改用氟维司群继续内分泌治疗。那么，氟维司群是什么药？有什么优势？让我们来了解一下。

1. 氟维司群是什么药？

氟维司群是绝经后激素受体阳性晚期乳腺癌治疗的基石，无论是之前未接受过内分泌治疗，还是他莫昔芬或是来曲唑等芳香化酶抑制药治疗失败的，氟维司群均是最佳的选择，其疗效好，不良反应小。

2. 怎样使用氟维司群？

氟维司群需要肌内注射，每次500 mg，每4周注射1次，首次用药后两周需再给予500 mg。

3. 使用氟维司群有哪些不良反应？

氟维司群使用的安全性较高，较少出现严重不良反应。常见不良反应主要有：注射部位疼痛，或肌肉酸痛，多为一过性，可以使用布洛芬、双氯芬酸钠、塞来昔布等非甾体类止痛药进行对症处理；胃肠道反应多表现为恶心、呕吐，部分病友可出现腹泻反应，可参考本书其他章节处理胃肠道反应。

温馨提示

1. 氟维司群是绝经后激素受体阳性晚期乳腺癌治疗的基石。
2. 氟维司群主要不良反应是注射部位疼痛及胃肠道反应。

（二）抗 HER-2 的靶向药物

【曲妥珠单抗、帕妥珠单抗】

周女士，半年前发现右侧乳房有个花生粒大小的肿块，无疼痛感，所以未重视。近期发现肿块增大，同时腋下也有硬块，她到医院就诊，确诊为右侧浸润性乳腺癌。医生告知周女士，目前肿块较大，不适合手术，不过病理结果提示 HER-2 阳性，建议她先采取双靶向联合化疗进行抗肿瘤治疗，若肿块缩小，再进行手术。周女士想知道双靶向治疗需要注意什么？接下来我们就来了解一下。

1. 哪些病友适合用双靶向治疗？

目前双靶向治疗（曲妥珠单抗+帕妥珠单抗），是国际上高危病友的标配方案。高危病友目前公认的是有淋巴结转移者或肿瘤体积较大无法手术需要先进行化疗将肿瘤缩小再进行手术的病友。

2. 怎样使用双靶向治疗药物？

（1）用法用量：曲妥珠单抗需静脉输液给药，通常每三周给药一次，首次给药 8 mg/kg（体重），之后以 6 mg/kg（体重）维持；帕妥珠单抗需静脉输液给药，首次 840 mg，之后以 420 mg 维持。

（2）用药疗程：具体疗程根据医生制订的治疗方案而定。

3. 双靶向治疗过程中常见的不良反应有哪些？

（1）心脏毒性：为抗 HER-2 大分子单克隆抗体的主要不良反应。如果既往使用过蒽环类药物，心脏毒性的发生概率及严重程度增加。临床使用该类药物前会对病友的心脏功能进行评估，使用期间同时也要定期监测心功能情况。如出现心慌、心跳加速等不适时应及时告知医务人员。

（2）腹泻：是帕妥珠单抗最常见的不良反应，如出现大便次数增加或水样便，应及时告知医务人员。病友腹泻期间忌食咖啡、酒、奶制品、橘子汁、葡萄汁以及辛辣食物，宜清淡饮食、少食多餐。

（3）输液反应：主要表现为用药过程中出现寒战和发热，部分病友可出现恶心、呕吐、疼痛（一些发生在肿瘤部位）、头痛、眩晕等，少数病友可出现呼吸困难、低血压症状。因此病友输注曲妥珠单抗或帕妥珠单抗治疗期间，特别是第一次用药期间应注意观察自己有无上述症状，有任何不适都应及时告知医务人员处理。一般轻到中度输液反应可通过降低输液速度处理，对严重输液反应者则建议停止输液。

 温馨提示

1. 心脏毒性是抗 HER-2 大分子单抗药物的主要不良反应。
2. 输液期间要注意输液反应的发生，如果出现腹泻症状应及时告知医务人员。

【吡咯替尼】

> 杨女士，右侧乳腺癌，既往术后给予 6 周期 AC-TH 方案（多柔比星+环磷酰胺序贯多西他赛+曲妥珠单抗）化疗。化疗结束后医生建议她继续进行放疗，但杨女士觉得身体不错，没有什么不舒服，就未继续到院治疗及复查。1 年后杨女士觉得肋骨疼痛，到医院就诊检查，发现乳腺癌复发并出现了肋骨转移，杨女士后悔化疗后没按要求继续治疗。此次，杨女士接受了曲妥珠单抗+帕妥珠单抗+白蛋白结合型紫杉醇治疗，肿瘤一度得到了控制，但好景不长，6 个月后杨女士感觉头晕、头痛，进一步检查发现肿瘤发生脑转移，医生这次建议使用吡咯替尼联合卡培他滨治疗。下面我们一起来了解吡咯替尼。

1. 吡咯替尼是什么药？

吡咯替尼是抗 HER-2 的小分子酪氨酸激酶抑制药，同类药物还有拉帕替尼、来那替尼。在一线含曲妥珠单抗方案治疗失败的 HER-2 阳性转移乳腺癌病友中，二线治疗可继续选择使用抗 HER-2 的靶向治疗。研究表明紫杉醇和曲妥珠单抗治疗失败的病友，继续给予吡咯替尼联合卡培他滨比单药化疗更能使得病友的生存周期延长。根据杨女士的情况，可以选择任意一个抗 HER-2 的小分子酪氨酸激酶抑制药联合卡培他滨进行后续的治疗。

2. 怎样服用吡咯替尼？

吡咯替尼有 160 mg、80 mg 两种规格，首次用药均推荐从 160 mg 规格开始，如果出现比较严重的腹泻等不良反应，医生会建议下个周期换为低剂量规格的药物，具体请听从医生指导。

（1）用法：推荐剂量为 400 mg，每日 1 次。

（2）服药时间：餐后 30 分钟内口服，每天同一时间服药。

（3）漏服处理：如果漏服了某一天的吡咯替尼，不需要补服，下一次按计划服药即可。

3. 服用吡咯替尼需注意哪些不良反应？

吡咯替尼与多数抗肿瘤靶向药物一样，容易出现腹泻、药物性肝损伤、恶心、呕吐、皮肤毒性、心脏毒性和口腔黏膜炎等不良反应。腹泻是最常见的不良反应，绝大多数发生于用药第 1 周至 1 个月内。

4. 吡咯替尼引起的腹泻有什么方法可以预防吗？

吡咯替尼引起的腹泻是可以进行有效的预防。

（1）首先尽量避免服用其他会引起腹泻的食物或药物，以免加重该药的腹泻反应。

（2）对于用药期间如果因每天大便次数超过 7 次而暂停使用吡咯替尼的病友，再次恢复治疗时，可使用洛哌丁胺（易蒙停）进行预防性治疗，预防周期为 21 天。

（3）预防方法：洛哌丁胺（易蒙停）第 1~2 周给药剂量为每次 2~4 mg，每日 3 次；第 3 周给药剂量为每次 2~4 mg，每日 2 次；21 天后的给药剂量为每次 2~4 mg，按需使用，每日剂量不得超过 16 mg。

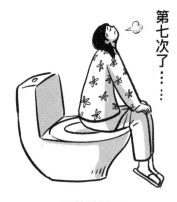

第七次了……

又拉肚子了！

 温馨提示

1. 一线使用曲妥珠单抗治疗失败后，推荐二线继续使用抗 HER-2 靶向治疗，可以选择任意一个抗 HER-2 的小分子酪氨酸激酶抑制药。

2. 可根据使用吡咯替尼期间的腹泻情况使用洛哌丁胺进行预防性治疗。

【哌柏西利】

> 曾阿姨，65 岁，确诊乳腺癌 6 年，先后接受了手术、化疗、放疗和内分泌治疗。目前，曾阿姨已服用来曲唑内分泌治疗 5 年余，近期复查肿瘤进展。曾阿姨因化疗后出现严重呕吐、骨髓抑制的不良反应而拒绝再次化疗。医生此次建议她试试哌柏西利联合氟维司群进行治疗。接下来我们就来了解一下哌柏西利这种药物。

1. 哌柏西利是什么药？

哌柏西利是我国首个上市的 CDK4/6 抑制药，适用于激素受体阳性/HER-2 阴性的晚期乳腺癌病友，与来曲唑或氟维司群联合使用作为绝经后乳腺癌病友的内分泌治疗。

2. 怎样服用哌柏西利？

哌柏西利有 125 mg、100 mg 和 75 mg 三种规格，首次用药均推荐从 125 mg 规格开始。如果出现比较严重的骨髓抑制等不良反应，医生会建议下个周期换低剂量，具体请听从医生指导。

（1）用法用量：125 mg，口服，每日 1 次，服用 21 天，停 7 天。胶囊应整粒吞服，不得咀嚼、压碎或掰开。

（2）服药时间：与食物同服，每天同一时间服药。

（3）用药疗程：具体疗程根据治疗方案而定。

（4）漏服处理：如果用药后呕吐或漏服，当天不得补服，下一次按计划服药即可。

3. 服用哌柏西利有哪些不良反应？

哌柏西利引起的不良反应与其他靶向药物不同，骨髓抑制是其常见不良反应，其他不良反应主要为肝损伤和肾损伤。

4. 如何预防哌柏西利引起的骨髓抑制反应？

（1）用药前进行血常规检查，在中性粒细胞绝对计数 $\geqslant 1.0 \times 10^9$/L 且血小板计数 $\geqslant 50.0 \times 10^9$/L 时方可用药。

（2）用药第 15 天检测血常规，中性粒细胞绝对计数为 0.5×10^9/L ~ 1.0×10^9/L，可以继续服药至第 21 天。如果第 15 天中性粒细胞绝对计数 $\leqslant 0.5 \times$

$10^9/L$，需暂停用药，直至中性粒细胞绝对计数恢复至≥$1.0×10^9/L$，再降低一个剂量级（100 mg/d）开始下一疗程治疗。在降低一个剂量级进行下一疗程治疗过程中，仍出现中性粒细胞绝对计数≤$0.5×10^9/L$，或中性粒细胞绝对计数为$0.5×10^9/L$~$1.0×10^9/L$合并发热或感染，需停止用药，直至中性粒细胞绝对计数恢复至≥$1.0×10^9/L$，可再降低一个剂量级（75 mg/d）继续治疗。如需进一步降低剂量至 75 mg/d 以下，则终止治疗。

 温馨提示

1. 哌柏西利联合来曲唑或氟维司群用于激素受体阳性/HER-2 阴性的晚期乳腺癌病友的内分泌治疗。
2. 骨髓抑制是哌柏西利的主要不良反应。

(三)化疗药物

【多柔比星、多西他赛、环磷酰胺】

> 姜女士，49 岁，右侧乳腺癌，免疫组化结果：ER（+），PR（+），HER-2（-），Ki-67（45%）。医生考虑姜女士目前手术完全切除的难度较大，建议先进行 6 周期多西他赛+多柔比星+环磷酰胺化疗后，再进行手术切除。姜女士第一次化疗，她在网上查阅相关文章，觉得这个化疗方案毒性很大，因此对化疗产生了抵触情绪。那么化疗方案中的药物有哪些特殊的不良反应？接下来我们一起来了解一下。

1. 多柔比星是什么药?

多柔比星是蒽环类药物，在乳腺癌中应用广泛，可用于术后辅助、术前新辅助、复发转移后等多个治疗阶段。不良反应主要表现为心脏毒性、骨髓抑制、胃肠道反应等。

2. 心脏毒性是什么?

心脏毒性是指心肌细胞的损伤，主要临床表现为胸闷、心悸、呼吸困难等。蒽环类药物导致的心脏毒性可以分为急性、慢性和迟发性。急性心脏毒性在给药后的几小时或几天内发生，慢性心脏毒性在用药后 1 年内发生，甚至也有在

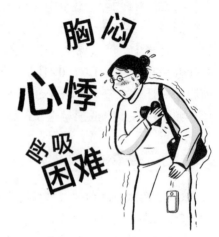

用药后数年发生的。蒽环类药物心脏的损害与给药剂量成正比关系，累积剂量越大心脏毒性发生概率越高。蒽环类药物没有绝对的"安全剂量"，个体差异大。

3. 如何预防心脏毒性发生？

（1）对有心血管疾病史、心功能不全者应谨慎使用。

（2）严格限制蒽环类药物的累积剂量，改变给药方法或使用脂质体蒽环类药物可减少心脏毒性的发生。

（3）避免与心脏毒性较大的曲妥珠单抗、帕妥珠单抗等药物同时使用。

（4）使用期间，必须通过心脏彩超评估左心室射血分数等心功能指标，至少每3个月评估1次。

（5）医生可能会给病友使用右雷佐生、氨磷汀等药物来预防心脏毒性的发生。

4. 听说多西他赛容易引起过敏反应和水钠潴留，怎么预防多西他赛导致的不良反应？

多西他赛中含有辅料吐温80，是引起过敏反应的主要原因。水钠潴留是一种"水肿"的表现。水钠潴留多是可逆的，使用糖皮质激素治疗后可以缓解。临床用药期间，一般口服地塞米松片进行预处理，以避免过敏反应和水钠潴留的发生。预防的方法：给药前1天开始服用地塞米松片，每日2次，每次8 mg，持续3天。只要规范进行预处理，出现过敏反应或水钠潴留的情况将大大降低。当然，多西他赛化疗后仍要监测体重、关注眼睑下或者双下肢是否存在水肿。

5. 使用环磷酰胺会出现什么样的严重不良反应？

（1）出血性膀胱炎是环磷酰胺主要的、严重的不良反应之一，可表现为突发性血尿，伴有尿频、尿急、尿痛。部分病友可出现顽固性血尿，反复发作性血尿，或血尿持续，经久不愈。临床上可采用大剂量补液、利尿等方式加速环磷酰胺的排泄以减少不良反应发生的概率。用药期间建议病友多饮水，密切关注排尿情况，如出现不适应及时告知医务人员处理。

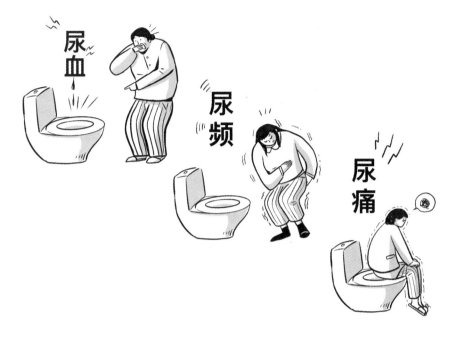

（2）环磷酰胺与蒽环类药物联用，是临床上常见的高致吐风险的化疗方案。因此用药期间应规范使用止吐药物预防呕吐反应的发生。建议用药期间少食多餐，避免食用较油腻的食物。

（3）其他常见不良反应还包括骨髓抑制、脱发、口腔炎等。

 温馨提示

1. 蒽环类药物主要的不良反应是心脏毒性，应避免与心脏毒性较大的曲妥珠单抗、帕妥珠单抗等药物同时使用，用药期间应监护心脏功能。
2. 多西他赛主要的不良反应为过敏反应及水钠潴留，应接受规范的预处理。
3. 出血性膀胱炎是环磷酰胺的主要严重不良反应，用药期间应注意排尿情况。

第四节　小心"喂"出来的病——胃癌

一、带您解密胃癌

小张体检时查出幽门螺杆菌（Hp）阳性，体检报告上建议他前往消化内科就诊。可小张自觉没什么不舒服，就有时有点胃胀、胃痛，挺挺就过去了。加上平常上班太忙，加班熬夜，连吃外卖都顾不上，所以即便家人反复提醒他去做全面检查，他也没当一回事，一拖再拖。这几天，小张突然发现大便变成了黑色，这可把他吓坏了，他立马请假去了医院。医生给他预约了无痛胃镜。胃镜结果发现小张胃里有个溃疡，取了活检，病检结果提示胃癌。医生很惋惜地告知小张，如果早点来检查，早点治好 Hp，可能也就不至于发展成胃癌。接下来还要再做些检查，看它的分期如何再制订后续治疗方案。医生的话顿时犹如一个晴天霹雳响在小张耳边。"胃癌？我才 35 岁怎么就会得胃癌？"小张又急又慌又怕。下面我们就来带您了解一下胃癌。

1. 什么是胃癌？

胃癌是起源于胃黏膜上皮细胞的恶性肿瘤。

2. 我国胃癌的发病情况如何？

我国是全球胃癌发病率最高的国家。全球每年新发胃癌病例约 120 万，其中中国约占 40%，每年大概有 49 万中国人确诊胃癌。目前我国胃癌在全部恶性肿瘤中的发病率仅次于肺癌，排第二位，死亡率排第三位，每年大约有 40 万人死于胃癌。

胃癌越早被发现，越容易治疗，甚至能治愈。而在我国，大多数胃癌发现时已是进展期，早期胃癌不足 20%。另一个胃癌高发国家日本的早期胃癌诊治率高达 70%，这主要得益于日本推行多年的全民胃癌早筛查。近年来我国也在大力推广普及胃癌早期筛查及早诊早治策略。同时，随着诊疗水平的进步，我国早期胃癌的诊治率也在逐年增高，胃癌的死亡率明显下降。

3. 哪些人更容易得胃癌呢？

我国胃癌的发病人群的年龄大多在 50 岁以上，但近年来的发病越来越年轻化。目前认为具有以下几类因素的人群更容易得胃癌：

(1) Hp 感染：Hp 感染是胃癌发生的重要危险因素。在全球范围内，因 Hp 感染引发的恶性肿瘤占 17.8%。目前全球约有一半的人都存在 Hp 感染，其中发展中国家的感染率高达 74%。

(2) 不健康饮食：包括高亚硝酸盐、高盐饮食，常吃腌、熏、烧烤、油煎和霉变食品。

(3) 吸烟：吸烟是一个重要的致癌因素，与多种癌症的发生都有密切关系，同样也可影响胃癌的发生和发展。

(4) 遗传易感性：大部分胃癌是没有明确遗传因素的，但在约 10% 的人群中具有家庭聚集性。

4. 得了胃癌有哪些不适？

40%~60% 的早期胃癌没有自觉症状。然而一旦出现明显症状时，可能多数已处于胃癌的进展期或出现并发症。早期胃癌并没有特异性的症状，大多是上腹部不适或隐痛、嗳气、反酸等类似于胃炎、胃溃疡的症状。但病友也不可忽视，应提高警惕，及时去医院做相关检查。如果短期内出现体重减轻明显、持续乏力、持续进行性加重的上腹部疼痛、持续黑便甚至呕血等，就更不可想当然地认为只是一般的胃病，须尽快去医院就诊。

5. 胃癌病友为什么要检测 HER-2 状态？

HER-2 阳性胃癌是一类独特的疾病亚型，需要采取不同于 HER-2 阴性胃癌的诊疗策略和手段。晚期胃癌选择抗 HER-2 靶向治疗前必须先检测 HER-2 状态。针对 HER-2 阳性晚期胃癌病友可以使用有效的抗 HER-2 靶向治疗，这也是改善病情的重要手段。因此对胃癌来说，及时检测和准确评判 HER-2 状态非常重要。建议在整个诊治过程中，包括活检后、手术后、复发后等情况下，若有条件应重新反复检测 HER-2 状态，以便制订后续的最佳治疗方案。

6. 得了胃癌大概可以活多久？

胃癌病情发展较快，不同的胃癌病友预后差别很大，影响胃癌预后的因素有很多。其中，肿瘤的分期早晚和淋巴结有无转移是最重要的因素，其次接受规范合理与否的治疗也是重要因素之一。

根治性手术治疗是胃癌最重要也是最有效的治疗手段，如有机会应尽量争取根治性手术。如果是早期胃癌病友，经根治性手术后 5 年生存率可超过 90%，甚至达到治愈效果，10 年生存率也可达到 66% ~ 85%。而进展期胃癌，即使接受手术及放、化疗等规范化治疗，5 年生存率仍不高。同时，随着淋巴结转移个数的增多，5 年生存率也会逐渐下降。因此，早发现、早诊治是提高胃癌治疗效果最主要的方法。

7. 哪些人群需要做胃癌的筛查？

如果持续出现胃部不适的相关症状，或者是胃癌高危人群，一定要到医院专科进行定期筛查。在我国，年龄≥40 岁且符合下列任意一条的人群均被列为胃癌高危人群，建议作为胃癌筛查对象：

（1）胃癌高发地区人群：在我国，辽宁、福建、甘肃、山东、江苏是胃癌高发的省份。

（2）Hp 感染者。

（3）既往患有慢性萎缩性胃炎、胃溃疡、胃息肉、手术后残胃、肥厚性胃炎、恶性贫血等胃癌前疾病。

（4）胃癌病友一级亲属：包括其父母、子女、兄弟姐妹。

（5）存在胃癌其他风险因素：如长期摄入高盐、腌制食物，吸烟、大量饮酒等。

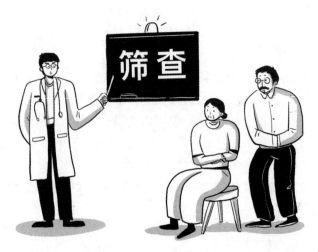

8.胃癌的筛查方法有哪些?

(1)高危人群:可考虑直接进行胃镜筛查。胃镜及胃镜活检是目前诊断胃癌的金标准。近年来无痛胃镜发展迅速,病友接受度大大提高,一般不到十分钟就可以完成,因此也成为胃癌高危人群的重要筛查手段。

(2)非高危人群:可先对 Hp 感染状态进行筛查。目前最常用的 Hp 检测方法是 ^{14}C 呼气试验,也是体检人群常用的筛查方式。此外还可以进行血清学 Hp 抗体或粪便抗原检测,或采用没有创伤性的血清胃蛋白酶原(PG)联合血清胃泌素 17(G-17)检测作为初筛手段,筛出胃癌高风险人群,再进一步进行胃镜检查。如果胃镜检查发现可疑肿块,则取活检送病理学检查,后续根据活检病理结果采取相应的随访复查和处理方案。

9.预防胃癌我们该怎么做?

除了一定的遗传因素,胃癌的发病主要还是与人们的饮食习惯和生活方式密切相关。因此预防胃癌除了做好早期筛查,日常生活中我们还需做到:

(1)保持健康的饮食习惯及结构。多吃新鲜蔬菜、水果可减少胃癌的发生。不可暴饮暴食和长期高盐、辛辣饮食,尤其应避免腌制食物和霉变食物的摄入,减少亚硝酸盐的摄入。

(2)Hp 感染者应接受根除性治疗:根除 Hp 可使胃癌发生率总体降低39%。因此再次强调,除非有不可抗因素,所有 Hp 感染的病友都应该接受专科医生制订的规范性根除治疗。千万不可自行随意服药、减药甚至停药,一旦 Hp 产生耐药,则很难根除。

(3)定期体检:定期常规体检,针对 Hp 感染进行检测。针对高危人群定期筛查可及时发现癌前病变并尽早处理。

(4)戒烟,戒酒,少喝或不喝烈性酒。

(5)减少抑郁,保持心情舒畅。

 温馨提示

1.早期筛查、早期发现胃癌对病友的预后非常重要。
2.胃镜是早期筛查的最重要手段。
3.胃癌最重要且最有效的治疗手段是根治性手术。
4.预防胃癌需做到健康饮食、根除 Hp、戒烟戒酒、减少抑郁等。

二、胃癌药物治疗锦囊

医生给小张安排了全面检查。等待结果期间，小张从一开始的不相信到慢慢接受了这个不幸的事实。他每天花大量时间在网上查"得了胃癌怎么办？""胃癌怎么治疗比较好？"。医生安慰小张，不用太焦虑，目前肿瘤的治疗在全国乃至全世界范围都是很规范的，有各种国内外指南供医生参考。只要是在专业的公立医院接受治疗，不用担心会碰到"莆田系"治疗。另外，肿瘤的新药研发已经很先进了，目前有不少抗肿瘤药在临床试验期，可以给癌症患者提供更多元化更前沿的治疗药物选择。小张最终的结果出来了，经过讨论，医院确定治疗方案为先行全胃切除手术，再进行术后化疗。小张心里仍然有疑问，现在胃癌的治疗药物到底有哪些？下面我们就来为他解答一下。

1. 治疗胃癌的常用化疗药物有哪些？

胃癌的化疗药物是以氟尿嘧啶及其衍生物（氟尿嘧啶、卡培他滨、替吉奥）（表5-5）、紫杉类药物（紫杉醇、多西他赛）、铂类药物（奥沙利铂、顺铂）为主，其次也可使用拓扑异构酶Ⅰ抑制药（伊立替康）、蒽环类药物（表柔比星）。以上组成单药、两药或三药的联合方案。

表5-5 氟尿嘧啶及其衍生物的特点

药物	组分	使用方法	特点	常见不良反应
氟尿嘧啶	氟尿嘧啶	静脉滴注，与左亚叶酸钙联用增效	应用最广，疗效好但不良反应大	骨髓抑制、消化道反应
卡培他滨	氟尿嘧啶前体药物	口服	仅肿瘤组织内氟尿嘧啶浓度高，全身不良反应小	消化道反应、手足综合征
替吉奥	3种成分复合制剂	口服	全身氟尿嘧啶浓度增加，但有成分可减轻消化道反应	骨髓抑制、爆发性肝炎

2. 治疗胃癌的分子靶向药物有哪些?

治疗胃癌的分子靶向药物主要有以下两个通道:

(1) 抗 HER-2 通道:曲妥珠单抗,已被批准用于 HER-2 阳性晚期胃癌的一线治疗。

(2) 抗血管生成通道:作用于人血管内皮生长因子受体2(VEGFR-2)。阿帕替尼已被批准用于晚期胃癌的三线及三线以上治疗。

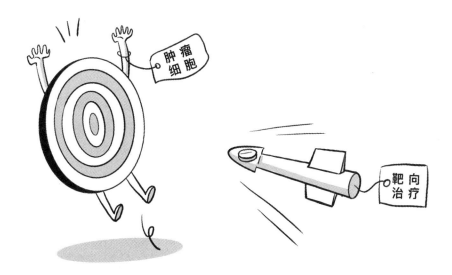

3. 治疗胃癌的免疫治疗药物有哪些?

目前在我国获批用于胃癌的免疫治疗药物纳武利尤单抗,以及国内外指南推荐的帕博利珠单抗,均可作为晚期胃癌的三线治疗。

 温馨提示

1. 治疗胃癌常用化疗药物主要以氟尿嘧啶及其衍生物、紫杉类药物、铂类药物为主。
2. 治疗的胃癌分子靶向药物主要有曲妥珠单抗和阿帕替尼。
3. 胃癌免疫治疗药物有纳武利尤单抗和帕博利珠单抗。

三、胃癌治疗药物面面观

（一）卡培他滨

小张手术很顺利，出院恢复一段时间后，根据术后病检等一系列检查结果，小张开始接受第一个周期的化疗。医生告诉小张，化疗方案叫 XELOX 方案，为卡培他滨联合奥沙利铂方案，每 21 天为一个周期。先口服卡培他滨，出院带药按医嘱服用 21 天后再来医院进行第二次化疗，静脉滴注奥沙利铂。化疗了 2 个周期后，小张发现手脚有点干燥，紧接着出现红疹，还有点痒，过了两天又感觉痛。小张赶紧去医院，医生仔细查看后，告知小张不用紧张，这是吃了卡培他滨出现的不良反应，叫做手足综合征。完善检查后，医生决定暂停化疗，先治疗手足综合征。那么手足综合征是什么？除了会出现手足综合征，卡培他滨还可能会有哪些其他不良反应？接下来我们将为大家一一道来。

1. 卡培他滨是什么化疗药？

卡培他滨属于氟尿嘧啶衍生的产物，是一种高效、安全、方便的口服抗代谢化疗药。它本身没有细胞毒性，是氟尿嘧啶的前体药物。被激活后可生成氟尿嘧啶，影响肿瘤细胞 DNA 和 RNA 合成，阻止肿瘤细胞生长。卡培他滨被肠黏膜迅速吸收后，只在肿瘤组织中被激活产生高浓度的氟尿嘧啶，而对其他正常组织无毒性。因此卡培他滨既能明显提高抗肿瘤疗效，又能最大程度降低药物毒性。

2. 怎样服用卡培他滨？

（1）用量：推荐剂量为 1250 mg/m²（注：m² 为体表面积单位），早晚各 1 次。治疗 2 周后停药 1 周，每 3 周为 1 个疗程。与奥沙利铂联用时，推荐剂量为 1000 mg/m²。用药过程中，可根据需要按医生要求调整剂量使得病友能耐受治疗。

（2）服药时间：餐后 30 分钟内服用，每日服药的时间应尽可能相同。尽量保证两次服药间隔大于 8 小时。

(3)用药疗程：具体疗程根据所制订的化疗方案而定。

(4)漏服处理：如果漏服，可尽快补服，但若是已接近下次服药时间，则不需补服，仍按原来的服药计划继续服用即可。切记不可双倍加量吃药。

3. 手足综合征有哪些表现？

手足综合征是卡培他滨的主要不良反应之一，大概50%使用卡培他滨的病友都会出现手足综合征。但不用紧张，大多数病友的症状都比较轻微，大约有89%的病友属于1级或2级，只有11%是3级以上。根据严重程度分级如下：

(1)1级：手足麻木、感觉异常、肿胀或红斑，无疼痛感，不影响正常活动。

(2)2级：手足皮肤肿胀、有红斑，伴疼痛，影响日常活动。

(3)3级以上：手足皮肤脱屑、溃疡、水疱伴严重疼痛，严重不适，无法进行日常活动。

4. 服用卡培他滨期间该怎么护理手足皮肤？

(1)日常保持皮肤湿润，使用含羊毛脂或尿素成分的护手霜涂擦手足。

(2)尽量避免手足部的频繁摩擦，避免剧烈运动及过度受压。日常生活中穿松软舒适的鞋，柔软的全棉线袜、手套，使用凝胶鞋垫。

(3)避免接触洗衣粉、肥皂等化学洗涤剂，避免接触热水、高温物品及阳光下直接曝晒。同时也要防寒防冻，注意保暖。

(4)如出现1级手足综合征可加强日常护理，同时口服维生素 B_6，每次50 mg 或 100 mg，每日3次。

(5)如出现2级或3级手足综合征则应暂停卡培他滨，并尽快就医予以处理。

(6)如出现脱屑、溃疡，不要搔抓，可在手足局部涂抹尿素霜。如果皮肤出现病损可用氢化可的松软膏外涂，用柔软无菌的纱布保护，避免涂抹刺激性药物及乙醇、碘伏。如有水疱，不可挤破以防感染，可局部消毒后用无菌针头抽出液体。如有指甲脱落，用生理盐水外洗，再敷上消毒油纱布。不可使用碘伏，以防碘伏灼伤甲床影响指甲再生。

5. 使用卡培他滨时还需注意其他哪些不良反应？

卡培他滨是一种相对安全性较好的化疗药，但使用时仍需注意以下不良反应：

(1)消化道反应：主要有腹泻、恶心，严重的相对少见。大多数轻度腹泻病友可咨询医生按医嘱对症治疗即可。如每日腹泻 4 次以上或夜间腹泻、大便失禁，则应立即停药，尽快就医。

(2)口腔炎：建议每天早晚及进餐后，用软毛牙刷刷牙，仔细清洁口腔和牙齿。可时常使用各种漱口水如苏打水等漱口。多饮水，保持口腔湿润，多进食水果、蔬菜等富含维生素的食物。如发生口腔炎应及时就医，遵医嘱处置。

(3)骨髓抑制：发生率较低(<5%)。可参照本章第一节"解密癌症"相关内容，定期复查血常规。

(4)其他：如色素沉着。因为卡培他滨有光敏作用，服药期间皮肤容易被晒黑，但停药后一般就能恢复。因此服药期间需注意防晒。此外还要注意的是心脏和视力问题，如有相关不适，需及时就医。

(5)特别注意：育龄期人群接受治疗期间应避免生育。妊娠期、哺乳期女性禁止使用。

6.卡培他滨与哪些药物合用时会影响疗效和出现毒性不良反应?

(1)华法林：卡培他滨会增强华法林的抗凝作用，导致出血。因此如需同时服用两药，应及时告知医生。遵医嘱定期监测 INR 值或凝血酶原时间，以便医生及时调整华法林剂量。

(2)苯妥英钠：卡培他滨会增加抗癫痫药苯妥英钠在体内的血药浓度，从而导致苯妥英钠的毒性增加。因此如需同时服用两药，应及时告知医生。

(3)如果病友想要服用其他药物、中草药或者营养剂等，最好先咨询医生，不要自行用药。

 温馨提示

1.用卡培他滨属于氟尿嘧啶衍生物，是一种高效、安全、方便的口服抗代谢化疗药。
2.早晚各服药 1 次，餐后 30 分钟内服药。
3.服药期间需注意保护手足皮肤和口腔卫生。
4.服药期间还需注意消化道不适，可定期监测血常规。

（二）阿帕替尼

65 岁的老吴去年确诊胃癌伴腹膜淋巴结转移，已经调整了三次化疗方案，化疗效果都不佳，这次评估病情仍进展。于是再次更换方案，口服阿帕替尼 850 mg，每日 1 次。治疗一个月后老吴返院复查，胃癌情况倒是没有明显恶化。但医生又给老吴下了一个"蛋白尿"的诊断，并解释这是吃了阿帕替尼引起的。不过没有关系，肾功能暂时还可以，阿帕替尼效果也还不错，先把剂量减到每天 500 mg 继续观察。老吴心里忐忑起来，这个阿帕替尼倒是有效，不晓得是个什么药，还引起了蛋白尿，它除了会引起蛋白尿，还会导致其他问题吗？接下来我们就为您一一道来。

1. 阿帕替尼是什么药？

阿帕替尼属于血管内皮生长因子受体-2（VEGFR-2）酪氨酸激酶抑制药，是一种口服的抗血管生成靶向药，主要是通过抑制肿瘤组织新血管的生成，从而达到治疗肿瘤的目的。

2. 哪些胃癌病友适合服用阿帕替尼？

至少接受过 2 种全身化疗失败的晚期胃癌病友，且身体状况良好的情况下，可考虑单药阿帕替尼治疗。

3. 怎样服用阿帕替尼？

（1）用量：推荐剂量为 850 mg，每日 1 次。可根据病友个人情况，适当降低起始剂量，先从 500 mg 开始，每日 1 次。服用 1~2 周，在临床症状及相关指标耐受的情况下，再酌情增加剂量。具体需按时随访，按照医生要求服药。

（2）服药时间：餐后半小时左右服用，每日服药的时间应尽可能相同。

（3）用药疗程：需持续给药，直到疾病进展或出现病友不能耐受的不良反应。

（4）漏服处理：疗程中如果忘记服药，下次服药时不可补服两倍剂量。

4. 服用阿帕替尼期间需特别关注什么？

阿帕替尼多数不良反应可通过暂停给药、减少剂量以及支持对症处理得以控制和逆转。其常见不良反应为骨髓抑制、乏力和腹泻。此外需特别关注的有：

(1)高血压：多在服药后 2 周左右出现血压轻至中度增高，可通过降压药得到控制。因此服药期间需要每天监测血压，尤其是治疗开始前 2 周，尽可能保持血压稳定(血压<140/90 mmHg)。如果血压升高或出现明显头晕头痛，应尽快咨询医生。

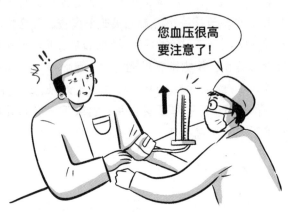

(2)蛋白尿：一般在服药后 3 周左右发生。由于蛋白尿通常没有症状，所以建议使用期间定期检查尿常规、肾功能尿蛋白。用药前 2 个月内每 2 周检查 1 次尿常规和(或)24 小时尿蛋白定量，之后每 4 周检查 1 次。如果发生蛋白尿应及时就医处置。

(3)手足综合征：一般在 2~3 周内发生，具体护理方法可参考胃癌章节中"卡培他滨"部分。

(4)出血：一般在 1 周内出现。需要病友自身观察是否有便血、牙龈出血或鼻衄、皮肤出血点等出血倾向症状。如正在接受溶栓或抗凝治疗的病友一定要及时告知医生，并在用药期间监测凝血功能，包括凝血酶原时间(PT)和国际标准化比值(INR)。如有异常立即就医。

(5)特别注意：妊娠期、哺乳期女性禁止使用。育龄期人群接受治疗期间和治疗结束至少 8 周内需采取有效避孕措施。

 温馨提示

1.阿帕替尼属于抗血管生成靶向药。
2.每日服药 1 次，餐后半小时服用，漏服不补。
3.服药期间需特别关注高血压、蛋白尿、手足综合征和出血等不良反应。

第五节 "肠肠"去关爱——结直肠癌

 一、带您解密结直肠癌

61岁的老胡，一个月前开始出现大便带血，一开始他以为是痔疮，也没当一回事。后来便血次数慢慢多了，大便次数也变多了，人也一天天消瘦。一向身体没啥毛病的老胡这才感觉不对头，和家人说起。家人一听，立马把他带往医院检查。肠镜及病检结果出来，确诊为直肠癌。医生告诉老胡，大便带血是结直肠癌最明显的症状，第一次发现便血的时候就应该警惕起来，当时就该来医院检查。那么除了便血，结直肠癌还有哪些其他症状呢？下面我们就带您来了解一下结直肠癌。

1. 什么是结直肠癌?

结直肠癌也叫大肠癌，包括结肠癌和直肠癌，是最常见的恶性肿瘤之一。

2. 我国结直肠癌的发病情况如何?

在中国，结直肠癌属于高发疾病，每年确诊结直肠癌约37.6万例，而且大部分结直肠癌病友诊断时已到中晚期。目前我国结直肠癌发病率在全部恶性肿瘤中排第三位，死亡率排第五位。而且发病率和死亡率每年均明显地呈上升趋势，发病年龄呈老年化趋势，40岁开始发病率逐渐上升，60~75岁达到高峰。

3. 哪些人更容易得结直肠癌呢?

结直肠癌的发病原因至今尚未完全清楚，但目前认为有以下几类因素的人群更容易得结直肠癌。

（1）遗传因素：家族成员中若有人患过结直肠癌，直系亲属患结直肠癌的风险则明显升高。

(2)饮食因素：高动物蛋白、高脂肪尤其是红肉和加工肉类的摄入以及低纤维饮食人群中的结直肠癌发病率较高。

(3)非癌症疾病：一些非癌症疾病如慢性溃疡性结肠炎、肠息肉、肠腺瘤、克罗恩病等病友也比较容易患结直肠癌。

(4)其他：糖尿病、肥胖、吸烟、大量饮酒，以及缺乏体力活动、久坐等也可导致患结直肠癌风险升高。

4. 结直肠癌的一般风险人群是指什么？

一般风险人群是指患结直肠癌风险处于平均或者较低水平的人群。不具有以下情况者则可称为一般风险人群。

(1)一级亲属(包括父母、兄弟姐妹)具有结直肠癌病史(包括非遗传性结直肠癌家族史和遗传性结直肠癌家族史)。

(2)本人具有结直肠癌病史。

(3)本人具有肠道腺瘤病史。

(4)本人患有 8~10 年长期不愈的炎症性肠病。

(5)本人粪便潜血试验阳性。

5. 得了结直肠癌有哪些表现？

结直肠癌早期症状既不明显也不典型，非常容易被误诊。随着病情发展才出现明显症状，主要表现为下列五个方面：

(1)肠刺激症状和排便习惯改变：这是最早出现也是最主要的症状，表现为排便次数增多，腹泻、便秘，或腹泻、便秘交替出现，同时还有腹部隐痛。

(2)大便性状改变：大便变细，粪便中带血、脓或黏液。一般出血量不多，有时鲜红或较暗，果酱样。这是结直肠癌最明显的症状，一旦出现应尽快就医排查，千万不可自认为是痔疮而忽视了。

(3)腹部肿块：肿瘤长大到一定程度，或者消瘦的病友，腹部较容易摸到肿块。

(4)肠梗阻：一般到了晚期才会出现的症状。腹胀、腹痛、便秘或粪便变细，最后排气、排便停止。

(5)全身症状：如贫血、消瘦、发热、无力等，都需要警惕。

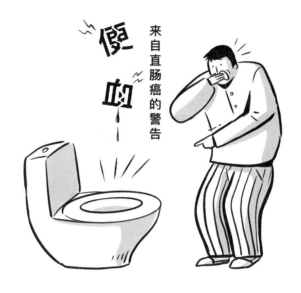

便血

来自直肠癌的警告

6. 结直肠癌筛查应该从什么年龄开始?

结直肠癌大多从腺瘤发生发展为癌,从癌前病变进展到癌大概需要 5~10 年的时间。目前提倡早预防,因此推荐一般风险人群从 50 岁开始,即使没有自觉症状,也应定期进行结直肠癌筛查。高风险人群(需经医生进行风险评估)则从 40 岁开始筛查。如果有 1 个或 1 个以上的一级亲属罹患结直肠癌,则建议从 40 岁或者比一级亲属中最年轻的结直肠癌病友首诊年龄提前 10 年开始筛查。建议高危人群应持续筛查到 75 岁。

7. 结直肠癌的筛查手段有哪些?

(1)结肠镜:是结直肠癌筛查和诊断的金标准,也是最常用的筛查手段。推荐可每 5~10 年进行一次筛查。

(2)免疫法粪便隐血试验(FIT):也就是大便潜血试验。相比结肠镜,FIT 便宜且无创伤,因此在我国人群组织筛查也就是普查中常用。对结直肠癌诊断灵敏度较高,但对癌前病变灵敏度有限。可每年进行一次筛查,阳性者再进行结肠镜检查以明确诊断。

(3)乙状结肠镜:推荐每 3~5 年进行一次检查。欧美国家应用较多,在我国尚未广泛开展,但对远端结直肠癌灵敏度和特异度均较高,因此在有条件的地区推荐使用。

(4)结肠 CT:筛查能力有限,在我国人群筛查中应用也较少。仅推荐有条

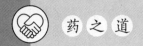

件的地区使用，每3~5年进行一次检查。

8. 结直肠癌病友需要做哪些基因检测？

KRAS 基因是结直肠癌抗 EGFR 靶向治疗前必须检测的首个分子标记物，在美国已被列入临床用药的必检项目。约有40%的结直肠癌存在 KRAS 基因突变。此外还需进行 NRAS、BRAF 等基因检测，为病友选择靶向治疗提供依据。

9. 患结直肠癌后能活多久？

与其他恶性肿瘤相比，结直肠癌的病程和结局都比较好。生存期最主要还是取决于肿瘤分期，对于早期进行根治术后的病友，其 5 年生存率可超过90%；非早期病友经规范治疗也能活较长时间。但影响其疗效和结局的因素仍有很多。疾病进展后生存率也将逐渐下降。另外，有无淋巴结转移也是影响生存率的主要因素，一旦发生区域淋巴结转移或远处淋巴结转移，则结局比较差。因此，结直肠癌的筛查和早诊早治至关重要。

10. 如何预防结直肠癌？

(1)合理安排膳食：营养均衡，多吃全谷物，新鲜蔬菜、水果和富含粗纤维的食物。摄入适量的钙、钼、硒等元素有助于预防结直肠癌。

(2)积极治疗溃疡性结肠炎、肠息肉、腺瘤和克罗恩病。

(3)积极筛查：筛查对结直肠癌的早诊早治以及防止结直肠癌发展到晚期，降低死亡率都有重要作用。

(4)养成良好生活方式：不吸烟、不酗酒、积极锻炼身体、控制体重。

 温馨提示

1. 筛查对结直肠癌的早诊早治以及防止结直肠癌发展到晚期，降低死亡率都有重要作用。
2. 一般风险人群需从 50~75 岁进行结直肠癌筛查。
3. 预防结直肠癌应合理安排膳食、积极治疗腺瘤等疾病、积极筛查以及保持良好的生活方式。

二、结直肠癌药物治疗锦囊

做完直肠癌根治术后不久，医生告诉老胡，手术恢复得不错，接下来就要开始化疗了。医生根据他的病情和个人情况，准备给他使用奥沙利铂和卡培他滨两药联合的化疗方案。医生耐心地给老胡讲，这个方案是目前结直肠癌术后辅助化疗最常用的方案，疗效不错，而且毒性相对也比较小。那么结直肠癌常用的化疗药物到底有哪些？常用的化疗方案又有哪些？下面我们就来一一解答。

1. 结直肠癌的常用化疗药物有哪些？

结直肠癌常用的化疗药物如下：

(1)氟尿嘧啶及其衍生物：氟尿嘧啶(5-FU)是结直肠癌治疗最主要的药物，通常与左亚叶酸钙(CF)联用，以提高疗效。卡培他滨也是主要治疗药物，可用于各个阶段的化疗。替吉奥则不推荐在辅助化疗中使用。

(2)伊立替康：联合 5-FU/CF 治疗晚期结直肠癌。不推荐在术后辅助化疗中使用。

(3)奥沙利铂：以奥沙利铂为基础的化疗方案是结直肠癌辅助化疗和姑息化疗的最主要手段。

常用化疗方案是以氟尿嘧啶类、奥沙利铂或伊立替康三种为基础的双药或三药方案。如 FOLFOX(LV/5-FU+奥沙利铂)、XELOX(卡培他滨+奥沙利铂)、FOLFIRI(LV/5-FU+伊立替康)、FOLFOXIRI(LV/5-FU+奥沙利铂+伊立替康)。三药方案的抗肿瘤效果优于双药，但毒性较难耐受。

2. 治疗结直肠癌的分子靶向药物有哪些？

治疗结直肠癌的分子靶向药物主要分为两类：

(1)抗血管生成药物：贝伐珠单抗、瑞戈非尼和呋喹替尼。贝伐珠单抗常与一线化疗方案联用于晚期结直肠癌治疗、维持及跨线治疗。

(2)抗表皮生长因子受体药物：大分子单抗包括西妥昔单抗、帕尼单抗(目前国内暂未上市)。

药 之 道

3.治疗结直肠癌的免疫治疗药物有哪些？

根据结直肠癌相关指南，推荐治疗前检测错配修复(MMR)/微卫星不稳定性(MSI)情况。对于高度微卫星不稳定性或错配修复缺陷(dMMR/MSI-H)转移性结直肠癌病友，可接受纳武利尤单抗和帕博利珠单抗治疗。

温馨提示

1. 结直肠癌常用化疗方案是以氟尿嘧啶类、伊立替康或奥沙利铂三种为基础的双药或三药方案。
2. 结直肠癌常用分子靶向药物有贝伐珠单抗、呋喹替尼、西妥昔单抗等。
3. 结直肠癌常用免疫治疗药物有纳武利尤单抗和帕博利珠单抗。

三、结直肠癌治疗药物面面观

(一) 奥沙利铂

老胡的化疗过程比较顺利，出院时，医生给老胡和他的家人交代了卡培他滨口服的相关事项，又特地交代他回家后千万要注意不要接触冰冷的物品，注意保暖，最好喝温水。因为用了奥沙利铂会引发周围神经毒性，如果接触冷刺激会加重。那么奥沙利铂到底是什么药？周围神经毒性又是什么？接下来我们将为您一一道来。

1.奥沙利铂是什么药？

奥沙利铂是第三代铂类化疗药，与顺铂、卡铂同为重金属络合物，可抑制DNA复制，从而发挥抗肿瘤作用，目前主要应用于胃癌、结直肠癌等治疗。作为新一代铂类，它具有更低的肾脏毒性和消化道反应，最突出的不良反应是周围神经毒性。

2.周围神经毒性是什么？

周围神经毒性是化疗最常见的不良反应之一，主要表现为感觉和运动异常，出现四肢无力、麻木、刺痛、烧灼感，戴袜套或手套样异常感等症状，最常

386

见于铂类和紫杉类。

奥沙利铂所引起的外周神经毒性发生率高达90%，可以分为急性和蓄积性外周神经毒性，属于剂量限制性毒性。急性大多是给药24~48小时后出现，接触冷刺激会明显加重，但也不用紧张，一般7天左右可自行缓解。蓄积性一般在奥沙利铂累计剂量达到780 mg/m²(6个周期)后容易出现，与冷刺激没有明显关系，恢复时间较长，需要几个月或者1年以上。

3. 周围神经毒性如何分级?

由于奥沙利铂属于静脉用药，每21天前往医院使用一次。很多病友在家出现手脚麻木等症状时不够重视，没有及时告知医生而导致神经毒性加重或持续时间延长。病友可根据以下分级自行判断严重程度，一旦出现2级以上症状，应立即就医处置，医生将根据情况调整下一周期用药。

(1)1级：轻度感觉异常或遇冷刺激时感觉迟钝，1周内可完全消退。

(2)2级：轻至中度感觉异常或感觉迟钝，2周内可完全消退。

(3)3级：严重感觉异常或迟钝，伴有功能障碍，3周内不能完全消退。

4. 周围神经毒性应如何防治?

接受奥沙利铂化疗的病友只要做好防护工作可明显减轻甚至减少周围神经毒性的产生。

(1)禁止接触冷的物品如金属器物，可戴手套。

(2)禁止饮用冷水，接触冷水，应使用温开水刷牙、漱口、洗手洗头洗澡。进食温软的食物。水果也需热水浸泡或加温后食用。

(3)注意保暖，避免吹风扇、吹空调。除非夏天，否则出门时尽量全身防护，戴口罩、帽子、手套和穿好袜子。

(4)出现周围神经毒性后，即使在家已自行缓解，也应在下次就诊时告知医生。

 温馨提示

1. 奥沙利铂是第三代铂类，可抑制DNA复制，主要应用于胃癌、结直肠癌等治疗。

2. 周围神经毒性是化疗最为常见的不良反应之一，使用奥沙利铂后其发生率高达90%。

3. 防治周围神经毒性应注意保暖，不接触冷刺激，出现不良反应时及时就医。

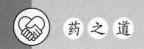

(二)西妥昔单抗

老胡结束了 8 个周期的化疗,暂时回归了正常的生活。然而半年后老胡复查确诊肺转移,KRAS 基因检测结果为野生型。经多学科组织讨论系统评估后认为暂时不能手术切除,于是医生将化疗方案改为伊立替康+亚叶酸钙+氟尿嘧啶(FOLFIRI)联合西妥昔单抗。医生告诉老胡,对于 KRAS 基因野生型的患者,在化疗药的基础上要加用靶向药西妥昔单抗。西妥昔单抗具有抗肿瘤的作用,同时还能增强化疗效果。那么西妥昔单抗到底是什么抗肿瘤药?接下来我们就一起来了解一下。

1. 西妥昔单抗是什么抗肿瘤药?

西妥昔单抗是一种靶向药,可与结直肠癌肿瘤细胞上的表皮生长因子受体(EGFR)特异性结合,抑制肿瘤生长和转移,同时还可提高肿瘤对放化疗的敏感性。

2. 哪些结直肠癌病友适合用西妥昔单抗?

西妥昔单抗的抗肿瘤疗效与特定基因的突变状态有关。目前推荐复发转移性结直肠癌病友在使用西妥昔单抗前必须要检测 KRAS、NRAS 基因,突变则预示肿瘤对这类药治疗无效,只有野生型(没有基因突变)才推荐使用西妥昔单抗。西妥昔单抗主要与伊立替康联用,如联合 FOLFIRI 等化疗方案用于 KRAS 或 NRAS 基因野生型的晚期或转移性结直肠癌治疗。

3. 使用西妥昔单抗后最常见的不良反应是什么?

痤疮样皮疹是西妥昔单抗最主要的不良反应,80%以上的病友会出现。一般治疗后几天或几周出现,大多出现在脸部和躯体上部。最初表现为红肿,随后可出现丘疹和无菌脓包。

4. 痤疮样皮疹日常应怎么护理?

(1)注意防晒,因为日光暴露可加重皮疹。
(2)避免皮肤干燥,温水洗浴,不可长时间泡澡淋浴。
(3)注意皮肤保湿,可使用不含乙醇的保湿霜及乳霜。
(4)不可私自使用非处方痤疮药物。

(5)如出现皮疹,应尽快就医处置,遵医嘱使用药物对症治疗。

 温馨提示

1. 西妥昔单抗是以 EGFR 信号通路为作用靶点的靶向药物。
2. 西妥昔单抗主要用于 KRAS 或 NRAS 基因野生型的晚期或转移性结直肠癌。
3. 皮疹是西妥昔单抗最主要的不良反应。
4. 皮疹的日常护理:适当防晒、皮肤保湿、及时就医。

(三)呋喹替尼

化疗 6 周期后,噩耗再次传来,老胡的病情又进展了。老胡开始绝望了,一度想放弃治疗。家人一直努力劝说,医生也给老胡加油打气,让他不要担心,兵来将挡,水来土掩,肿瘤医生有一本武林秘籍,会见招拆招,但与癌症对抗更需要病友的信心和斗志。在医生的鼓励和开导下,老胡继续进行抗癌之战。医生这次选择了呋喹替尼,并告诉老胡,这是我们国家自己研发出来的口服靶向药,正适合老胡这样的三线抗癌治疗。那么呋喹替尼该怎么使用?用药期间又有哪些注意事项?接下来我们就来了解一下。

1. 呋喹替尼是什么药?

呋喹替尼也是一种靶向药,可与血管内皮细胞生长因子受体(VEGFR)有效结合,抑制肿瘤新生血管的形成,让肿瘤没有足够的营养供给,从而发挥抗肿瘤作用。

2. 哪些病友可以使用呋喹替尼?

呋喹替尼只可用于转移性晚期结直肠癌病友,并且曾经接受过以氟尿嘧啶类、奥沙利铂和伊立替康为基础的化疗,以及曾经接受过或不适合接受抗 VEGF 治疗、抗 EGFR 治疗(RAS 野生型)的病友。

3. 怎样服用呋喹替尼?

(1)用量:推荐剂量为每次 5 mg,每日 1 次。连续服药 3 周停药 1 周(每 4

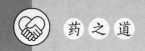
周为一个治疗周期)。

(2)服药时间:可与食物同服或空腹口服。每日尽量在同一时段服药。

(3)用药疗程:持续按治疗周期服药,直到疾病进展或者出现不可耐受的不良反应。

(4)漏服处理:如果服药后呕吐,无须补服。漏服剂量,次日也不能双倍加量服药,应按常规剂量服用。

4. 服用呋喹替尼需注意哪些不良反应?

呋喹替尼的不良反应与其他小分子抗血管生成靶向药相似,常见的不良反应有腹泻、乏力、高血压、蛋白尿、手足综合征等。因此日常服用呋喹替尼时应注意:

(1)治疗初期前2周,每天监测血压。尽可能保持血压稳定在140/90 mmHg。如果血压升高或出现明显头晕头痛,应尽快咨询医生。

(2)用药前2个月内每2周检查1次尿常规和(或)24小时尿蛋白定量,之后可每4周检查1次。如果发生蛋白尿应及时就医处置。

(3)手足综合征:护理方法可参考胃癌章节中"卡培他滨"部分。

(4)每1~2周复查1次血常规和肝肾功能,如有异常及时就医。

(5)育龄男性需在治疗期间和治疗结束3个月内采取有效避孕措施。育龄女性需在治疗期间和治疗结束1个月内采取有效避孕措施。妊娠期禁止使用,治疗期间应停止哺乳。

 温馨提示

1. 病友需在医生的指导下,服用呋喹替尼治疗转移性晚期结直肠癌。
2. 服药期间需注意监测高血压、蛋白尿、手足综合征等。

参考文献

[1] 中国高血压防治指南修订委员会，高血压联盟（中国），中华医学会心血管病学分会，等. 中国高血压防治指南（2018年修订版）[J]. 中国心血管杂志，2019，24（1）：24-56.

[2] 中国高血压联盟《家庭血压监测指南》委员会. 2019中国家庭血压监测指南[J]. 中国循环杂志，2019，34（7）：635-639.

[3] 中华医学会妇产科学分会妊娠期高血压疾病学组. 妊娠期高血压疾病诊治指南（2020）[J]. 中华妇产科杂志，2020，55（4）：227-238.

[4] 国家卫生计生委合理用药专家委员会，中国医师协会高血压专业委员会. 高血压合理用药指南（第2版）[J/OL]. 中国医学前沿杂志（电子版），2017，9（7）：28-126[2017-07-01]. http://www.yixueqianyan.cn/CN/abstract/abstract2275.shtml.

[5] 中国心血管病预防指南（2017）写作组，中华心血管病杂志编辑委员会. 中国心血管病预防指南（2017）[J]. 中华心血管病杂志，2018，46（1）：10-25.

[6] 国家卫生计生委合理用药专家委员会，中国药师协会. 冠心病合理用药指南（第2版）[J/OL]. 中国医学前沿杂志（电子版），2018，10（6）：1-130[2018-06-15]. http://www.yixueqianyan.cn/CN/abstract/abstract2559.shtml.

[7] 中国心血管健康与疾病报告编写组. 中国心血管健康与疾病报告2019概要[J]. 中国循环杂志，2020，35（9）：833-854.

[8] 中华医学会心血管病学分会，中国康复医学会心脏预防与康复专业委员会，中国老年学和老年医学会心脏专业委员会，等. 中国心血管病一级预防指南[J]. 中华心血管病杂志，2020，48（12）：1000-1038.

[9] 中国心血管病风险评估和管理指南编写联合委员会. 中国心血管病风险评估和管理指南[J]. 中华预防医学杂志，2019，53（1）：13-35.

[10] 中华医学会心血管病学分会，中华心血管病杂志编辑委员. 硝酸酯在心血管疾病中规范化应用的专家共识[J]. 中华心血管病杂志，2010，38（9）：770-774.

[11] 陈韵岱，董蔚，汪京嘉. 应用β肾上腺素能受体阻滞剂规范治疗冠心病的中国专家共识[J]. 中国循环杂志，2020，35（2）：108-123.

[12] 黄从新，张澍，黄德嘉，等. 心房颤动：目前的认识和治疗建议-2018[J]. 中华心律失常学杂志，2018，22（4）：279-346.

[13] 国家卫生计生委合理用药专家委员会，中国药师协会. 急性ST段抬高型心肌梗死溶栓治疗的合理用药指南（第2版）[J]. 中国医学前沿杂志（电子版），2019，11（1）：40-65.

[14] 中国老年学学会心脑血管病专业委员会，中国康复医学会心脑血管病专业委员会. 稳

定性冠心病口服抗血小板药物治疗中国专家共识[J].中华心血管病杂志,2016,44(2):104-111.

[15] 中华医学会,中华医学会杂志社,中华医学会全科医学分会,等.血脂异常基层诊疗指南(2019年)[J].中华全科医师杂志,2019,18(5):406-416.

[16] 中国成人血脂异常防治指南修订联合委员会.中国成人血脂异常防治指南(2016年修订版)[J].中华心血管病杂志,2016,44(10):833-853.

[17] 中华医学会心血管病学分会动脉粥样硬化与冠心病学组,中华心血管病杂志编辑委员会.超高危动脉粥样硬化性心血管疾病患者血脂管理中国专家共识[J].中华心血管病杂志,2020,48(4):280-286.

[18] 李建平,霍勇,陈韵岱,等.血管紧张素Ⅱ受体拮抗剂在冠心病患者中的临床应用建议(2018)[J].中国介入心脏病学杂志,2018,26(8):421-424.

[19] 中华医学会心血管病学分会.血管紧张素转换酶抑制剂在冠心病患者中应用中国专家共识[J].中国循环杂志,2016,31(5):420-425.

[20] 中华医学会神经病学分会,中华医学会神经病学分会脑血管病学组.中国急性缺血性脑卒中诊治指南2018[J].中华神经科杂志,2018,51(9):666-682.

[21] 王伊龙,韩尚容,曹勇,等.中国脑血管病临床管理指南(节选版)——脑血管病高危人群管理[J].中国卒中杂志,2019,14(7):700-708.

[22] 严隽陶,杨佩君,吴毅,等.脑卒中居家康复上海地区专家共识[J].上海中医药大学学报,2020,34(2):1-10.

[23] 中华医学会神经病学分会,中华医学会神经病学分会脑血管病学组.中国脑血管病一级预防指南2015[J].中华神经科杂志,2015,48(8):629-643.

[24] 2019阿司匹林在心血管疾病一级预防中的应用中国专家共识写作组.2019阿司匹林在心血管疾病一级预防中的应用中国专家共识[J].中华心血管病杂志(网络版),2019,02(1):1-5.

[25] 中华医学会老年医学分会老年神经病学组,脑小血管病认知功能障碍诊疗指南中国撰写专家组.脑小血管病相关认知功能障碍中国诊疗指南(2019)[J].中华老年医学杂志,2019,38(4):345-354.

[26] 中国卒中学会脑血流与代谢分会.缺血性卒中脑侧支循环评估与干预中国指南(2017)[J].中华内科杂志,2017,56(6):460-471.

[27] 中华医学会神经病学分会,中华医学会神经病学分会脑血管病学组.中国脑出血诊治指南(2019)[J].中华神经科杂志,2019,52(12):994-1005.

[28] 中华医学会,中华医学会杂志社,中华医学会全科医学分会,等.心房颤动基层诊疗指南(2019年)[J].中华全科医师杂志,2020,19(6):465-473.

[29] 张澍,杨艳敏,黄从新,等.中国心房颤动患者卒中预防规范(2017)[J].中华心律失常学杂志,2018,22(1):17-30.

[30] 中华医学会心血管病学分会,中国老年学学会心脑血管病专业委员会,中国生物医学工程学心律分会,等.心房颤动抗凝治疗中国专家共识[J].中华内科杂志,2012,51

(11)：916-921.

[31] 中华医学会心血管病学分会，中华医学会心电生理和起搏分会，中国医师协会心律学专业委员会. 非瓣膜病心房颤动患者新型口服抗凝药的应用中国专家共识[J]. 中华心律失常学杂志，2014，18(5)：321-329.

[32] 中华医学会心血管病学分会，中国老年学会心脑血管病专业委员会. 华法林抗凝治疗的中国专家共识[J]. 中华内科杂志，2013，52(1)：76-82.

[33] 利伐沙班临床应用中国专家组. 利伐沙班临床应用中国专家建议——非瓣膜病心房颤动卒中预防分册[J]. 中华内科杂志，2013，52(10)：897-902.

[34] 中华心血管病杂志编辑委员会血栓栓塞防治循证工作组. 达比加群酯用于非瓣膜病心房颤动患者卒中预防的临床应用建议[J]. 中华心血管病杂志，2014，42(3)：188-192.

[35] 国家卫生健康委员会脑卒中防治专家委员会房颤卒中防治专业委员会，中华医学会心电生理和起搏分会，中国医师协会心律学专业委员会. 达比加群特异性逆转剂依达赛珠单抗的临床应用专家共识[J]. 中华心律失常学杂志，2020，24(2)：113-122.

[36] 王赛，刘琛，张兰，等. 中国老年人潜在不适当用药判断标准(2017年版)[J]. 药物不良反应杂志，2018，20(1)：2-8.

[37] 中华医学会心血管病学分会，中国生物医学工程学会心律分会，胺碘酮抗心律失常治疗应用指南工作组. 胺碘酮抗心律失常治疗应用指南(2008)[J]. 中华心血管病杂志，2008，36(9)：769-777.

[38] 胺碘酮规范应用专家建议专家写作组. 胺碘酮规范应用专家建议[J]. 中华内科杂志，2019，58(4)：258-264.

[39] 国家老年医学中心，中华医学会老年医学分会，中国老年保健协会糖尿病专业委员会. 中国老年糖尿病诊疗指南(2021年版)[J]. 中华糖尿病杂志，2021，13(1)：14-46.

[40] 中华医学会糖尿病学分会. 中国2型糖尿病防治指南(2020年版)[J]. 中华糖尿病杂志，2021，13(4)：315-409.

[41] 中华医学会内分泌学分会. 中国成人2型糖尿病口服降糖药联合治疗专家共识[J]. 中华内分泌代谢杂志，2019，35(3)：190-199.

[42] 中国医师协会内分泌代谢科医师分会. 2型糖尿病合并慢性肾脏病口服降糖药用药原则中国专家共识(2015年更新版)[J]. 中华内分泌代谢杂志，2016，32(6)：455-460.

[43] 中华医学会糖尿病学分会，中华医学会内分泌学分会. 中国成人2型糖尿病合并心肾疾病患者降糖药物临床应用专家共识[J]. 中华糖尿病杂志，2020，12(6)：369-381.

[44] 郭晓蕙. 中国糖尿病患者胰岛素使用教育管理规范[M]. 天津：天津科学技术出版社，2011：1-108.

[45] 二甲双胍临床应用专家共识(2018年版)[J]. 中国糖尿病杂志，2019，27(3)：161-173.

[46] 中华医学会内分泌学分会，中华医学会糖尿病学分会. 胰高糖素样肽-1(GLP-1)受

体激动剂用于治疗 2 型糖尿病的临床专家共识[J]. 中华内科杂志, 2020, 59(11)：836-846.

[47] 纪立农, 郭立新, 郭晓蕙, 等. 钠-葡萄糖共转运蛋白 2(SGLT-2)抑制剂临床合理应用中国专家建议[J]. 糖尿病临床, 2016, 10(12)：544-548.

[48] 中国医师协会内分泌代谢科医师分会. DPP-4 抑制剂临床应用专家共识[J]. 中华内分泌代谢杂志, 2018, 34(11)：899-903.

[49] 中华医学会内分泌学分会神经与内分泌学组. 二肽基肽酶 4 抑制剂/二甲双胍固定剂量复方制剂的临床应用专家建议[J]. 中华糖尿病杂志, 2020, 12(12)：949-953.

[50] 黎元元, 倪青, 谢雁鸣, 等. 消渴丸治疗 2 型糖尿病临床应用专家共识[J]. 中国中药杂志, 2019, 44(24)：5291-5293.

[51] 母义明, 杨文英, 朱大龙, 等. 磺脲类药物临床应用专家共识(2016 年版)[J]. 药品评价, 2017, 14(1)：5-12+54.

[52] 蒋东升, 刘长青, 宋立江, 等. 蜂胶降糖效果观察[J]. 河北医药, 2009, 31(2)：232-233.

[53] 夏维波, 章振林, 林华, 等. 原发性骨质疏松症诊疗指南(2017)[J]. 中国骨质疏松杂志, 2019, 25(3)：281-309.

[54] 中国营养学会. 中国居民膳食指南(2016)[M]. 北京：人民卫生出版社, 2016：5-35.

[55] 马远征, 王以朋, 刘强, 等. 中国老年骨质疏松症诊疗指南(2018)[J]. 中国实用内科杂志, 2019, 39(1)：38-61.

[56] 中华医学会, 中华医学会杂志社, 中华医学会全科医学分会, 等. 原发性骨质疏松症基层诊疗指南(实践版·2019)[J]. 中华全科医师杂志, 2020, 19(4)：316-323.

[57] 中华医学会, 中华医学会杂志社, 中华医学会全科医学分会, 等. 甲状腺功能亢进症基层诊疗指南(2019 年)[J]. 中华全科医师杂志, 2019, 18(12)：1118-1128.

[58] 《妊娠和产后甲状腺疾病诊治指南》(第 2 版)编撰委员会, 中华医学会内分泌学分会, 中华医学会围产医学分会. 妊娠和产后甲状腺疾病诊治指南(第 2 版)[J]. 中华内分泌代谢杂志, 2019, 35(8)：636-665.

[59] 蒋宁一, 匡安仁, 谭建, 等. ^{131}I 治疗 Graves 甲亢专家共识(2010 年)[J]. 国际内分泌代谢杂志, 2012, 32(2)：138-144.

[60] 中华医学会内分泌学分会. 成人甲状腺功能减退症诊治指南[J]. 中华内分泌代谢杂志, 2017, 33(2)：167-180.

[61] 中华医学会内分泌学分会. 中国高尿酸血症与痛风诊疗指南(2019)[J]. 中华内分泌代谢杂志, 2020, 36(1)：1-13.

[62] 中华医学会, 中华医学会杂志社, 中华医学会全科医学分会, 等. 痛风及高尿酸血症基层诊疗指南(2019 年)[J]. 中华全科医师杂志, 2020, 19(4)：293-303.

[63] 中国医师协会肾脏内科医师分会. 中国肾脏疾病高尿酸血症诊治的实践指南(2017版)[J]. 中华医学杂志, 2017, 97(25)：1927-1936.

[64] 黄叶飞, 杨克虎, 陈澍洪, 等. 高尿酸血症/痛风患者实践指南[J]. 中华内科杂志,

2020, 59(7)：519-527.

[65] 中华医学会呼吸病学分会慢性阻塞性肺疾病学组, 中国医师协会呼吸医师分会慢性阻塞性肺疾病工作委员会. 慢性阻塞性肺疾病诊治指南(2021 年修订版)[J]. 中华结核和呼吸杂志, 2021, 44(3)：170-205.

[66] 稳定期慢性气道疾病吸入装置规范应用中国专家共识[J]. 中华结核和呼吸杂志, 2019(4)：241-253.

[67] 赵科, 杨宏昕, 高源源. 肾上腺素 β_2 受体激动药与抗胆碱能药物治疗慢性阻塞性肺疾病的研究进展[J]. 中国新药与临床杂志, 2021, 40(3)：172-178.

[68] 中华医学会呼吸病学分会哮喘学组. 支气管哮喘防治指南(2020 年版)[J]. 中华结核和呼吸杂志, 2020, 43(12)：1023-1048.

[69] 中华儿科杂志编辑委员会, 中华医学会儿科学分会呼吸学组, 中国医师协会儿科医师分会儿童呼吸专业委员会. 儿童支气管哮喘规范化诊治建议(2020 年版)[J]. 中华儿科杂志, 2020, 58(9)：708-717.

[70] 成人支气管扩张症诊治专家共识编写组. 成人支气管扩张症诊治专家共识[J]. 中华结核和呼吸杂志, 2012, 35(7)：485-492.

[71] 武文娟, 张国俊. 大环内酯类抗菌药物在支气管扩张症中的应用[J]. 检验医学与临床, 2017, 14(10)：1513-1516.

[72] 葛均波, 徐永健, 王辰. 内科学[M]. 9 版. 北京：人民卫生出版社, 2018.

[73] 房静远, 陆伦根. 消化系药物临床研究和治疗学[M]. 北京：人民卫生出版社, 2007.

[74] 中华医学会消化病学分会. 中国慢性胃炎共识意见精简版(2017 年, 上海)[J]. 上海医学, 2017, 40(12)：705-708.

[75] 中国中医药研究促进会消化整合医学分会. 成人幽门螺杆菌引起的胃炎中西医协作诊疗专家共识(2020, 北京)[J]. 中医杂志, 2020, 61(22)：2016-2024.

[76] 中华医学会老年医学分会, 中华老年医学杂志编辑委员会. 老年人慢性胃炎中国专家共识[J]. 中华老年医学杂志, 2018, 37(5)：485-491.

[77] 中华医学会老年医学分会,《中华老年医学杂志》编辑委员会. 老年人功能性消化不良诊治专家共识[J]. 中华老年医学杂志, 2015, 34(7)：698-705.

[78] 中华医学会老年医学分会老年消化学组. 消化酶制剂在老年人消化不良中应用中国专家共识(2018)[J]. 中华老年医学杂志, 2018, 37(6)：605-611.

[79] 中华医学会, 中华医学会杂志社, 中华医学会全科医学分会, 等. 幽门螺杆菌感染基层诊疗指南(2019 年)[J]. 中华全科医师杂志, 2020, 19(5)：397-402.

[80] 刘文忠, 谢勇, 陆红. 等. 第五次全国幽门螺杆菌感染处理共识报告[J]. 中华消化杂志, 2017, 37(6)：364-378.

[81] 中华医学会老年医学分会,《中华老年医学杂志》编辑委员会. 老年人质子泵抑制剂合理应用专家共识[J]. 中华老年医学杂志, 2015, 34(10)：1045-1052.

[82] 袁洪. 湖南省质子泵抑制剂的临床应用指导原则(试行)[J]. 中南药学, 2016, 14(7)：673-683.

[83] 中国药学会医院药学专业委员会, 中华医学会临床药学分会, 质子泵抑制剂优化应用专家共识》写作组. 质子泵抑制剂优化应用专家共识[J]. 中国医院药学杂志, 2020, 40(21): 2195-2213.

[84] 广东省药学会. 预防性使用质子泵抑制剂及处方精简专家指导意见[J]. 临床医学研究与实践, 2019, 4(21): 封3.

[85] 陈灏珠, 林果为, 王吉耀. 实用内科学[M]. 14版. 北京: 人民卫生出版社, 2013.

[86] 中国炎症性肠病营养诊疗共识[J/OL]. 中华消化病与影像杂志(电子版), 2021, 11(01): 8-15[2021-11-04]. https://zhxhbyyxzz. cma-cmc. com. cn/CN/10. 3877/cma. j. issn. 2095-2015. 2021. 01. 002.

[87] 中华医学会儿科学分会消化学组, 中华医学会儿科学分会临床营养学组. 儿童炎症性肠病诊断和治疗专家共识[J]. 中华儿科杂志, 2019, 57(7): 501-507.

[88] 中华医学会消化病学分会炎症性肠病学组. 炎症性肠病诊断与治疗的共识意见(2018年, 北京)[J]. 中华消化杂志, 2018, 38(5): 292-311.

[89] 中华消化杂志编委会. 消化性溃疡诊断与治疗规范(2016年, 西安)[J]. 中华消化杂志, 2016, 36(8): 508-513.

[90] 刘文忠. 老年人消化道出血[J]. 胃肠病学, 2015, 20(10): 577-580.

[91] 国家风湿病数据中心, 中国系统性红斑狼疮研究协作组. 非甾体消炎药相关消化道溃疡与溃疡并发症的预防与治疗规范建议[J]. 中华内科杂志, 2017, 56(1): 81-85.

[92] VAN LEEUWEN R, JANSMAN F, HUNFELD N G, et al. Tyrosine Kinase Inhibitors and Proton Pump Inhibitors: An Evaluation of Treatment Options[J]. Clin Pharmacokinet, 2017, 56(7): 683-688.

[93] VAKIL N. 胃炎和消化性溃疡[M/OL]. 默沙东诊疗手册专业版: 消化道疾病[2021-02-06]. https://www. msdmanuals. cn/professional/gastrointestinal-disorders/gastritis-and-peptic-ulcer-disease.

[94] VAKIL N. 胃炎和消化性溃疡病: 胃酸的药物治疗[M/OL]. 默沙东诊疗手册大众版: 消化道功能障碍[2021-2-15]. https://www. msdmanuals. cn/home/digestive-disorders/gastritis-and-peptic-ulcer-disease/drug-treatment-of-stomach-acid.

[95] 中华医学会感染病学会分会. 慢性乙型肝炎防治指南[J]. 临床肝胆病杂志, 2019, 35(12): 2648-2669.

[96] 中华医学会, 中华医学会杂志社, 中华医学会全科医学分会, 等. 慢性乙型肝炎基层诊疗指南(实践版·2020)[J]. 中华全科医师杂志, 2021. 20(3): 281-289.

[97] 中华中医药学会肝胆病分会, 中国民族医药学会肝病专业委员会. 慢性乙型肝炎中医诊疗指南(2018年版)[J]. 临床肝胆病杂志, 2018. 34(12): 2520-2525.

[98] 曹毛毛, 陈万青. GLOBOCAN 2020全球癌症统计数据解读[J/OL]. 中国医学前沿杂志(电子版), 2021, 13(3): 63-69[2021-02-21]. http://www. yixueqianyan. cn/CN/abstract/abstract3572. shtml.

[99] ZHANG S, SUN K, ZHENG R, et al. Cancer incidence and mortality in China, 2015[J].

Journal of the National Cancer Center, 2020.

[100] 徐瑞华, 姜文奇, 管忠震. 临床肿瘤内科学[M]. 北京: 人民卫生出版社, 2014.

[101] 林桐榆, 于世英, 焦顺昌. 恶性肿瘤靶向治疗[M]. 北京: 人民卫生出版社, 2007.

[102] 国家卫生健康委员会. 新型抗肿瘤药物临床应用指导原则(2020年版)[EB/OL]. (2012 - 12 - 30) http://www. nhc. gov. cn/yzygj/s7659/202012/6c00e8559ee54cd29585c7f39e8a23c4. shtml.

[103] 中国临床肿瘤学会指南工作委员会. 非小细胞肺癌诊疗指南[M]. 北京: 人民卫生出版社, 2020.

[104] 中国临床肿瘤学会血管靶向治疗专家委员会, 中国临床肿瘤学会非小细胞肺癌专家委员会, 中国临床肿瘤学会非小细胞肺癌抗血管生成药物治疗专家组. 晚期非小细胞肺癌抗血管生成药物治疗中国专家共识(2020版)[J]. 中华医学杂志, 2020, 100(46): 3659-3673.

[105] 中国抗癌协会肺癌专业委员会. EGFR-TKI 不良反应管理专家共识[J]. 中国肺癌杂志, 2019, 22(2): 57-81.

[106] 张艳华, 宁华, 姜洋. 表皮生长因子受体酪氨酸激酶抑制剂吉非替尼[J]. 中国新药杂志, 2004, 13(10): 947-950.

[107] 霍秀颖, 封宇飞. 抗非小细胞肺癌新药阿法替尼的药理作用及临床评价[J]. 中国新药杂志, 2014, 23(13): 1473-1476.

[108] 邓翔, 杨玉, 李凯, 等. 第三代 EGFR-TKI 奥希替尼临床研究进展[J]. 中国医院药学杂志, 2017, 37(24): 2514-2517.

[109] 葛亚静, 陈志强, 李国. 新型治疗局部晚期或转移性的间接性淋巴瘤酶激酶阳性非小细胞肺癌的药物——Crizotinib[J]. 中国药学杂志, 2012, 47(9): 743-744.

[110] 张绪超, 陆舜, 张力, 等. 中国间变性淋巴瘤激酶阳性、ROS1 阳性非小细胞肺癌诊疗指南[J]. 中华病理学杂志, 2018, 47(4): 241-247.

[111] 中国医师协会肿瘤医师分会, 中国临床肿瘤学会血管靶向治疗专家委员会, 中国抗癌协会肿瘤靶向治疗专业委员会. 盐酸安罗替尼治疗晚期肺癌中国专家共识(2020版)[J]. 中华肿瘤杂志, 2020, 42(10): 807-816.

[112] 吴军. 抗肿瘤血管生成药物不良反应的发生机制及处理[J]. 医学综述, 2016, 22(16): 3154-3157.

[113] 佘明金. 卡瑞利珠单抗治疗恶性肿瘤的临床研究进展[J]. 癌症进展, 2020, 18(9): 865-890, 900.

[114] 广东省药学会. 免疫检查点抑制剂全程化药学服务指引(2019年版)[J]. 今日药学, 2020, 30(5): 289-306.

[115] SIEGEL R L, MILLER K D, JEMAL A. Cancer statistics, 2020[J]. CA Cancer J Clin, 2020, 70(1): 7-30.

[116] 中华预防医学会妇女保健分会乳腺保健与乳腺疾病防治学. 乳腺增生症诊治专家共识[J]. 中国实用外科杂志, 2016, 36(7): 759-762.

[117] 中国医师协会精准治疗委员会乳腺癌专业委员会，中华医学会肿瘤学分会乳腺肿瘤学组，中国抗癌协会乳腺癌专业委员会，等. 中国乳腺癌患者 BRCA1/2 基因检测与临床应用专家共识(2018 年版)[J]. 中国癌症杂志，2018，28(10)：787-800.

[118] 中国抗癌协会，国家肿瘤临床医学研究中心(天津医科大学肿瘤医院). 中国女性乳腺癌筛查指南[J]. 中国肿瘤临床，2019，46(9)：430-432.

[119] 中华预防医学会. 中国女性乳腺癌筛查标准(T/CPMA 014-2020)[J]. 中华肿瘤杂志，2021，43(1)：8-15.

[120] 中华预防医学会妇女保健分会乳腺学组. 中国乳腺癌患者生活方式指南[J]. 中华外科杂志，2017，55(2)：81-85.

[121] 中国乳腺癌内分泌治疗专家共识(2015 年版)[J]. 中国癌症杂志，2015，191(9)：755-760.

[122] 中国抗癌协会乳腺癌专业委员会. 中国抗癌协会乳腺癌诊治指南与规范(2019 年版)[J]. 中国癌症杂志，2019，29(8)：609-679.

[123] 《乳腺癌 HER2 检测指南(2019 版)》编写组. 乳腺癌 HER2 检测指南(2019 版)[J]. 中华病理学杂志，2019，48(3)：169-175.

[124] 河南省肿瘤医院乳腺癌诊疗共识专家团队. 河南省肿瘤医院乳腺癌辅助内分泌治疗专家共识[J]. 中华肿瘤防治杂志，2019，26(24)：1843-1845.

[125] 中国抗癌协会乳腺癌专业委员会. 中国早期乳腺癌卵巢功能抑制临床应用专家共识(2018 年版)[J]. 中国癌症杂志，2018，28(11)：871-880.

[126] 冯拓，李恒宇，盛湲. 乳腺癌抗人表皮生长因子受体 2 双靶向治疗进展[J]. 世界临床药物，2019，40(3)：150-156.

[127] 李信娟，马虎. 以曲妥珠单抗为基础的 HER-2 阳性乳腺癌双靶向治疗进展[J]. 中国肿瘤临床，2019，46(10)：533-536.

[128] 中国年轻乳腺癌诊疗与生育管理专家共识专家委员会. 年轻乳腺癌诊疗与生育管理专家共识[J]. 中华肿瘤杂志，2019(7)：486-495.

[129] HE W, GRASSMANN F, ERIKSSON M, et al. CYP2D6 Genotype Predicts Tamoxifen Discontinuation and Prognosis in Patients With Breast Cancer[J]. J Clin Oncol, 2020, 38(6)：548-557.

[130] 马飞，徐兵河，邵志敏. 乳腺癌随访及伴随疾病全方位管理指南[J]. 中华肿瘤杂志，2019，41(1)：29-41.

[131] 中国乳腺癌内分泌治疗多学科管理骨安全共识专家组. 绝经后早期乳腺癌芳香化酶抑制剂治疗相关的骨安全管理中国专家共识[J]. 中华肿瘤杂志，2015(7)：554-558.

[132] 国家肿瘤质控中心乳腺癌专家委员会，中国抗癌协会乳腺癌专业委员会，中国抗癌协会肿瘤药物临床研究专业委员会. 中国晚期乳腺癌规范诊疗指南(2020 版)[J]. 中华肿瘤杂志，2020，42(10)：781-797.

[133] 王碧芸，葛睿，江泽飞，等. 乳腺癌靶向人表皮生长因子受体 2 酪氨酸激酶抑制剂不良反应管理共识[J]. 中华肿瘤杂志，2020，42(10)：798-806.

[134] 胡夕春，张剑，陈德滇，等. 中国蒽环类药物治疗乳腺癌专家共识[J]. 中国肿瘤临床，2018，45(3)：120-125.

[135] 石远凯，巴一，冯继锋，等. 中国蒽环类药物特性专家共识[J]. 中国肿瘤临床，2018，45(03)：110-112.

[136] 马军，秦叔逵，沈志祥. 蒽环类药物心脏毒性防治指南(2013年版)[J]. 临床肿瘤学杂志，2013，18(10)：925-934.

[137] 马飞，罗扬，李逸群. 乳腺癌中紫杉类药物临床应用专家共识[J/OL]. 中国医学前沿杂志(电子版)，2020，12(3)：31-40[2020-01-02]. http://www. yixueqianyan. cn/CN/abstract/abstract3239. shtml.

[138] 马飞，刘明生，王佳妮，等. 紫杉类药物相关周围神经病变规范化管理专家共识[J/OL]. 中国医学前沿杂志(电子版)，2020，12(3)：41-51[2020-01-02]. http://www. yixueqianyan. cn/CN/abstract/abstract3240. shtml.

[139] 辛文秀，黄萍，卢晓阳，等. 紫杉醇制剂超敏反应预处理指导意见[J]. 中国现代应用药学，2019，36(8)：1023-1027.

[140] 刘湘玫，张春燕，李杨. 预防环磷酰胺致出血性膀胱炎的临床研究进展[J]. 护理研究，2013，27(21)：2189-2190.

[141] 杜奕奇，蔡全才，廖专，等. 中国早期胃癌筛查流程专家共识意见(草案)(2017年，上海)[J]. 中华健康管理学杂志，2018，12(1)：8-14.

[142] 国家消化系疾病临床医学研究中心(上海)，国家消化道早癌防治中心联盟，中华医学会消化病学分会幽门螺杆菌学组，等. 中国胃黏膜癌前状态和癌前病变的处理策略专家共识(2020年)[J]. 中华消化杂志，2020，40(11)：731-741.

[143] 国家消化系疾病临床医学研究中心(上海)，国家消化道早癌防治中心联盟，中华医学会消化病学分会幽门螺杆菌学组，等. 中国幽门螺杆菌根除与胃癌防控的专家共识意见(2019年，上海)[J]. 中华健康管理学杂志，2019(4)：285-291.

[144] 国家卫生计生委合理用药专家委员会. 消化道恶性肿瘤合理用药指南[J]. 中国合理用药探索，2017，14(9)：5-54.

[145] 张俊，秦叔逵. HER2阳性晚期胃癌分子靶向治疗的中国专家共识(2016版)[J]. 临床肿瘤学杂志，2016，21(9)：831-839.

[146] 中国临床肿瘤学会指南工作委员会. 中国临床肿瘤学会(CSCO)胃癌诊疗指南2020[M]. 北京：人民卫生出版社，2020.